誰も教えてくれなかった
癌臨床試験の正しい解釈

［著］里見清一
Seiichi Satomi

［監修］吉村健一
Ken'ichi Yoshimura

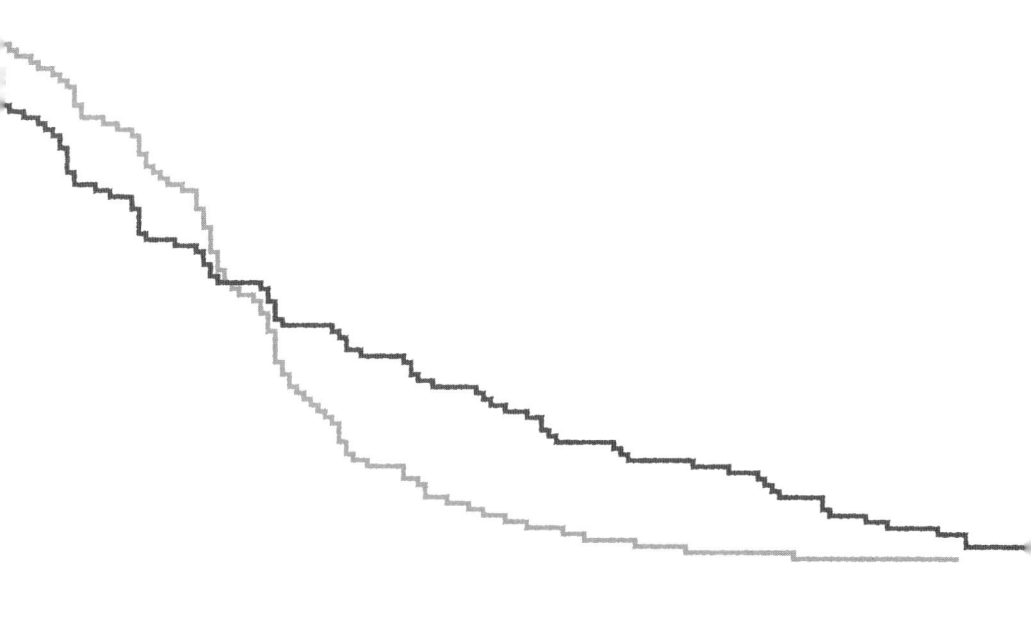

中外医学社

はじめに

　進行癌の治療研究を20年以上もやっていると，どうしても生物統計の知識が必要になる．これなくしては自分で研究計画を立てることはもちろん，人が出した結果の解釈も覚束ない．ところが，生物統計の教科書はどれもやたらに難しく，あたかも素人（臨床家）の出る幕などないと拒絶しているかのようだ，と浅学非才かつ怠惰な私は勝手に僻んでいた．そんなの玄人（統計家）に任せておけばよいのだよ，臨床医が生兵法を身につけたって仕方がない，と達観しておられた先輩もいた．

　しかし私は，大袈裟に言えば哲学的に，もしくは意地になって，素人学問を続けていた．治らない進行癌を相手にするのに，我々は「科学的な方法論」での改善を目指し，一方，科学よりもビジネスとして「画期的な新治療」を売り物にしている業者や「研究者」もいる．科学的であるということはイコール倫理的とはいえないので，「どのみち治らない」以上，我々は怪しげな民間療法を「倫理的に」非難することはできない．ならば，「科学」の方法論をブラックボックスにしてしまっては，我々は患者さんに向き合うのに拠って立つところを失ってしまうではないか．幸いにして，私が十余年勤務してきた国立がんセンターには相談にのってくれる，もしくは教えてくれる，親切な統計家や臨床試験の専門家がいた．

　さて勉強して知識を得ると，人に伝えたくなるのは人情である．私はいろいろなところでの講演でそういう知識をひけらかしたり，一部は本に書いたり（新潮新書「偽善の医療」）したが，それが中外医学社の目にとまり，素人なりにまとめてみろという申し出を受けた．

　私は素人であるので，書いたものが系統的になっていないのはもちろんであるが，取捨選択ができない．要するに，「知っていることをありったけ書いた」のである．しかし内容に大きな誤りがあってはいけないので，気鋭の統計家である吉村健一先生に監修をお願いした．このド素人の，しかも勝手気侭な文章に丁寧に対応していただけて，ただ感謝あるのみである．

　内容が肺癌に偏っているのは御勘弁いただきたい．読者からのご叱正をい

ただけることができたら望外の幸せである．

　本書に出てくる図は，かなりの部分を，国立がんセンター中央病院勤務時代にご教示賜ったもと同僚・福田治彦先生（現・国立がん研究センターがん対策情報センター臨床試験支援部長）および山本精一郎先生（同・がん対策情報センターがん情報提供研究部室長）からいただいたものを無断で流用した．ここに改めて深く感謝するとともに，訴えたりしないでくれと願うばかりである．また，オリジナルの図の多くは中外製薬（中外医学社とは無関係）オンコロジーユニットの石井絵美さんに製作していただいた．厚く御礼申し上げます．

　　平成23年9月

　　　　　　　里見清一　こと
　　　　　　　三井記念病院呼吸器内科　國頭英夫

目 次

1 非劣性試験 ……………………………………………… 1
非劣性試験とは何か……………………………………… 1
FACS trial について ……………………………………… 3
非劣性の証明……………………………………………… 4
対立仮説と帰無仮説……………………………………… 9
なぜ「非劣性」でよいのか……………………………… 11
非劣性のマージンの設定………………………………… 14
非劣性が証明されたらどうなるのか…………………… 18
非劣性試験結果の早期発表について…………………… 20
後付の非劣性の「証明」………………………………… 22
ITT について，またクロスオーバーがかかるときの
　　非劣性試験の問題…………………………………… 23
FACS 結果の解釈，誤解，倫理的側面………………… 27
FACS trial の（私見）結果の解釈と反省 …………… 32

2 中間解析と試験の中止，結果公表 …………………… 40
CALGB9633 の中間解析結果…………………………… 41
2004 年当時の私の批判 ………………………………… 44
早期中止の根拠…………………………………………… 44
中間解析結果の提示方法………………………………… 47
標準治療としての役割…………………………………… 48
2006 年の逆転 …………………………………………… 55
「有意差が失われた」理由 ……………………………… 56
CALGB9633 の統計学的「解釈」……………………… 59
長期フォローと crossing hazards……………………… 60

蛇足：crossing hazards と治療効果の関連の主張............... 63
止める根拠となるべきエンドポイント....................... 65
止める基準... 71
結語：早期中止・公表されたデータは
　どこまで信用できるか..................................... 76

3 個別化治療について 81

誤った「個別化治療の証明」............................... 81
予後因子と予測因子が意味するもの......................... 82
治療法の選択... 85
予後因子による治療の選択（risk/benefit の変化）........... 88
予測因子のみでは治療は決まらない......................... 88
分子標的治療とは，標的で個別化される治療である........... 90
EGFR-TKI と化学療法の比較から分かったこと 92
gefitinib と erlotinib の違い：
　分子標的「薬剤」と分子標的「治療」..................... 102
Active control を持つ場合の問題点 108
治療効果予測因子の validation と個別化治療の開発 111
　1）Marker（+）design（もしくは Enrichment design）... 112
　2）Marker-strategy design 114
　3）All-comers design 120
レトロの解析ではいけないのか............................. 123
ランダム化しなければ本当に（何も）分からないのか......... 125

4 臨床試験におけるエンドポイント 133

「真の」エンドポイントとそのサロゲート 136
PFS などの指標の定義 137
PFS 評価における欠点 140
　1）研究者による評価バイアス 141
　2）第三者評価によるバイアス 144

PFS と OS との相関 ……………………………………… 149
PFS のメリット（OS 評価の短所）……………………… 152
クロスオーバーデザインの問題………………………… 154
FDA の認可状況 …………………………………………… 155
PFS の意味するもの ……………………………………… 156
初回化学療法と分子標的治療など異質の治療の比較………… 157
治療戦略の比較…………………………………………… 162
「PFS positive, OS negative」試験の評価 ……………… 167
PFS の意義のまとめ ……………………………………… 170
"OS positive, PFS negative" trials について ………… 171
OS 以外の "true endpoints"…………………………… 174
QOL ………………………………………………………… 175
Cost ………………………………………………………… 177

コラム1　Clinical equipoise ……………………………… 182
Clinical equipoise の概念と「許容限界」……………… 182
Off-protocol で試験治療を提供することについて………… 185
Post-protocol で試験治療を提供することについて ………… 188
Randomized phase II trial について ………………… 193
付記………………………………………………………… 200

コラム2　コストパフォーマンス ………………………… 201
どんどん高くなる新治療………………………………… 201
命の値段の出し方………………………………………… 203
Cost and health improvement ………………………… 204
Cost-effectiveness analysis（費用対効果分析）……… 206
Cost-benefit analysis（費用対利益分析）…………… 206
Cost-utility analysis（費用対便益分析）…………… 209
Quality-adjusted life-years（QALY）と
　Incremental cost effectiveness ratio（ICER）……… 210

QALY 係数の計算 ……………………………………………… 212
　　　「そのコストに見合うのか？」……………………………………… 216
　　　「コストパフォーマンスの良い治療」の目安とその根拠 …… 219
　　　コスト解析の問題点………………………………………………… 221
　　　今後の臨床研究はどうあるべきか……………………………… 221

用語集 ……………………………………………………………… 228

監修の言葉 ………………………………………………………… 232

索引 ………………………………………………………………… 235

1 非劣性試験

非劣性試験とは何か

　個人的には嫌いであるが（嫌いの理由は後述），非劣性試験は最近大流行である．ちなみに通常の，新しい治療が従来の標準治療に比べてこれこれの差で上回っている，というのは優越性（superiority）試験と呼ばれている．多くの場合，新治療は標準治療よりも毒性などで「きつい」（toxic new）し，そうでなくてもコスト的にはほぼ必発で高くなるので，ある程度以上には（統計学的に有意に）標準治療よりも上回っていないと（すなわち，「優越」していないと）いけない，ということになる．これを検証するのが優越性試験である．

　これに比して非劣性（non-inferiority）[1]というのは，「負けていない」つまり引き分け狙いということで，引き分け狙いならワールドカップ予選その他でよく見かけるので，素人にも理解しやすい．だったら同等性（equivalence）と言えばよさそうなものであるが，厳密には同等性と非劣性とは異なるのだそうだ．つまり，引き分け狙いの時に，勝つことができればもちろんそれは文句なしである．引き分け狙いで試合を始めても，相手の方が勝手にコケてしまい，たとえばオウンゴールで1点こちらに入った時，こちらもお返しにオウンゴールで1点プレゼントしたりはしない．有難く勝たせていただくのと同じ原理である．

　どうしてこういう区別が必要なのか．腫瘍学の試験で生存率がprimaryであれば，良すぎる（長すぎる）ことで普通文句は出ない．しかしながら，降圧剤などで，血圧低下がprimaryになったような試験では，当然のことながら「効きすぎる」つまり下げすぎることは良くない，というのはありうる．この場合は対照に比して厳密に同等でなくてはいけないので，効果の上と下の両方で限界が定められているのに対し，非劣性では効

1. 非劣性試験

果の下限のみ定められている（上は青天井可能）ということになる．

さて，これも当然のことながら非劣性試験においても positive (primary endpoint was met) & negative (primary endpoint was not met) の両方の試験結果がありうるし，実際にある．Negative だった場合には，「非劣性が証明されなかった」という文言で結論されるが，これがなかなか分かり難い．勝ったのか負けたのか．これを「結局同じであった」と間違えるのは，事実と正反対の解釈になってしまうので臨床試験の誤解の中でも第一級のミスになってしまう．ちなみに，V15-32 試験[2]で gefitinib の，docetaxel に対する「非劣性が証明されなかった」時に，gefitinib の添付文書にこの文言が追記された．果たしてこれがちゃんと理解されうるかと薬事・食品衛生審議会医薬品等安全対策部会（私は 2007 年からこの委員をさせられているが，いまだにこの部会のフルネームが覚えられない）で安全対策課長に尋ねたところ，回答は「基本的にこの薬は，癌化学療法の専門家に使ってもらうということを明示しているので，そういう専門家であれば理解しているのが前提である」，つまり「非劣性について分からない奴はイレッサを使うな」というものであった．これは平成 20 年 9 月 30 日の同部会議事録に明記されている（インターネットで参照できる）．この野郎余分なことをしやがってとお怒りになる向きもあろうが，最早手遅れと諦めていただきたい．

ちなみに，こんなことで驚いてはいけない．私が見た最も分かりづらい表現は，食道癌に対する手術と内科的治療との比較[3]において，中間解析により効果安全性評価委員会が「非劣性の仮説を reject する可能性がないと判断して」試験の中止を勧告した，というのがある（ちなみに原文では，おそらくは誤解を少なくするため敢えて hypothesis of non-inferiority と言わず hypothesis of equivalence と書いてある）．果たしてこれは「勝った」のか「負けた」のか？

非劣性とは，「劣性（有意に負けていること）が証明されなかった」ということとは全く違う．これを誤解して，または意図的に間違えるから話が分からなくなるのである．以下，主に本邦で行われた FACS trial (Four-Arm Cooperative Study)[4]を例にとって，非劣性試験の考え方と

その結果の解釈を眺めてみることとする．

■■ FACS trial について

この試験は，1999 年に本邦で非小細胞肺癌（NSCLC）に対して 3 剤（paclitaxel, gemcitabine, vinorelbine）が承認された時に，当局から施行を義務付けられる市販後臨床試験として行われた．当時の標準的化学療法として，cisplatin（CDDP）-irinotecan：IP が選択され（それ以前の試験において，この IP が従来の標準治療だった CDDP-vindesine 併用化学療法よりも stage IV subset で生存期間良好と判定されたため[5]，これとは別に，CDDP-docetaxel が CDDP-vindesine よりも全症例の解析で生存期間延長という結果[6]もあるが，これは FACS 開始時にはデータがまだ十分でなかった），それに対して新しく承認された薬剤を用いた化学療法 carboplatin（CBDCA-paclitaxel）：TC，CDDP-gemcitabine：GP，CDDP-vinorelbine：NP のおのおのが，標準治療 IP と「同等以上」の効果を持つすなわち非劣性であることを証明しようとしたものである（図

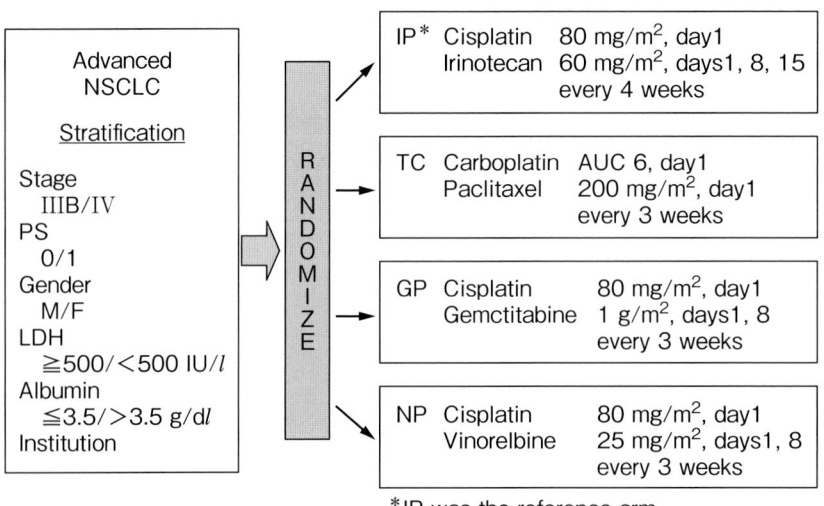

図 1-1　FACS trial（Four-Arm Cooperative Study）の study design[4]

1. 非劣性試験

1-1). 本試験の統計学的考察は以下のようなものである．まず，試験群が3つあるが，本試験はこれら試験群の間の優劣を決めるものではないので，おのおのと対照群IPとの比較を通常のαエラーの設定で独立に行う．つまり，標準治療と3つの試験治療を比較することによってトータルで3回の検定を行うこと（多重性の問題）によって，通常のαエラーよりも多い確率でいずれか1つ以上の試験治療群が誤って有意になってしまうことになるが，それについては補正を行わない，とする．要するに，1つの試験とはいいながら，実際には3つの（別々の）試験が行われているのだ，という解釈になるので，たとえばIPとTCを比較する時にはGP群やNP群の存在は全く考えない，というものである．よって，生存曲線はあくまで対照群IPとおのおのの試験群の，2つのものが出ているものしか描かず，「4群まとめて」というのは出してはいけないということになっていた．長々と書き連ねたが，かなり苦しい設定であることバレバレである．その上で，対照群の1年生存率を43％，試験群の1年生存率を50％と仮定し，試験群の1年生存率が対照群に比べ10％以上劣っていないことを，片側検定 $\alpha=2.5\%$（通常の両側検定での $\alpha=5\%$），検出力80％（$\beta=20\%$）で検証するためには一群135例が必要で，打ち切り例による検出力の低下を見込んで一群150例とする，というものである．

さて，α と β の設定以降は通常の試験と同じであるので理解はしやすい．よくわからないのは，①「試験群の1年生存率が対照群に比べ10％以上劣っていない」というのはどういうことか，またどこから出てきたのか，②「対照群の1年生存率を43％，試験群の1年生存率を50％と仮定」というのはどういう意味か，である．

■ 非劣性の証明

①は非劣性のマージン（非劣性許容下限）の設定といわれるものである．図1-2でCA（control arm）の1年生存率が43％だったという場合を示す．これは真の1年生存率の点推定値と呼ばれるが，もちろんこの場合，偶然のばらつきがあるのでこの集団での1年生存率の真の値がど

1. 非劣性試験

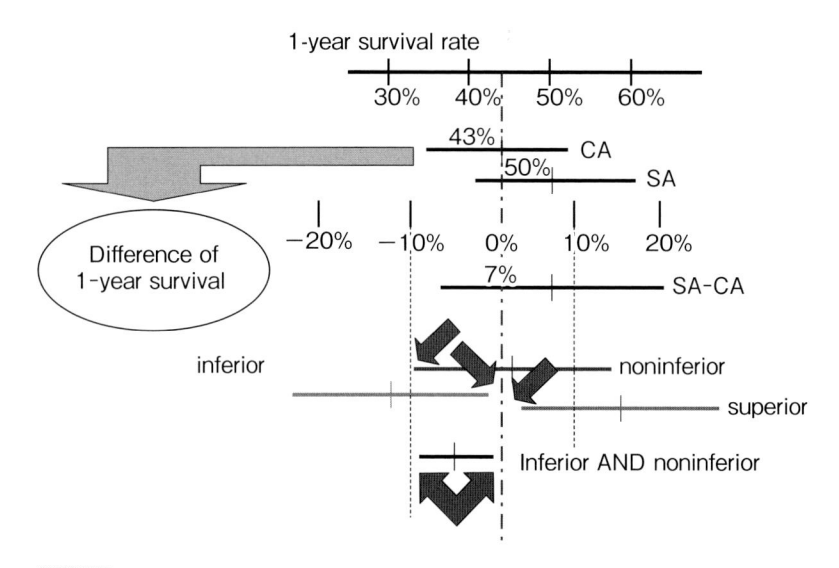

図 1-2 非劣性仮説の検証と「有意に良い（significantly superior），有意に悪い（significantl inferior）との相違

んぴしゃり 43％である，というわけではない．確率分布を考えると，（このサンプルサイズでは）真の 1 年生存率の値は，43％のプラスマイナスこれくらいの幅をもったところにまあ位置するだろう，というのが 95％信頼区間と呼ばれるものである．もちろんこの信頼区間はサンプルサイズが大きくなればなるほど狭くなる．同じように SA（study arm）についても，1 年生存率の点推定値が 50％だったとして，その 95％信頼区間がプラスマイナスこれこれという幅が出てくる．問題は CA と SA の優劣なので，この差，つまり引き算で出てくる点推定値 7％が「有意」かどうかということである．これにも当然 95％信頼区間がついてくる．

通常の優越性試験では，この信頼区間の一番悪いところ（図 1-2 では左端）が，0％よりも右に行っていれば，つまり 1 年生存率の差の 95％信頼区間がまるまる SA にプラスになるようになったら，SA は「有意に CA よりも 1 年生存率で勝っている」つまり「勝っていることが有意に証明された」positive trial ということになる．しかし非劣性では，これはそこまで行かなくても，とにかく 10％は負けていない，つまり差の 95％

信頼区間がまるまる−10％よりも右側にあればよいのである．それが達成されたら「有意に非劣性であることが証明された」，つまり「負けてはいないことが有意に証明された」同じく positive trial である[注]．

> 注：ところで，欧州では，そもそも「非劣性」という言葉自体が本来不適切という人もいるそうである．
> というのも，通常の優越性試験の仮説検定では，たとえば
> H0.（帰無仮説）試験群2年生存率≦対照群2年生存率
> H1.（対立仮説）試験群2年生存率＞対照群2年生存率
> となるが，そもそもこの H0（試験群が同等もしくは劣っている，つまり inferiority）を否定して H1 を採択すること自体が厳密な意味での"non" inferiority の検証だというのである．参照：Guideline on the choice of the non-inferiority margin (Doc. Ref. EMEA/CPMP/EWP/2158/99).
> http://www.ema.europa.eu/docs/en_GB/document_library/Scientific_guideline/2009/09/WC500003636.pdf [1 May 2011]
> これに対して同様の非劣性の仮説設定となる
> H0. 試験群2年生存率≦対照群2年生存率マイナスδ（非劣性マージン）
> H1. 試験群2年生存率＞対照群2年生存率マイナスδ（非劣性マージン）
> から正しく表現するならば，H0（試験群がδ以上劣る）を否定して H1（δ以上非劣性，δ以上負けてはいない）を採択する試験であるので，本来的には non-δ-inferiority trial と呼ぶべきではないか，という主張らしい．
> ちなみに帰無仮説と対立仮説については次項参照

一方，仮に SA の1年生存率の点推定値が CA のそれに比べて負けていて，この差の95％信頼区間の一番良いところ（図1-2 では右端）が，0％よりも右に達しなければ，つまり1年生存率の差の95％信頼区間がまるまる SA にマイナスになるようになったら，SA は「有意に CA よりも1年生存率で負けている」ことになる．しかしながら，非劣性試験において，positive or negative を判定するのは，信頼区間の左端のところなので，右端のところがどうであるかはこれには関係ない．だから信頼区間の右端を見て「有意に負けているか，いないか」と，非劣性が証明されたかどうか（信頼区間の左端で判定する）とは，全く別の問題である．これを混同してはならない．

極端な例では，信頼区間の左端がこの非劣性マージン（非劣性許容下

1. 非劣性試験

限) より良くて，右端が0%より悪いと，つまりこの間にすっぽり収まってしまう (どういう時かというと，言うまでもなく，信頼区間の幅が非常に狭い，つまりサンプルサイズがきわめて大きい時というのが必須条件) と,「有意に劣っているが非劣性は証明された positive trial」という，一見わけのわからん結論になってしまう．これに近い例として，非小細胞肺癌の経口トポテカン (SA) と docetaxel (CA) の比較 (非劣性) 試験の

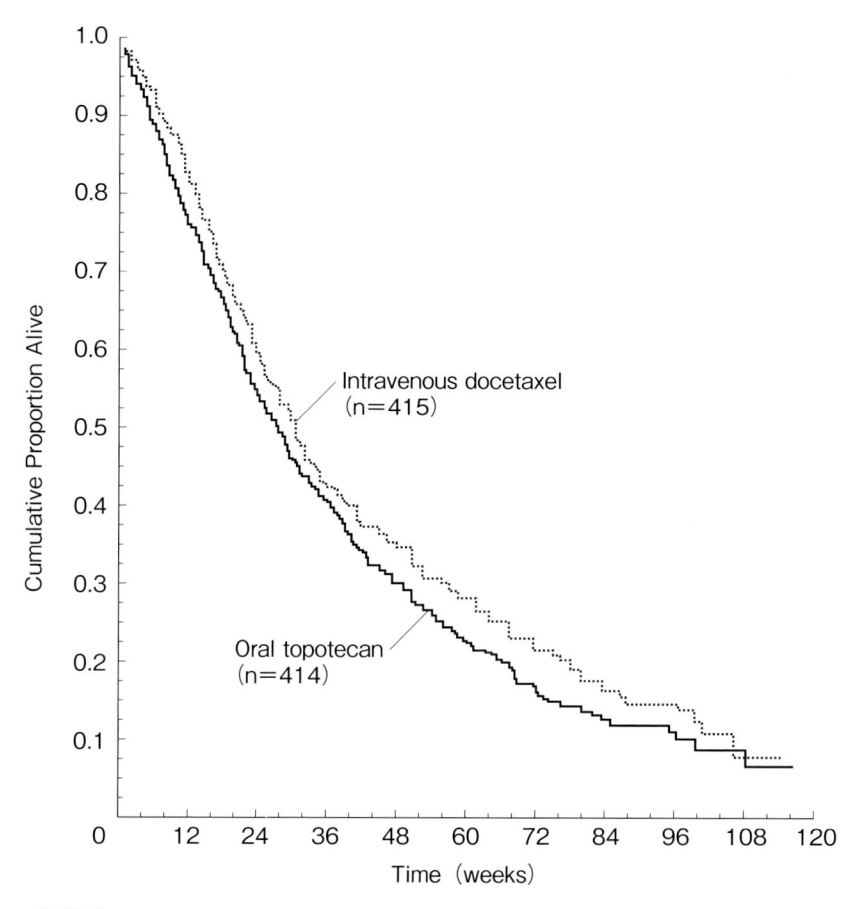

図 1-3 「ほとんど有意に劣っているが非劣性を証明した」経口トポテカンと docetaxel の比較試験[7]

結果[7]が知られている（図1-3）．SAのCAに対するhazard ratio（HR）は1.16（95％信頼区間は1.00〜1.35）で，「良い方」のHRが1でほとんど有意に（p=0.057）SAが劣っている．ちなみに，層別因子によって補正したHRは1.23（95％信頼区間は1.06〜1.44）で，「有意に」docetaxel群が良かった，と報告されている（補正したHRとしないHRのどちらをプライマリに採用するかについては事前の決め事であり，どちらの方がより正確とか望ましいというようなものではない）．

しかしながら，非劣性のマージンは1年生存率でFACSと同じく−10％を設定しており，実際の差は−3.6％（95％信頼区間：−9.59％〜2.48％）なので，この信頼区間の悪い方の−9.59％がマージンをクリアしている．したがって，これは統計学的にはpositive trialになってしまうのである（その臨床的評価がどうなるかは別）．

さて，この試験の問題として，当初の設定ではSAとCAの1年生存率はそれぞれ37％であって，これを上記の非劣性マージン10％で片側α 2.5％，検出力81％で検証しようというものであった．しかし実際には1年生存率はCAで29％，SAで25％であり，当初の設定と異なっている．このこと自体は症例選択その他の問題があるので致し方ないが，「治療効果（生存率）の差」の設定の意味合いが違ってくることに注意すべきである．すなわち，37％に対して非劣性10％の差よりも，29％に対して10％の方が，相対的に大きくなるのは明らかである．よってこの研究では，結果的に当初想定していたものよりも大きいマージンを許容してしまったことになる．この1年生存率（特にCAのもの）が当初の想定と違ってしまったということはFACS試験でも見られており，これにより解析の結果が所期のものと微妙にずれてしまっている（後述）．したがってマージンを設定する際には，HRのように集団全体の予後に左右されにくい（「差」に特異的な）指標を使うのが望ましいと考えられる．

1. 非劣性試験

■■ 対立仮説と帰無仮説

さて，それでは，②の，「対照群の1年生存率を43％，試験群の1年生存率を50％と仮定」というのはどういう意味であるのか．本来は「引き分け狙い」であるので，「両方同じであるとして，10％負けないように」というのが非劣性の本筋である．前述の，非小細胞肺癌の経口トポテカン（SA）と docetaxel（CA）の比較試験では実際に「両方同じ」という設定で症例数が計算されている．しかし，図1-4から明らかなように，そういう設定でかつ95％信頼区間の左端をマージンの右にもってくるにはかなりこの幅が小さい，つまり症例数が多くないといけない．そこまで症例集積は難しい，というのが本音のところである（本当はもちろん，症例集積から統計学的なことを設定するのは邪道に決まっているのだが）．

実際には，新治療 SA にはもろもろの利点（たとえば毒性が少ない）などによって，生存率を押し上げることまで期待できるとしよう（図1-4最下段）．そうなのだが「有意に勝っている」ところまで証明しなくても，「非劣性マージンくらいの差に止まっている」のであれば治療法として全体としては OK，ということにしたい．これが「実は勝っているのだが（大きく）負けてないところまで証明できればよい」非劣性試験ということになり，こういうのを hybrid design と別称している論文[8]もある．

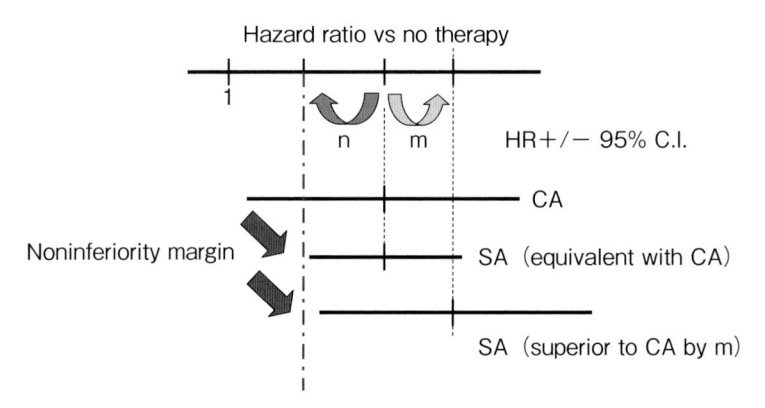

図1-4 実のところ優越性が見込まれている，非劣性試験（Hybrid design）[8]

1. 非劣性試験

　CAは，それまでの標準（たとえば無治療）に比べて何がしかのHRで有意に良かったのであるが，非劣性試験において設定される非劣性マージンは，もともとの標準（たとえば無治療）まで戻ってしまうことはできない．せめてその半分とか2/3とかを保持しなければならない．そうすると，CAとSAが同等とすると，95%信頼区間がこの同等レベルから非劣性マージンまで，つまりもともとのCAと旧標準（たとえば無治療）の半分とか1/3とかにおさまらなければならないので，CAができた時の試験に比べ飛躍的に症例数が増加してしまうのである．SAの成績の推定値をもっと良いところに設定すれば，症例数は少なくてすむはずである．

　まとめると下記のようになる．

　臨床試験において，「こうなったらおしまいよ」というのを帰無仮説（null hypothesis）：H0，証明したい関心事を対立仮説（alternate hypothesis）：H1というが，

　　通常の優越性試験では　　H0: 2群は同じ
　　　　　　　　　　　　　　H1: SAはCAよりある差m（以上）勝っている
　　厳密な非劣性試験では　　H0: SAはCAより非劣性マージンn（以上）劣っている
　　　　　　　　　　　　　　H1: 2群は同じ
　　Hybrid designでは　　　 H0: SAはCAより非劣性マージンn（以上）劣っている
　　　　　　　　　　　　　　H1: SAはCAよりある差m（以上）勝っている

　優越性試験は，差mの検証，厳密な引き分け狙いの非劣性では差n（n＜m）の検証，そしてFACSなどのhybrid designでは差m+nの検証，ということになる（文献8より，図1-5参照）．

　もう1つ換言すれば，このhybrid designでは，SAは差mだけ本当は勝っているのだが（だったらその差を証明すればいいじゃん，と主張する人たちもいるらしい），いろいろのメリットによって差nの分だけ「下駄を履かせてもらっている」のである．

1. 非劣性試験

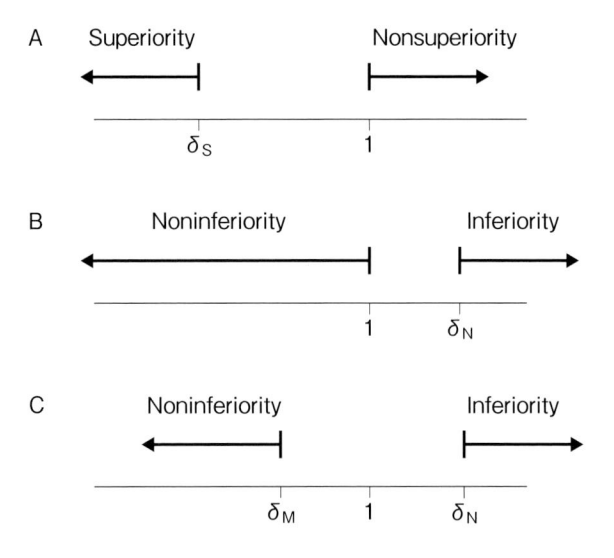

```
A    Superiority              Nonsuperiority
     ←──────┤                    ├──────→
     ─────────────────────────────────────
              δ_S              1

B         Noninferiority              Inferiority
          ←──────────┤                ├──────→
          ───────────────────────────────────
                              1   δ_N

C       Noninferiority              Inferiority
        ←──────┤                      ├──────→
        ─────────────────────────────────────
              δ_M             1    δ_N
```

図 1-5 試験治療が標準治療より勝っていると想定される差 m（図の A：優越性試験では δ_S，C: hybrid design では δ_M と表記）および，非劣性マージン n（図では δ_N と表記）の関係[8]

■■ なぜ「非劣性」でよいのか

　そもそもどうして「勝たなくても，負けてなければよい」のか．非劣性試験ではマージン分まではプライマリエンドポイント（多くの場合生存期間）で劣っていても OK，とするのであるから，それに見合うだけの「何かいいこと」がないといけない[1]．

　そもそも臨床試験は患者の利益につながることを目標としているので，その最終段階である第 III 相ランダム化試験では，プライマリエンドポイントは患者の臨床的ベネフィットを直接反映するものでないといけないはずである．もしくはそれの，きちんとした代替指標（surrogate endpoint, これについては第 4 章で記述）であるべきである．patient benefit を直接反映する true endpoint というのは，つきつめていくと 3 つしかないはずで，すなわち全生存期間（FDA の薬物承認条項でいうところの "longer life"），QOL（同じく "better life"），それにコストである．QOL は実際には測定困難であるので，毒性や症状緩和効果が代替指標として用いられ

1．非劣性試験

る[9]．

　この中でも重要で，かつ一番測定しやすい生存期間において「少しくらいなら負けても OK」の設定をするのであるから，SA は CA に比べて他の true endpoint（もしくはその validated surrogate）で勝ってないといけない．ということはたとえば，患者の症状などと直接関係のない腫瘍縮小効果のようなものではダメであるということになる．

　よく用いられる表現として，SA は "less toxic new treatment" であって，その分生存期間は非劣性でよいというものがある．しかしその "less toxic" の内容が，たとえば好中球減少のようなものであれば，非劣性試験を正当化するものにならない．好中球が減ったところで患者さんは痛くも痒くもない．これが，febrile neutropenia となると，患者の苦痛も伴うし，かつこれは sepsis の一歩手前というような，潜在的には life-threatening なことであるので，この頻度が下がるのであれば，それは非劣性試験を正当化する "less toxic new treatment" として認められる．

　このような「他の面でのメリット」は，たとえば注射剤に対する経口剤のように明らかなもの（注射されるより飲み薬の方が痛くもないし便利なのは当然なので）もあるが，想定はされるが本当にそうかどうかは証明されてはいない，というものもありうる．後者については副次的エンドポイントとして実際にその試験の中で証明されるのが望ましい．

　例として早期肺癌に対する標準的な手術（肺葉切除）と縮小手術（部分もしくは区域切除）の非劣性試験を考える．プライマリの生存率で非劣性を証明するのは当然として，縮小手術のメリットを検討しなければならない．切除する範囲が狭ければ，当然術後の肺機能が温存される，ということが想定されるが，果たして本当にそうかどうか（肺実質切除以外の問題，たとえば胸壁の動きとか創痛とかで呼吸機能が制限されてしまうこともありうるので）は，副次的エンドポイントとして術後の呼吸機能を測定することで検証しなければならない．ただしかし，これとて，術後の呼吸機能の数字がどうこうと，患者さんの QOL がどのくらい直結するか，というのはまた別の問題であり（もともとの呼吸機能の低下が日常生活に全く支障のない程度で済むのであれば，もっと少ないロスにすることにどの

くらいの意味があるか），果たしてそれで"validated surrogate for the true endpoint"いえるかどうかは一応考えておかねばならない．ちなみにこれに比べて術後合併症の頻度や程度の低下は，明らかな benefit といえるので，もちろんこれも副次的エンドポイントにしておくのが望ましい．

しつこいようだがもう1つ例を挙げる．胃癌の手術でリンパ節郭清のために脾臓を摘出するが，これを省略しても OK か，という非劣性試験を考える．この場合，脾臓を温存することの最大のメリットは，将来肺炎球菌などの感染の頻度が増加しない（脾臓摘出によって免疫が落ちると肺炎球菌などへの易罹患性が上がる），ということがある．これは「今までのデータとして明らか」であると判断されれば，副次的エンドポイントとしてその後の肺炎の頻度などをとらなくてもよいことになるが，本来はデータで証明しておくことが望ましい．

ちなみに私見ではあるが，上記の2例，すなわち肺の縮小手術で呼吸機能の温存を図ること，ならびに胃の手術で脾臓を残すこと，における利益として最も分かりやすくかつ検証しやすいのは，癌が治ったあと，合併症が軽く済んで長期生存（肺の場合は二次癌でもちゃんと治療できたり肺炎になっても呼吸不全にならなかったりすること，脾臓の場合は年取ってから肺炎になって呼吸不全にならないこと）することであろう．「非劣性のマージン」は通常5年生存率などで設定するのだろうが，この場合15年とか20年生存率（死因を問わない，というか，「癌は治っている」からすべて他病死になる）でいけば SA の優越性を証明する，最もすっきりした試験になるのではないか（図1-6）．私は研究グループで何回かこういう提案をしたことがあるが，研究者側の生存率（time to death or retirement）の問題で却下されている．負け惜しみのようだが「本当に非劣性でよいのか，何がその代償として良いことなのか」は十分吟味する必要がある．そしてこの図1-6で考えることは，別項でまた述べる「生存曲線がクロスする場合」にも通じる．こうした時，どこの時点での成績に力点（プライマリとして重視すべきか）を置くかが解析や結果の解釈に影響することは指摘されている[10]．

1．非劣性試験

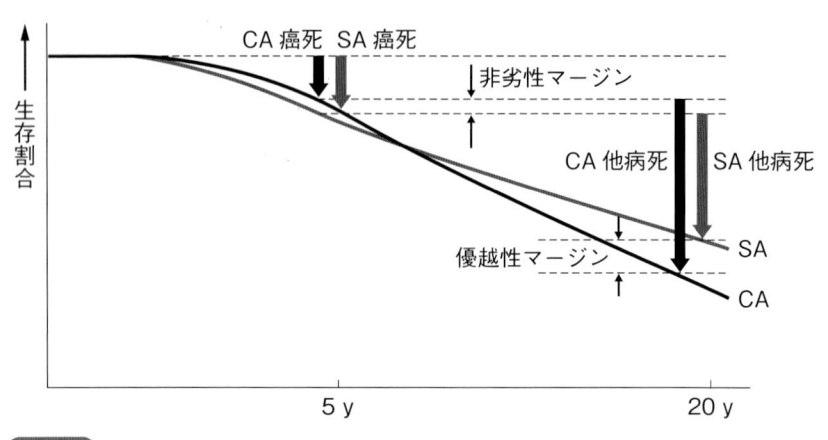

図1-6 Non-inferiority in disease-specific survival would lead to superiority in all-cause overall survival

■ 非劣性のマージンの設定

　群間に「見込まれる差」をどう設定するかによって当然サンプルサイズが異なってくる．これは非劣性試験に特有の問題ではなく，優越性試験でも「SA は CA に対してこれこれの差（上記の m に相当）で勝っているものと仮定して，α いくらいくら，β いくらいくらで症例数を計算」云々としなければならない．この時の「見込まれる差」というのは，実際に SA はこのくらい勝つだろうと（それ以前のデータから）推定したもの，また SA は（優越性試験で）これだけ CA に比べ toxic またはコストがかかるので，最低でもこのくらいの差がないと臨床的に有用とはいえない，というもの，というのが教科書的な正解である．しかしながら，現実には往々にしてこの期間ではこれだけの症例数しか集積が見込めないので，そうなるとこのくらいの差でないと検出できないというような逆算方式がとられる．

　非劣性試験でそのマージン（上記の n）を設定する時には話はもっときわどいものになる．これこれの利点があるのだから，プライマリで（たとえば生存期間で）「これだけなら負けても許容範囲」というのを誰がどう決めるのか．一言で言えば「人さまざま」であろうが（「人生いろいろ」，

14

と言い放った総理大臣も昔いましたね），それでは試験は始まらない．多くの場合，その分野の専門家の見解のまとめによってマージンの設定がなされるが，患者団体から「そんな差を許容するなどと誰が言った」というようなクレームがつけられたというような事例もある．

さて，当初のマージンの設定に失敗し，その後こじつけで「非劣性を証明したこと」にして（もしくはそうだと指摘されて）物議を醸したのが非小細胞癌既治療例に対するpemetrexed（PEM）vs docetaxel（DOC）の比較試験[11, 12]である．非劣性マージンの設定について示唆に富むのでFACSからまた横道にそれるが例にとって見てみよう．

本試験は非小細胞肺癌でファーストラインの化学療法（標準はプラチナベースの2剤併用療法）の後に再増悪した患者を対象に，すでに無治療（BSC: best supportive care）に比べて生存期間の延長が証明されている[13]標準（CA）のDOCを，それに比べて同じく3週間に1回の点滴投与というスケジュールではあるが明らかに毒性の軽いPEMをSAにして行われたランダム化比較の非劣性試験である．プライマリエンドポイントは全生存期間である．当初の設定ではPEMがDOCにくらべてHR 0.83（前述のmに相当）で上回っているが，毒性の少ないメリットのため生存期間が10％までは短くても許容される（非劣性マージンn，HR 1.11）とされた．よってHRの95％信頼区間の上限が1.11未満であれば非劣性が証明されたということになる．

ところがこの論文にはもう1つの非劣性マージンの設定が記されている．どうもこちらが後からつけたようで，「こじつけではないか」と指弾される所以である．ただその設定方法自体はよく行われる方法で，以前に行われたDOCとBSCの比較試験[13]においてDOCのHRは0.56（95％信頼区間：0.35〜0.88），PEMはその（BSCに対するDOCの）効果を半分以上は維持しないとまずいだろう，というわけでPEMのDOCに対する非劣性マージンは「BSCに対するHR 0.56の半分のところ」でこれを計算するとDOCに対してHR 1.21未満，ということになるのだそうだ．

さて結果は図1-7の通りであり，PEMのDOCに対するHRは0.99（よってごくわずかPEM群の方が良いことになるが，まあ「同じ」），そ

1. 非劣性試験

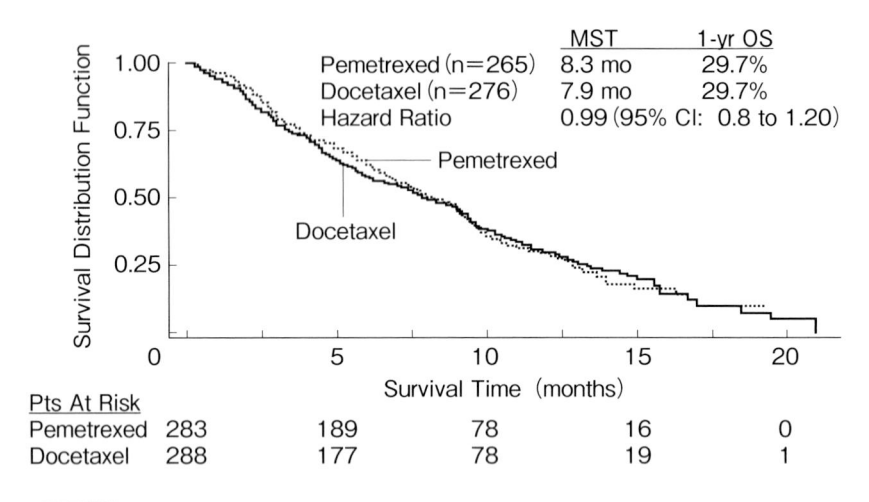

	MST	1-yr OS
Pemetrexed (n=265)	8.3 mo	29.7%
Docetaxel (n=276)	7.9 mo	29.7%
Hazard Ratio	0.99 (95% CI: 0.8 to 1.20)	

Pts At Risk
Pemetrexed 283　189　78　16　0
Docetaxel 288　177　78　19　1

図 1-7　非小細胞肺癌既治療例に対する Pemetrexed versus Docetaxelの phase III trial[12]

　の 95％信頼区間は 0.80〜1.20 で，初めの設定では非劣性は証明されず，後の設定ではぎりぎりセーフでめでたく非劣性，ということになる．この結果を positive ととらえるかどうかについては議論が分かれるが，1 群 250 例以上というそれなりの大規模試験で，しかも生存曲線はほぼ重なっており，かつ，PEM は確かに DOC よりも less toxic であった（それも，好中球減少のようなそれ自体患者のベネフィットと直接の関連のないいわゆる "paper toxicity" ではなく，febrile neutropenia のような "true toxicity" で有意に勝っている）ことが示されたため，臨床的な感覚からすると「まあ OK でいいじゃん」という意見が大勢である（私もそう思う）．そのためか，厳密には「非劣性は証明されていない（はず）」であるが，PEM は非小細胞癌のセカンドライン薬剤として FDA に承認された．

　それはそれとして，私は個人的には，この「DOC の効果の半分を非劣性マージンに設定する」という方法に違和感を覚える．BSC に対する HR 0.56 というのは，多くの研究から「DOC の効果としてほぼこのくらいと確立された数字」ではない．たかだか 1 群 50 例やそこらの小規模比較試験 1 つのみのデータであり，実際に HR の信頼区間は非常に広い．

1. 非劣性試験

よって,「HR 0.56」という数字の信頼性そのものは低いといわざるを得ない．それをあたかも所与の絶対的基準のごとく扱って「その半分」というのはどうかと思う．それを言うなら DOC の効果は最低限これだけという, 95％信頼区間の上限 HR 0.88 を採用して計算すべきではないのか（図1-8）．

実際, この疑問は, FDA の PEM の承認にあたっても提示されている. FDA の公式見解[11]は, DOC の（BSC に対する）効果についての幅が広く, その中央値をもとに算定された「非劣性マージン」では非劣性を証明したことにならない, ということのようである（つまり, J Clin Oncol に載った解析[12]は不適切なものとして否定されているのである！）．

承認にあたってはもう1つ, 後述の INTEREST 試験と同様, 群間のクロスオーバーの問題があり, 要するに仮に PEM がまったく無効でも, 全例が早期に「有効な」DOC での治療にスイッチされていれば全生存曲線は自然と類似してくる, そこまで考えると果たして PEM の有効性は「証明」できたのか, という疑問が出された.

結局のところ, 奏効率や PFS というような他の有効性の指標でも PEM は劣っていないので OS に関する効果も likely であること, ならびに, 確

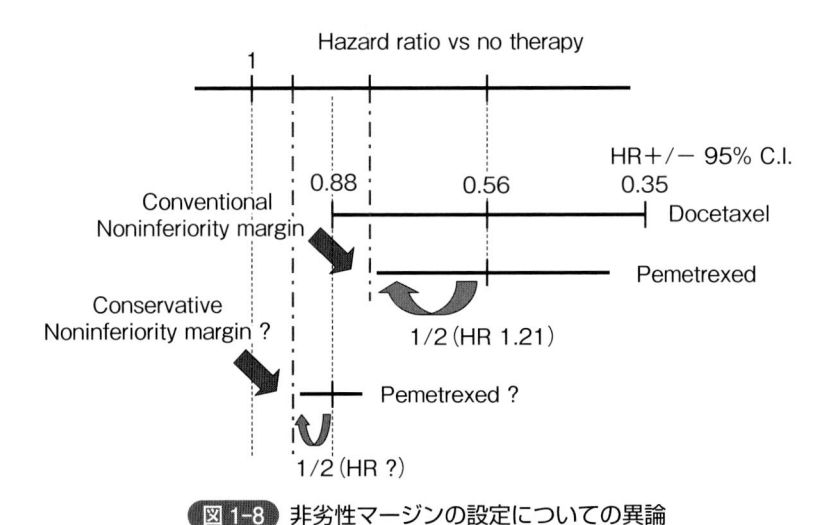

図 1-8 非劣性マージンの設定についての異論

かに毒性がfavorableであるので承認してもいいだろう，という判断だったそうだ[11]．また，この承認は加速承認（accelerated approval）すなわち仮免許みたいなもので，通常承認（本免許）と違って，承認後の追加データの提出やそれによる再審査が義務付けられている，ということも「OK」とされた強い要因だったと考えられている．

非劣性が証明されたらどうなるのか

　通常の優越性試験では，positive resultとはSAが「有意に（たとえば全生存期間で）勝っている」ことが示されたのであるから，逆に言えばCAは「有意に負けた」ことになり，標準治療の座から落ち，標準がSAに交替する．もちろん，たとえばSAの毒性が予想以上に厳しかったような時は，有意に勝っていても「このくらいの差しかないのだったらこの毒性には見合わない」というような判断をされることもあろう．場合によっては両論併記ということもありうる．

　その一方，非劣性試験においては，「負けていない」しかも「少なくとも非劣性マージン分は負けていない」ことが示されたのであって，「完全に同等（以上）」ということが証明されたわけではない．この時，less toxic newであるSAは，CAに，完全に取って代わると言えるのであろうか？「少々きつくても，非劣性マージンの分も生存期間をcompromiseしたくない」という人がいても当然であるので，ここから先は価値観の問題になる．つまり，非劣性マージンをどんなに厳密に決めようとも容易に解決できる類の問題ではない．よって，通常は，「SAは標準の1つのオプションになる」という表現が妥当であるように思える．これは上記の，優越性試験できわめてtoxicな治療の有用性が証明された時に該当すると考えられる．

　話がもっとややこしくなるのは，仮に非劣性が証明されたSAを新しい標準治療として，次にまた非劣性試験を組むことができるか？　ということである．この場合の試験アームSA2は，一番初めの標準CAに比べ，理論的には非劣性マージン2つ分の差を「許容」することになる（図1-9）．その2つ分の差を「許容できるもの」として担保する方法がある

1. 非劣性試験

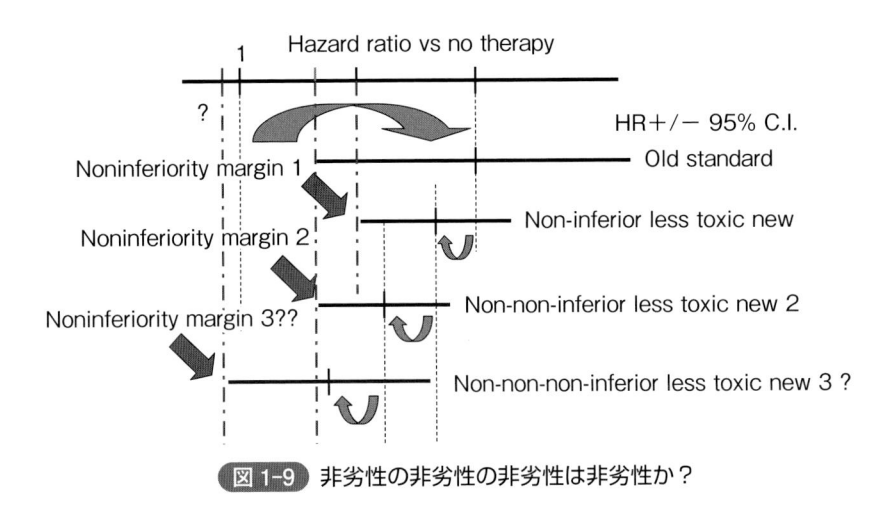

```
         1    Hazard ratio vs no therapy
    ?
                                    HR＋/－ 95% C.I.
 Noninferiority margin 1                   Old standard

                                   Non-inferior less toxic new
 Noninferiority margin 2

                                   Non-non-inferior less toxic new 2
 Noninferiority margin 3??

                                   Non-non-non-inferior less toxic new 3 ?
```

図 1-9　非劣性の非劣性の非劣性は非劣性か？

のかどうかについて，私は理解できる説明を聞いたことはない．この話は際限なく続いて，さらにその先の非劣性試験での試験アーム SA3 はどうなるのか？　等々という話になる．

　実際には，CA と SA のハザード比の点推定値が 1 を越える（非劣性が証明されたとしても，SA はデータ上ちょっと悪かった）場合，もしくはその信頼区間の上限（SA の効果が最も悪いところ）がかなり高い（非劣性マージンをクリアしていても）場合は，「その試験では」SA の有用性が標準に値するものと評価されたとしても，それを標準として次の試験を組むのはためらわれるのではないか．

　逆に言えば，非劣性が証明されても，それだけではもともとの標準治療 CA はチャンピオン（標準治療）の座から落ちない．「落ちた」と判定されるのは，ついでに SA の優越性が証明された時（後述），または有効性のエンドポイント（生存率など）と毒性のバランスが臨床的に「ぼろ負け」と判断されるような時であろう．

　そうなると，非劣性試験によって，連綿と続くタイトルマッチのチャンピオンとは別に，「一代限り」のチャンピオンが生まれ，その力関係は臨床的に「なんとなく」決まってしまうことになる．あまり指摘はされないが，私が個人的に非劣性試験を好まない（というよりその解釈に苦慮す

る）理由はここにある．ボクシングでもプロレスでも，チャンピオンが乱立すると大抵衰退に向かう．

■ 非劣性試験結果の早期発表について

　実際のところ，化学療法などにおける「非劣性試験」は，本当にそれでいいのか？　と思われるものが多い．もっとあからさまに言えば，「優越性を証明することは不可能であるのでやむを得ず非劣性にする」，つまり下駄を履かせてクリアするハードルを下げるために，デザインを非劣性にする，ということがよく見られる．一応の説明としてこの SA は CA に比べこれこれの毒性が少ないから，ということはなされるが，実のところ paper toxicity の軽減や，単に toxicity profile の相違（毒性 A は少ないが毒性 B はむしろ増える，といったような）だけを根拠としているものが多い．

　また，たとえば上に例としてあげた，非小細胞肺癌の経口トポテカンと docetaxel の比較試験[7]では，経口薬の「利便性」を非劣性試験にする（生存率をある程度 compromise するのを可とする）根拠としていたが，毎日（副作用のある）薬を飲むのと，3 週間に 1 度 1～2 時間の点滴を受けるのと，どちらが「体に優しい」かはまた別である．実際，本試験では QOL は docetaxel 群で良好であったと報告されている．ただ「飲み薬である」というだけの「メリット」は，非劣性試験デザインを正当化するには不十分ではないか．

　そうなると，「明らかなメリット」をもつ新治療 SA の検証，という状況で最も分かりやすいのは，むしろ縮小手術とか，手術をせずに内視鏡切除，もしくは放射線治療の低線量といったものであろう．

　こういう分野での「治療法」は，技術の進歩によって治療方法が先にできてしまい，その検証は公式にはなされず，なし崩し的にということが多い．たとえば早期胃癌の内視鏡的粘膜切除（EMR）などは，一度もランダム化試験で検証されていないが，そのまま標準治療となっている．実際問題として，検証しようとすれば膨大な時間がかかり（対象は早期なのであるからイベントが起こりにくく，よってフォロー期間は長期にとらねば

ならない），そのうちに技術はさらに進歩してしまうのである．

おそらくこういうことを念頭において，非劣性試験の結果を，症例集積が終了してかつ治療についてその後の変更が困難もしくは不可能な場合（「手術でもう切ってしまった」というような時），最終解析を待たずに途中でも開示するということが提唱されている[14]．この論文では，そういうearly releaseの条件として，下記のようなことを挙げている．

①全ての患者がランダム化され，群特異的な治療が終了している．
②出された結果に基づいて患者がその後の治療を変更することが起こりそうにない，もしくは不可能である．
③出された結果に基づいてフォローアップの頻度が変更されることが起こりそうにない，もしくはありえない．
④最終の患者登録から，主たる解析までの時間が比較的長い．
⑤どちらの治療法も利用可能であり，コミュニティで用いられている．
⑥追跡期間が短くても，計画された解析方法は妥当である（短くても長くても，同じ結果として解釈できる）．
⑦早期の結果報告の際には，最終結果の公表予定時期とともに，今回の報告があくまでもpreliminaryなものであることを明記する．
⑧早期発表された結果の，相対的な治療効果に関する不確実性をきちんと明示する（信頼区間，最短追跡期間，追跡期間中央値などとともに）．
⑨有効性の結果に加えて，治療に関する意思決定に関与するであろう結果を全て公表する（毒性など）．

そしてこのような条件が満たされる例として，手術手技の比較，放射線治療の線量の比較などを示している．

しかしながら無論，αエラーおよびβエラー，また多重解析その他問題点も指摘されており[15]，実際にそういう方法でデータ発表がされたもしくはされる予定というのはほとんどないようである．

■ 後付の非劣性の「証明」

　はじめ非劣性試験として行われたものが，案に相違してSAが「良すぎた」ため非劣性の証明（非劣性マージン以上に劣っていない）どころか「有意にCAより良好」，すなわち優越性まで証明してしまった，ということがある．またその一方，優越性試験として企画されたものが優越性を証明するには至らなかった，しかし臨床的に十分正当化されるような非劣性マージン以上には劣っていないし，かつ，確かに毒性やQOLなど他の面でのメリットは示されたので，あらためて「非劣性の証明」を主張するという研究もある．これらの主張は「正しい」のか．

　非劣性試験の帰無仮説は，「SAがCAより非劣性マージン（以上）劣っている」のであるから，αエラーが起こる，すなわち「誤って非劣性が証明される」うちには，当然「誤って優越性も証明される」ことも包含される．したがって，非劣性の証明をした上で，その後優越性の主張をすることは，αエラーを増大させない（図1-10）．

　それに対し，後者すなわち「後付の非劣性」は，論理的にもなんとなく座りが悪い．いくら臨床的に非劣性マージンそのものがOKであっても，データを見てあとから「このくらいなら」という設定をするのは，後出しジャンケンの誹りを免れないように思われる[16]．つまり，試験がたとえ前向きであったとしても，マージンを後から決めるのは検定方法（より詳細には帰無仮説の設定）を後から決めることに対応するため後ろ向きの解析となる．後ろ向きの解析ではαエラーを適切に保つことができない，のである．

　実際，優越性試験の帰無仮説は「SAがCAと同等（以下）」であるので，「誤って優越性が証明される」αエラーの中には，「SAはCAよりちょっと落ちるかも知れないが非劣性マージンよりは劣らない」という，「非劣性証明の第一種の過誤」は含まれない（図1-10）．αエラーをどう考えるかにもよるそうだが，この関係からαエラーは当初の設定よりも踏み出すのでこの論理は正当化されない．つまり，「優越性試験での後付け非劣性の主張」はダメということになる．

1. 非劣性試験

非劣性と優越性のスイッチ
● 非劣性試験で非劣性が証明され，その後優越性の主張をすることは第一種の過誤を増大させない（逆はダメ）．

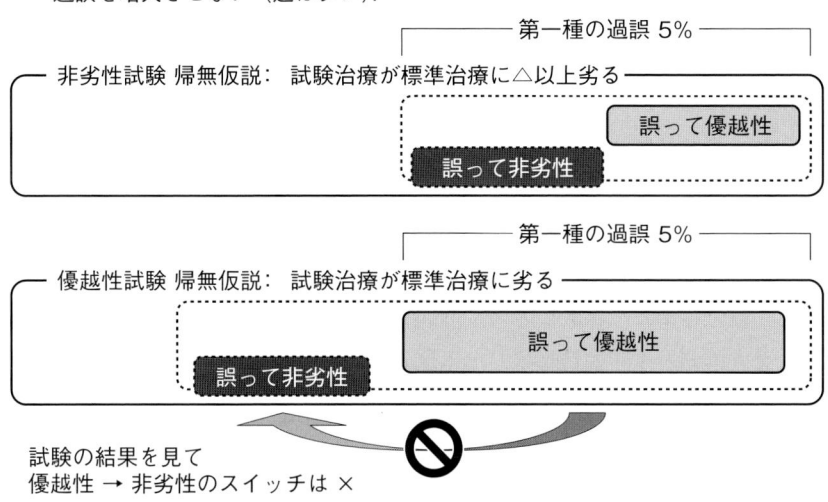

非劣性試験 帰無仮説： 試験治療が標準治療に△以上劣る ─── 第一種の過誤 5%
　　　　　　　　　　　　　　　誤って優越性
　　　　　　　　　　誤って非劣性

優越性試験 帰無仮説： 試験治療が標準治療に劣る ─── 第一種の過誤 5%
　　　　　　　　　　　　　　　誤って優越性
　　　　　誤って非劣性

試験の結果を見て
優越性 → 非劣性のスイッチは ×

図 1-10 非劣性から優越性は許容されるが逆は許容されない
αエラーを増大させる

　もう1つ，この後付け非劣性の問題として，優越性試験は多くITT（intention-to-treat）の原則で解析され，たとえば実際の治療群がごちゃごちゃになるような質の悪い研究では，差が出にくくなるので第一種の過誤は起こりにくい．非劣性はそうではない（次項参照）ので，同じ解析方法では問題であることになる[16]．

ITTについて，またクロスオーバーがかかるときの非劣性試験の問題

　ほとんどのランダム化試験は，intention-to-treat（ITT）の原則によって解析される．たとえば，術後化学療法の試験を考える．術後化学療法を受ける方に割り付けられたが，結局何らかの理由で治療を受けなかった人（A），また，術後治療なしの方に割り付けられたが希望にて治療を受けた人（B），双方が起こりうる．Aを「術後治療あり」の群，Bを「なし」

1. 非劣性試験

の群で解析するのが ITT の原則である．

　Aの人は体力の低下とか，自信がないとかいう理由で「やめた」ということが想定される．それを解析から除くと，術後治療あり群から，予後の悪い人を除いてしまう（結果を押し上げる）方に働く懸念がある．また，Bの人は逆で，自信もしくは根性があるからあえて治療を受けたとも考えられ，これを解析から除くもしくは治療ありの方に含めてしまうと，これも見かけ上の治療効果を上げてしまうバイアスとなる．

　仮に，参加者が割り付けられた治療群とばらばらに，自分の好みでもって治療を受けたり受けなかったりする，非常に質の悪いランダム化試験があったとしよう．そうなると，群間で実際の治療内容が変わらなくなってしまうのだから，成績に差が出るはずがなく，真の治療効果とは関係なく negative trial になってしまう可能性が高い．

　ところが，非劣性試験では，まさに，この「差が（一定以上）出ない」ことを証明することになるのだから，極論すると，いい加減な試験ほど「差が出なく」なって，非劣性が証明されてしまう，ということになってしまい，解析にあたって注意を要する．

　もう1つ，群間の治療法のクロスオーバーが起こる時も同様の懸念が生じる．通常のランダム化（優越性）試験では，全生存期間（overall survival：OS）が最も妥当なエンドポイントと考えられる．臨床的なベネフィットに直結する（longer life）ことが明らかである．この一方，無増悪生存期間（progression-free survival：PFS）などは，生物学的な効果の指標となるが結局のところ OS を延長させなければ臨床的な意義が乏しくなるので，「標準治療を決める」エンドポイントしては不十分である．これについては第4章に述べる．

　SA と CA で，おのおのの治療法がプロトコール終了後にクロスオーバーがかかると，結局のところ群間の違いは，治療法の順序の違い（どちらが先になるか）になってしまい，クロスオーバーなしの時よりも差が小さくなるのは自明である．既に述べたように，この「差が小さくなる」というのは，優越性試験の場合は検出力が落ちるが α エラーは少なくなるのに対し，非劣性試験では「誤って，同じ」となる危険性が高くなる．

FACS 試験の場合は，初回治療の後にまた別のプラチナダブレットを行うことは普通はないし，また仮に強行したとしても初回治療ほどの効果は期待できないので，SA の成績がクロスオーバーされた CA（IP 療法）によって改善することは考えなくてもよいし，また実際，そういうクロスオーバーは行われなかった．しかし，INTEREST 試験[17]という，欧米で行われた非小細胞肺癌既治療例に対する gefitinib（SA）と docetaxel（CA）のランダム化試験を例にとる．ほとんど同様のデザインにて本邦で行われた V15-32 試験[2]で docetaxel に対する gefitinib の非劣性が証明されなかったのに対し，INTEREST 試験では証明されている（図 1-11, 1-12）．

これは一見，非常に矛盾する．欧米では gefitinib の効果予測因子であ

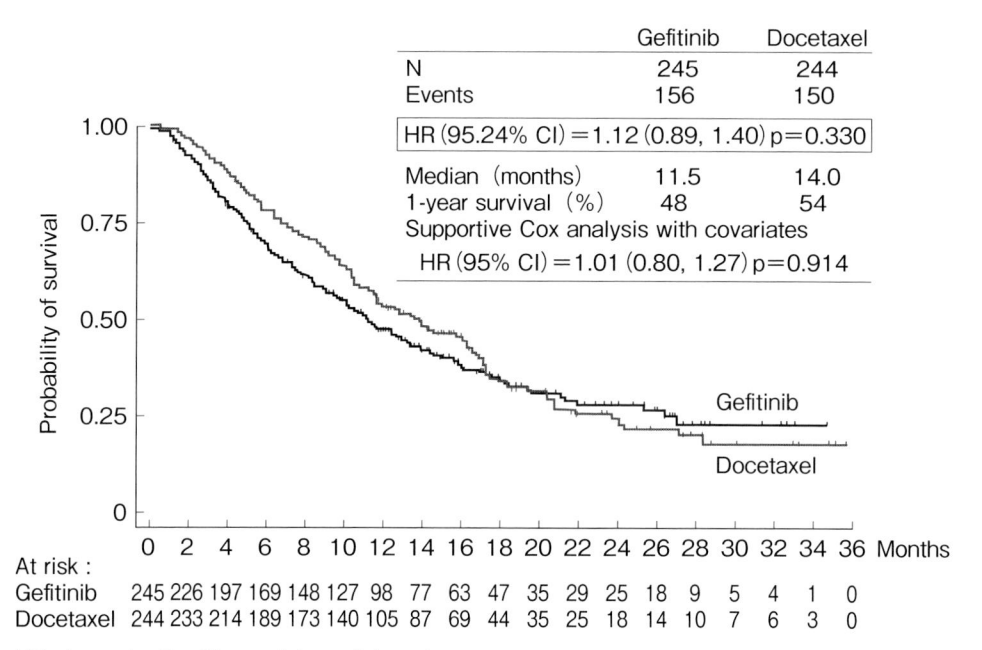

	Gefitinib	Docetaxel
N	245	244
Events	156	150
HR (95.24% CI) = 1.12 (0.89, 1.40) p=0.330		
Median (months)	11.5	14.0
1-year survival (%)	48	54
Supportive Cox analysis with covariates		
HR (95% CI) = 1.01 (0.80, 1.27) p=0.914		

At risk :
Gefitinib　245 226 197 169 148 127 98 77 63 47 35 29 25 18 9 5 4 1 0
Docetaxel　244 233 214 189 173 140 105 87 69 44 35 25 18 14 10 7 6 3 0

HR: hazard ratio, CI: confidence interval

図 1-11　V15-32 試験での Gefitinib verus Docetaxel での Overall survival[2]
非劣性は証明されず

1. 非劣性試験

	Gefitinib	Docetaxel
N	723	710
Events	593 (82.0%)	576 (81.1%)

Primary Cox analysis without covariates

HR (96% CI) = 1.020 (0.905, 1.150)

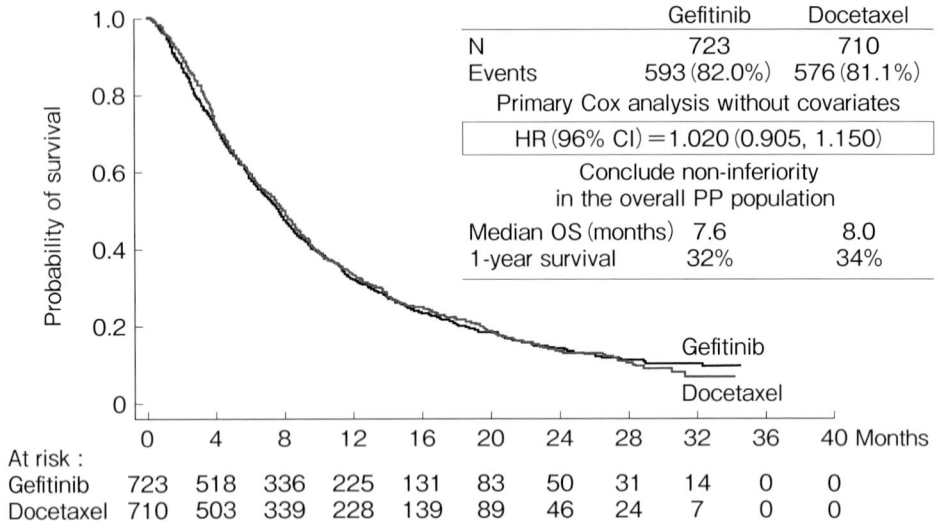

Conclude non-inferiority in the overall PP population

| Median OS (months) | 7.6 | 8.0 |
| 1-year survival | 32% | 34% |

At risk:
	0	4	8	12	16	20	24	28	32	36	40
Gefitinib	723	518	336	225	131	83	50	31	14	0	0
Docetaxel	710	503	339	228	139	89	46	24	7	0	0

Pre-specified NI limit in HR terms (translates to ≧50% effect retention [Rothmann 2003]) = 1.154
96% of historical docetaxel advantage over BSC from TAX-317 retained by gefitinib (96% CI: 52%, 129%)
Indirect comparison of gefitinib to BSC: HR (96% CI) = 0.63 (0.42, 0.92), p=0.0137
PP: per-protocol

図 1-12 INTEREST 試験での Gefitinib verus Docetaxel での Overall survival[17]
非劣性は証明された

るEGFR遺伝子変異の頻度が，本邦の3割に対し1割程度と，「gefitinibの効きにくい集団」であるにもかかわらず，本邦の試験よりも「gefitinibの効果が高く出た」ことになるからである．この理由の1つとして（他のものは第3章でも解説する），後治療の影響が示唆されている．V15-32試験ではdocetaxel群で後治療gefitinibを受けた率が多く，gefitinibの治療効果を相殺してしまった可能性が高いのに対し，INTESTでは後治療としてのクロスオーバーが同じような高率で起こっている．

　実際，バイオマーカーのサブセットでは，EGFR変異なしの症例でのPFS（生物学的効果）はgefitinibでは非常に悪く，他の試験のプラセボの成績に相当する．つまり，gefitinibはこれらの症例ではほとんど効い

ていなかったのであるが，後治療の docetaxel などに救われて，「引き分けに持ち込む」ことができたのだと推測される．

治療の性質上，docetaxel と gefitinib はクロスオーバーがかかることが十分に予測されていたので，そもそもこのような比較において，OS をプライマリにおいた非劣性試験というデザインの妥当性には疑問があったということになる．

■■ FACS 結果の解釈，誤解，倫理的側面

さて，はじめに「例をとる」と言っておきながら FACS trial（の結果）に辿り着くまでに大回りに大回りを重ねた．おさらいしておくと，これはCA が IP であり，他の3つが独立に SA である．この3つの SA の間の優劣については検証しない．また，CP，GP，NP の3つはあくまでも「それぞれ独立に」CA である IP と比較するので，「3つの SA vs CA の比較」による多重性の調整は行わない．すべて「症例数がこのくらいしか（全体で 600 例）集まらないだろう」ことを前提とした，妥協の産物である（ちなみに4群すべての比較を行ってしまうと，6通りの群間比較になるので，もっと検出力は落ちることになる）．

そして，統計学的仮説は，1年生存率で，CA の IP 群が 43％，各 SA は実際には 50％を想定するが，非劣性マージン 10％は劣っていないことを検証する，のであった．

さて，生存曲線は，上記の理由で4群のものは描かれないので，CP vs IP，GP vs IP，NP vs IP の3つの図で表されたのが公表されている（図1-13～1-15）．結論は，いずれも非劣性は証明されなかったが，有意差はなかった，毒性のプロファイルは違っていた（おおむね IP が最も毒性が強かった），4群ともに同様の有効性を示した，である[4]．ちょっと待ってくれ．私はこの結論に非常に不満である．

その前に，本試験では各 SA について，概ね（もちろんそれぞれプロファイルは違うが）毒性は CA の IP 群より軽く，QOL はそれぞれの SA で CA よりも良好であった．したがって，この試験が「非劣性で組まれた」ことについては，その妥当性が追認されたことになる（マージンレベ

1. 非劣性試験

	Median (mos)	1-yr (%)	Un-adjusted Hazard Ratio	95%CI
IP Cisplatin+Irinotecan	13.9	59.2		0.841〜1.460
TC Carboplatin+Paclitaxel	12.3	51.0	1.108	p=0.465

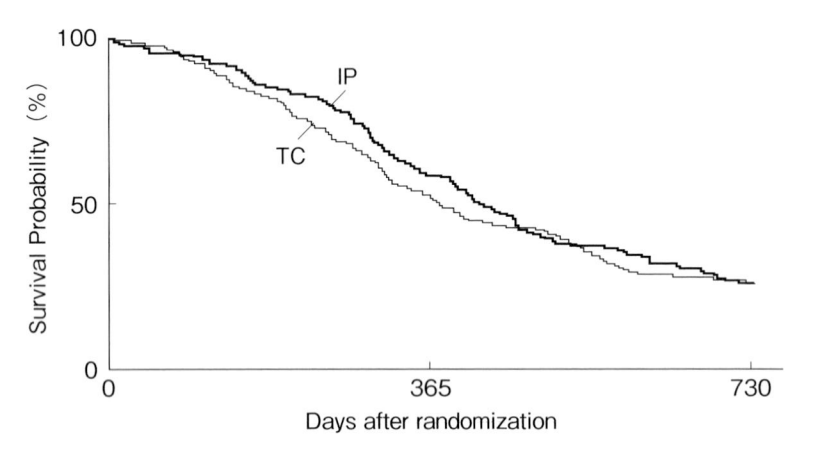

図 1-13 FACS trial 結果： Carboplatin-Paclitaxel versus Cisplatin-Irinotecan[4]

	Median (mos)	1-yr (%)	Un-adjusted Hazard Ratio	95%CI
IP Cisplatin+Irinotecan	13.9	59.2		0.749〜1.311
GP Cisplatin+Gemcitabine	14.0	59.6	0.991	p=0.949

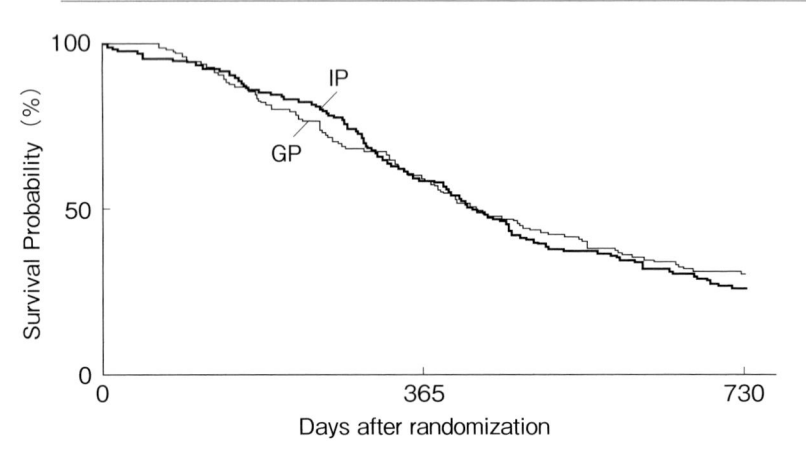

図 1-14 FACS trial 結果： Cisplatin-Gemcitabine versus Ciplatin-Irinotecan[4]

1. 非劣性試験

	Median (mos)	1-yr (%)	Un-adjusted Hazard Ratio	95%CI
IP Cisplatin+Irinotecan	13.9	59.2	1.174	0.897〜1.538
NP Cisplatin+Vinorelbine	11.4	48.3		p=0.242

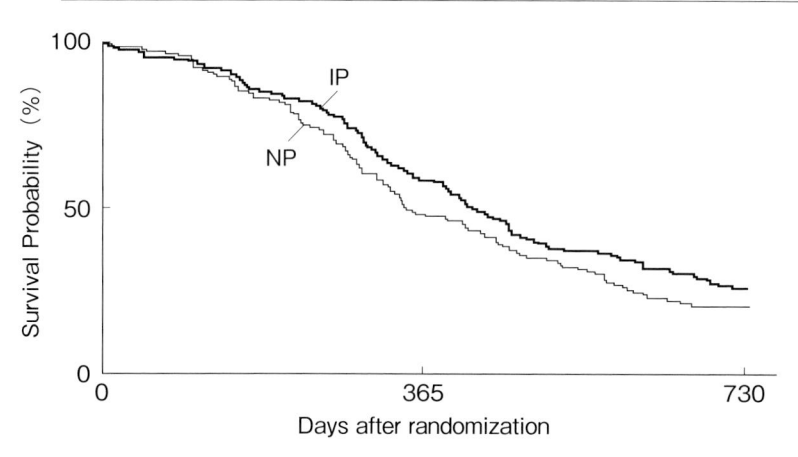

図 1-15 FACS trial 結果: Cisplatin-Vinorelbine versus Ciplatin-Irinotecan[4]

ルの設定については異論があるかも知れないが).

しかしながら，本来の目的が非劣性を検証する，のであって，本試験では証明されなかった（それの帰無仮説が棄却されなかった）のだから，これは本来「IP が勝って，チャンピオンつまり標準治療の交代はない」というのが正しい統計学的結論であるはずではないか．「SA は CA に比べ有意に劣っていないかどうか」というのは，上述の通り，本試験の main analysis とは異なるのであるから，論理のすり替えである．逆に，有意に劣っていても非劣性が証明される場合はあり，それは（少なくとも臨床試験の方法論に則ると）positive trial である，というのも説明した通りである．

さらっと「非劣性が証明されなかった，negative trial である」と言ってしまったがために，本試験は非常に多くの誤解を招いている．同種の比較試験が優越性試験で行われ「皆同じ」であったために引き分け，とみなされたのと明らかに混同して，ある研究者はこういう発言をしている．

1. 非劣性試験

「FACS 試験では，非劣性は証明されず，皆横並びであった」．

本来「非劣性が証明されなかった」のは「横並び」と正反対であり（なぜなら「引き分け狙い」が失敗したのだから，それは「負け」ということだろう），「横並び」かどうかは，統計学的解析とは別に，単に生存曲線を眺めての，その研究者の「感想」にしか過ぎない（この「感想」についても私は疑問があるがそれは後述する）．

この本の監修をお願いしている吉村健一先生は，こういう私の文学的な表現を本職の立場からこう換言してくださった．「（もし横並びに見えるとしても，）非劣性試験において非劣性が証明されなかったということは，この試験デザインで想定している帰無仮説 H0（ここでは試験群の 1 年生存率が対照群に比べ 10％以上劣ること）が否定できなかったことを意味する．つまり，見かけ上は『SA と CA が同じくらい』となっていたとしてもそれは偶然そう見えているだけかも知れず，実際には試験治療が臨床的に意味のある差（非劣性マージン）を超えて大幅に負けている可能性（臨床では，効果が劣ったものを使ってしまう危険性）が十分にある．よってこの生存曲線の見かけのみに基づいて治療効果を横並びと判断するのはそうした臨床上のリスクにつながる」ということである．

このような誤解は，あえて厳しく言えば誤解をする方が悪い（冒頭に申し上げた通り，たとえば「イレッサを使う資格もない」）のではあろうが，それにしてもこの研究を遂行した側がこのように紛らわしい表現をするのもよろしくない．

この研究の解析にあたった FACS の主要メンバーはこのような批判に対して，主に次のような釈明をされている．

①そもそもの設定，CA の 1 年生存率が 43％，SA で 50％というのに無理があった．
②実際には CA の 1 年生存率が 59％と非常に高く，予測と大きく違った．
③症例数が少なく，underpowered trial であった．

しかしながら，①については，「そもそもの設定が…」とか言い出せるのであれば，すべての negative trial はチャラにできることになる．この

ような言い訳は卑怯であろう．②についてはその通りであるが，これについては後述する．

　さて，③の，underpowered trial であったというのは，対立仮説の設定が楽観的に過ぎて本来もっと modest でも臨床的に意味ある差であったのにそれを見過ごした，という意味ではその通りである．ただし，それは初めから分かっていたことであろう．「この症例数で，本来非小細胞肺癌化学療法の比較試験で実際的に出そうな小さな差は検出できない」という批判は研究が開始されるときに内外からあった．それを承知で開始されたはずである．吉村先生は，もしそうなら「本試験は試験群の1年生存率を過度に楽観的に50％と期待したが故に結果的には検証不能なものを狙ったものとなってしまい，臨床的に意味のある差の有無について検証的試験として明確な結論を得るという目的に対して試験デザインがマッチしていなかった」という厳しいコメントをされている．

　この批判は甘受しなければならないが，それにしてもしかし，私自身はこの試験の「統計学的な」結果を尊重したいと思う．もとから本試験に批判的な先生が上記のような検討によりこの試験の意義を小さく評価されるのは仕方ないが，私はこの試験に参加した，どころか，28人の患者さんに参加をお願いし，全員から同意をもらって登録した（全登録症例数の4.7％にあたる）．当時，すべての薬剤は承認されていたので，この試験に登録しなくても，私が選ぶか患者さんに選んでもらってどれか1つで治療することはできた．誰がランダム化なんかされたいと思うだろうか．それを押して，私は「この試験の意義」を説いてお願いしたのである．

　本試験の登録は2000〜2002年にかけて，であるが，2007年に，私が登録した28人の患者さんはすべて亡くなった（5年生存も数人おられたが）．いまさら，「あれはもともと設定に無理があり，役に立たないものだったかも知れません」などと，どの面下げて墓前に報告できるものか．これは，倫理とかなんとかでなく，礼儀もしくは人情の問題である．

　以下，本試験についての私なりの，たぶんそんなに間違っていない（と信ずる）解釈を加える．そしてそれは，28人の方々との約束どおり，私がその後「次の患者さん」に説明するのに役立てていることである．

1. 非劣性試験

■ FACS trial の（私見）結果の解釈と反省

まず前項の②についてである．当初の設定では，CA である IP 群の1年生存率は 43％とされていたが，実際には 59.2％であった．「真の」1年生存率は，この点推定値の前後をまたぐ 95％信頼区間の中に含まれる可能性が高い（そこから外れる可能性は 5％しかない），ということになる（図 1-16）．以下，SA の 3 群についても，TC 群で 51.0％，GP 群で 59.6％，NP 群で 48.3％であり，それぞれに 95％信頼区間がついている（図 1-16）．

さて，検定するのは，この 1 年生存率の差である．TC を例にとると，IP との差は −8.2％であり，この差の点推定値にも 95％信頼区間がついていて，「真の（1 年生存率の）差」は，この信頼区間の中に含まれるだろう（「だろう」が外れる可能性が α エラーで，これを 5％に設定），ということになる（図 1-17）．そしてその信頼区間の最も悪いところ（図 1-17 では左端）が 0％よりも良ければ（右にあれば）TC は IP に比べて「有意に良い」，−10％よりも良ければ「非劣性マージンをクリア」，つまり「IP

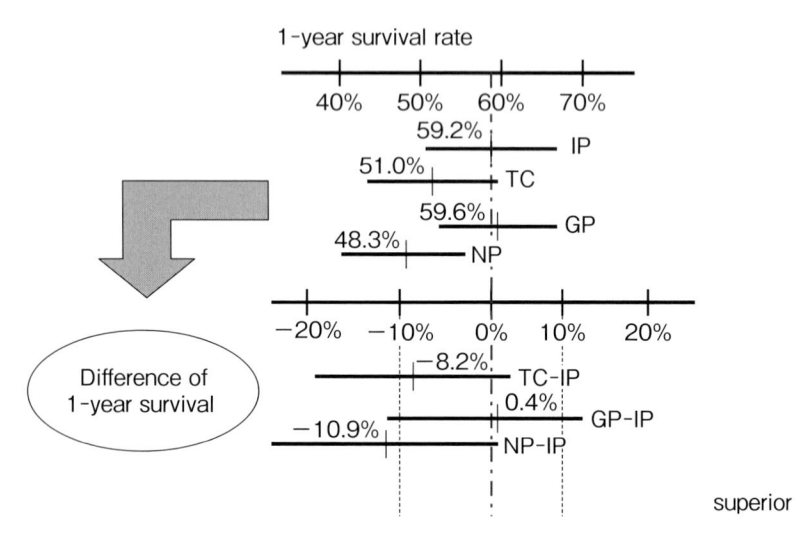

図 1-16 FACS trial での各群 1 年生存率とその差，および 95％信頼区間

1. 非劣性試験

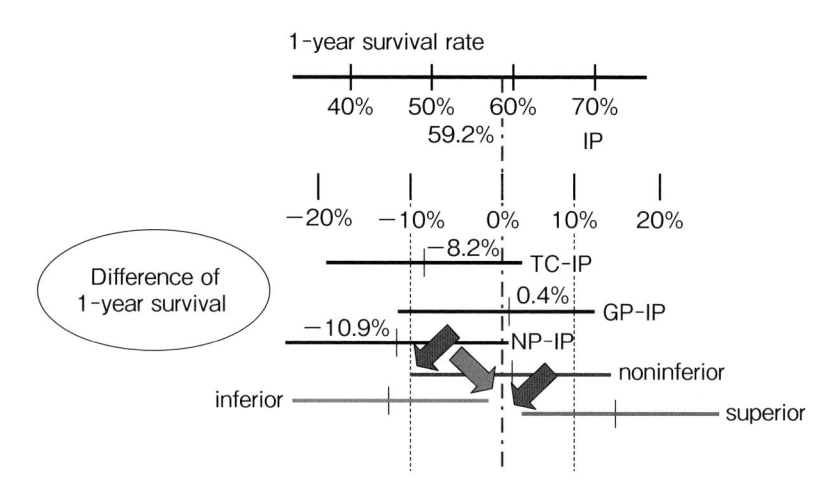

図 1-17 FACS trial での非劣性の解析（1 年生存率から）

に対する非劣性が証明された」、ということになる．そして信頼区間の右端（最も良いところ）が 0％よりも左にあれば，TC は IP より 1 年生存率で「有意に劣っている」のであるが，これはそもそもの統計学的仮説とは直接関係しない，せいぜい「参考所見」であることも既に述べた．

TC の場合，そもそも差の点推定値が非劣性マージンの－10％に近い－8.2％であり，信頼区間の左端は－19.6％であるので，「惜敗」にもならず，明らかに negative である．NP については，差の点推定値が非劣性マージンの－10％をさらに下回る－10.9％なので，もうこの時点でどんなに検出力が高い（症例数の多い）トライアルであったとしてもアウトは明らかである．

一方，GP ではどうか．生存曲線は一部クロスしながらであるが IP と「ほとんど同じ」ように見える（図 1-14）．問題の，IP 群との 1 年生存率の差は＋0.4％，その 95％信頼区間の左端は－10.9％で，惜しくも（0.9％の差で）非劣性が「証明できなかった」，ということになる（図 1-17）．

ところで，本試験では，1 年生存率をプライマリにしているが，CA である IP の 1 年生存率が想定 43％に対して実際は 59％もあったので，非劣性マージンの「マイナス 10％」の意義は相対的に異なるはずである．

43％に対して33％というのは，HR（hazard ratio）1.314に相当し，一方，59％に対して49％というのはHR 1.352に相当する．

　もちろん今更設定をいじくることは許されないが，本試験で，全体の成績（特にCAの成績）によって左右される1年生存率で非劣性マージンを設定したのはあまり良い判断ではなかった．ちなみに上に例として挙げた非小細胞肺癌の経口トポテカン（SA）とdocetaxel（CA）の比較試験[7]において，CAの成績が当初の設定よりも悪かったため，臨床的には大きな差を「許容」してしまうことになったのは，ちょうどこれと逆の現象が起こっていることなのかも知れない．このような試験では，ベースライン（標準治療群もしくは総体の成績）が予測と異なることはよくあることなので，それによって影響を受けにくいHRで統計学的な設定をして比較する方がベターと思われる．またHRで設定をするもう1つのメリットとして，「1年生存率」というようなワンポイントの割合での比較に比べて，生存曲線全体を比較することによる検出力の増加（精度の上昇）が一般に期待できる．

　HRで設定をする最大の欠点は，「差についてピンとこない」ことであろう．1年生存率で10％の差，とか，生存期間中央値（median survival time：MST）で4ヵ月の差，とかいうのは分かりやすくとも，HR 1.3，とか言われると，え？　それってどれくらいだっけ，ということになる．本試験では，非劣性マージンHR 1.314，それはCAで43％と想定すると−10％に相当する，というふうにしておけばよかった．

　ちなみに，生存期間でのHRは，TC vs IPで1.108（信頼区間0.841〜1.460），GP vs IPで0.991（同0.749〜1.311），NP vs IPで1.174（同0.897〜1.538）となり，仮にHRで非劣性マージン1.314を設定したとしていたらGP群は見事非劣性が証明されていたことになる．

　もちろん，プロトコール規定が「1年生存率」で規定されているのだから，それでぎりぎりアウトなら，HRではセーフだったにしても結論はひっくり返らない．しかし，そういう「ごくわずかな差」でタッチアウト，がそんなに重要だろうか．そもそもαエラー5％（本試験では片側α2.5％で設定されているので，通常よく使われる両側だとα5％に相当す

1. 非劣性試験

る）という設定は，科学的根拠から出たものではなく，単なる習慣である．5％の上下で天国と地獄に分かれ，これをクリアしたら positive trial で万々歳，クリアできなかったら全くダメ，というのは，臨床的な感覚はおろか科学にもそぐわないと思われる．

この症例数で，この設定で，ここまで「惜しい」ところまで（こういう試験では p 値というのは計算されないそうなので，本試験で GP 群の「非劣性の p 値」が 0.06 くらいなのか 0.08 くらいなのか，は分からないが）行った GP と，他の TC もしくは NP とを一緒にして「非劣性は証明されませんでした，有意差はありませんでした」と一括りにするのには抵抗がある．

本試験では 4 群の生存曲線は出されていないし，出してはいけないことになっているが，あえて描くと図 1-18 のようになる（これはもとの論

	Median (mos)	1-yr (%)	Un-adjusted Hazard Ratio	95%CI
IP Cisplatin+Irinotecan	13.9	59.2		0.841〜0.460 p=0.465
TC Carboplatin+Paclitaxel	12.3	51.0	1.108	0.749〜1.311 p=0.949
GP Cisplatin+Gemcitabine	14.0	59.6	0.991	0.897〜1.538 p=0.242
NP Cisplatin+Vinorelbine	11.4	48.3	1.174	

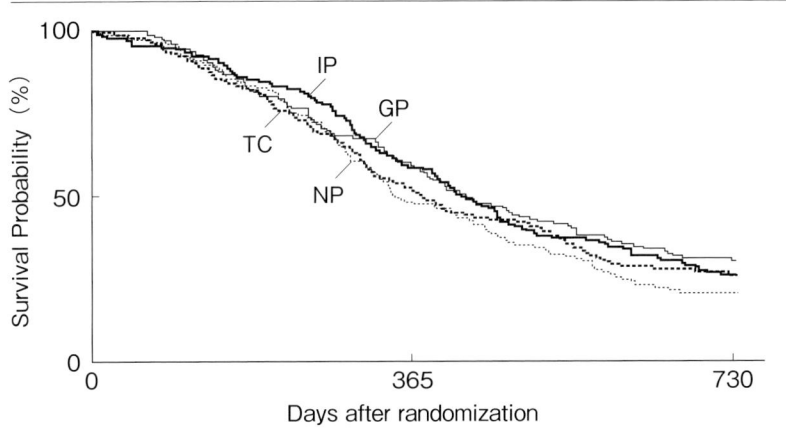

図 1-18　FACS trial での 4 群の成績の再構成（文献 4 から）

1. 非劣性試験

文から誰でも再構成できるので，著作権云々の問題はないはずである）．別に「検定」するわけではないが，これを眺めて，「横並び」という感想を持つ人を咎めはしないが，私にはやはり上2本（IP&GP）と下2本（TC&NP）ではそれなりに分かれているように見える．そもそも進行肺癌の比較試験でpositiveと称するものでも，このくらいの違いしかないというのは結構あるではないか．

　以上まとめて，本試験のあとから見た反省点なども勘案すると，私は「惜しいところまで行った」GPは，他の2つのSA（TC&NP）とやはりちょっとは別に考えるべきで，「IPと，まあ同等，しかもQOLなどでは良好（これについては他の2つも）」で，標準治療のオプションに加えても許容されるが，他の2つは「全くダメ」という結論でもよいように思われる（図1-19）．

　ちなみに，海外の試験などでも，この「TCとNPは大体同じでGPなどよりわずかながら落ちる」ということに矛盾しない結果や解析が得られている[18-21]．このあたりについてはもちろんデータの解釈に異論もあろうし，FACSの結果解釈そのものと同じく，私の見解が絶対というつもりもない．読者諸先生にもお考えいただきたいと思う．

　「どうせこのくらいの差」であり，大したことないと言えばもちろん大したことはない．これが満足すべき成績でないのも分かっている．しかし，これを単に「結局どれでもよい」で片付けてしまっては，我々はなぜに生物統計学を勉強して臨床試験を行ってきたのか，を否定してしまうことになりはしないか．そして，繰り返すが，本試験に参加してくれた患者さんたちへの義理を欠くことになろう．

1. 非劣性試験

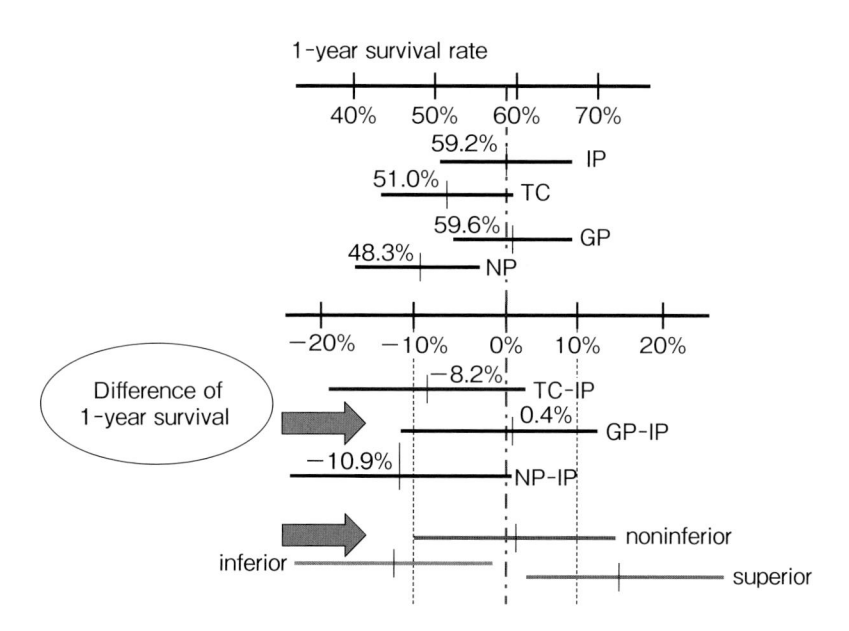

図 1-19 「ぎりぎり有意でない」ものと「全然届かず」の 2 つ

■文献
1) Piaggio G, Elbourne DR, Altman DG, et al. Reporting of noninferiority and equivalence randomized trials: an extension of the CONSORT statement. JAMA. 2006; 295: 1152-60.
2) Maruyama R, Nishiwaki Y, Tamura T, et al. Phase III study, V-15-32, of gefitinib versus docetaxel in previously treated Japanese patients with non-small-cell lung cancer. J Clin Oncol. 2008; 26: 4244-52.
3) Bedenne L, Michel P, Bouche O, et al. Chemoradiation followed by surgery compared with chemoradiation alone in squamous cancer of the esophagus: FFCD 9102. J Clin Oncol. 2007; 25: 1160-8.
4) Ohe Y, Ohashi Y, Kubota K, et al. Randomized phase III study of cisplatin plus irinotecan versus carboplatin plus paclitaxel, cisplatin plus gemcitabine, and cisplatin plus vinorelbine for advanced non-small-cell lung cancer: Four-Arm Cooperative Study in Japan. Ann Oncol. 2007; 18: 317-23.
5) Negoro S, Masuda N, Takada Y, et al. Randomised phase III trial of irinotecan combined with cisplatin for advanced non-small-cell lung cancer. Br J Cancer. 2003; 88: 335-41.

1. 非劣性試験

6) Kubota K, Watanabe K, Kunitoh H, et al. Phase III randomized trial of docetaxel plus cisplatin versus vindesine plus cisplatin in patients with stage IV non-small-cell lung cancer: the Japanese Taxotere Lung Cancer Study Group. J Clin Oncol. 2004; 22: 254-61.
7) Ramlau R, Gervais R, Krzakowski M, et al. Phase III study comparing oral topotecan to intravenous docetaxel in patients with pretreated advanced non-small-cell lung cancer. J Clin Oncol. 2006; 24: 2800-7.
8) Freidlin B, Korn EL, George SL, et al. Randomized clinical trial design for assessing noninferiority when superiority is expected. J Clin Oncol. 2007; 25: 5019-23.
9) Johnson JR, Williams G, Pazdur R. End points and United States Food and Drug Administration approval of oncology drugs. J Clin Oncol. 2003; 21: 1404-11.
10) Howard G, Chambless LE, Kronmal RA. Assessing differences in clinical trials comparing surgical vs nonsurgical therapy: using common (statistical) sense. JAMA. 1997; 278: 1432-6.
11) Cohen MH, Johnson JR, Wang YC, et al. FDA drug approval summary: pemetrexed for injection (Alimta) for the treatment of non-small cell lung cancer. Oncologist. 2005; 10: 363-8.
12) Hanna N, Shepherd FA, Fossella FV, et al. Randomized phase III trial of pemetrexed versus docetaxel in patients with non-small-cell lung cancer previously treated with chemotherapy. J Clin Oncol. 2004; 22: 1589-97.
13) Shepherd FA, Dancey J, Ramlau R, et al. Prospective randomized trial of docetaxel versus best supportive care in patients with non-small-cell lung cancer previously treated with platinum-based chemotherapy. J Clin Oncol. 2000; 18: 2095-103.
14) Korn EL, Hunsberger S, Freidlin B, et al. Preliminary data release for randomized clinical trials of noninferiority: a new proposal. J Clin Oncol. 2005; 23: 5831-6.
15) Dignam JJ. Early viewing of noninferiority trials in progress. J Clin Oncol. 2005; 23: 5461-3.
16) Zee BC. Planned equivalence or noninferiority trials versus unplanned noninferiority claims: are they equal? J Clin Oncol. 2006; 24: 1026-8.
17) Kim ES, Hirsh V, Mok T, et al. Gefitinib versus docetaxel in previously treated non-small-cell lung cancer (INTEREST) : a randomised phase III trial. Lancet. 2008; 372: 1809-18.
18) Douillard JY, Laporte S, Fossella F, et al. Comparison of docetaxel- and vinca alkaloid-based chemotherapy in the first-line treatment of advanced non-small cell lung cancer: a meta-analysis of seven randomized clinical trials. J Thorac Oncol. 2007; 2: 939-46.
19) Fossella F, Pereira JR, von Pawel J, et al. Randomized, multinational, phase III

study of docetaxel plus platinum combinations versus vinorelbine plus cisplatin for advanced non-small-cell lung cancer: the TAX 326 study group. J Clin Oncol. 2003; 21: 3016-24.
20) Kelly K, Crowley J, Bunn PA Jr, et al. Randomized phase III trial of paclitaxel plus carboplatin versus vinorelbine plus cisplatin in the treatment of patients with advanced non--small-cell lung cancer: a Southwest Oncology Group trial. J Clin Oncol. 2001; 19: 3210-8.
21) Le Chevalier T, Scagliotti G, Natale R, et al. Efficacy of gemcitabine plus platinum chemotherapy compared with other platinum containing regimens in advanced non-small-cell lung cancer: a meta-analysis of survival outcomes. Lung Cancer. 2005; 47: 69-80.

2 中間解析と試験の中止，結果公表

多くの比較試験で，中間解析が行われる．これは本来的には試験の被験者の保護を目的とするが，そのことについては後述する．その結果をもとに，効果安全性評価委員会（Data and Safety Monitoring Board：DSMB）によって試験継続の可否が審議され，場合によって試験の中止と結果の公表が勧告される[1,2]．研究者は必ずしもそのDSMBの勧告に従う義務はないとされるが，実際問題としては「ほぼ決まり」であるくらいの事実上の強制力をもつ．DSMBは被験者保護を第一義的な目的としているので，試験主体からの独立性をもった機関になっている[注]．

注：DMSBの設置とその方法については下記のガイドラインを参照
U.S. Food and Drug Administration. "Guidance for clinical trial sponsors: Establishment and operation of clinical trial data monitoring committees". March, 2006.
http://www.fda.gov/downloads/RegulatoryInformation/Guidances/ucm127073.pdf.

さて，その中間解析の結果での試験の中止は，大別して「無効中止（毒性中止を含む）」，要するにこれ以上やっても見込みがないからやめろ，というものと，「有効中止」，すなわち，試験治療が対照群（標準治療）よりも優っているのが明らかであるから，新規の症例登録などもとりやめて試験を中止し，その結果を速やかに公表しろというものがある[2,3]．後者は現在標準治療が行われているもしくは行われようとしている患者さん（試験の対照群に登録されている人も含む場合もある）に対し新治療での利益を受ける時期を逸することにならないように，という配慮に基づいている，ことになっている．

しかしながら，当然のごとく中間解析ではまだ「中間」段階であるので情報量（生存時間をエンドポイントとする場合はイベントの数に比例する）が不足しており，immatureな情報での判断になる．その後のフォ

ローで，結論がひっくり返ったりしていないのか，またそもそも試験中止と結果の公表の判断が適当であるのか，具体例をもとに臨床家の観点から考察する．

■■ CALGB9633 の中間解析結果

2004年の ASCO 総会にて，非小細胞肺癌（NSCLC）に対する術後化学療法の成績が2つ報告された．1つは NCI Canada より，cisplatin-vinorelbine（NP）療法を病理病期（p-stage）IB/II の NSCLC 術後に施行する BR10 試験（図 2-1）であり，5年生存率で15％の改善があると報告された（図 2-2）[4]．もう1つは CALGB が行った CALGB9633 試験（図 2-3）であり，p-stage IB NSCLC に対して carboplatin-paclitaxel（CP）療法を施行し，4年生存率で12％の改善が認められたと発表された（図 2-4）[5]．このとき，NP と CP の術後治療は「ほぼ同等」の効果があるという解釈（CALGB 研究者は表 2-1 のような対照表を出している）が一般的であった．利便性などの点から，CP が次の標準治療になると思われた．

この CALGB9633 試験は中間解析の結果，有効中止の勧告が DSMB によって下り，それに基づいて結果の早期公表がされたということであった．本試験は1996年開始され，当初は HR 0.67 の効果を両側検定で α 0.05，検出力80％で検定する（必要イベント数191と計算される）ため500例を予定していた．しかし症例登録スピードが予定の半分以下であったため，2000年にプロトコール改訂され，他は同じ設定で片側検定の

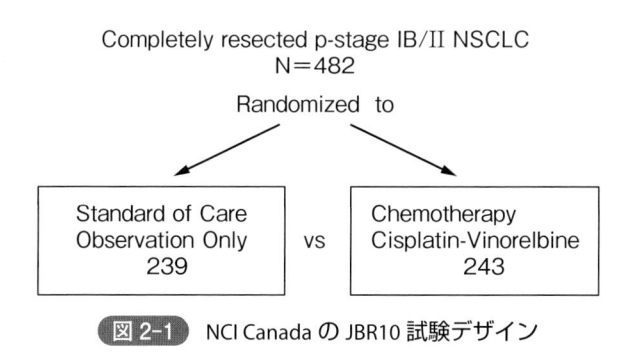

```
        Completely resected p-stage IB/II NSCLC
                      N=482
                   Randomized to
              ┌─────────┴─────────┐
    ┌─────────────────┐      ┌─────────────────┐
    │ Standard of Care│      │  Chemotherapy   │
    │ Observation Only│  vs  │Cisplatin-Vinorelbine│
    │       239       │      │       243       │
    └─────────────────┘      └─────────────────┘
```

図 2-1 NCI Canada の JBR10 試験デザイン

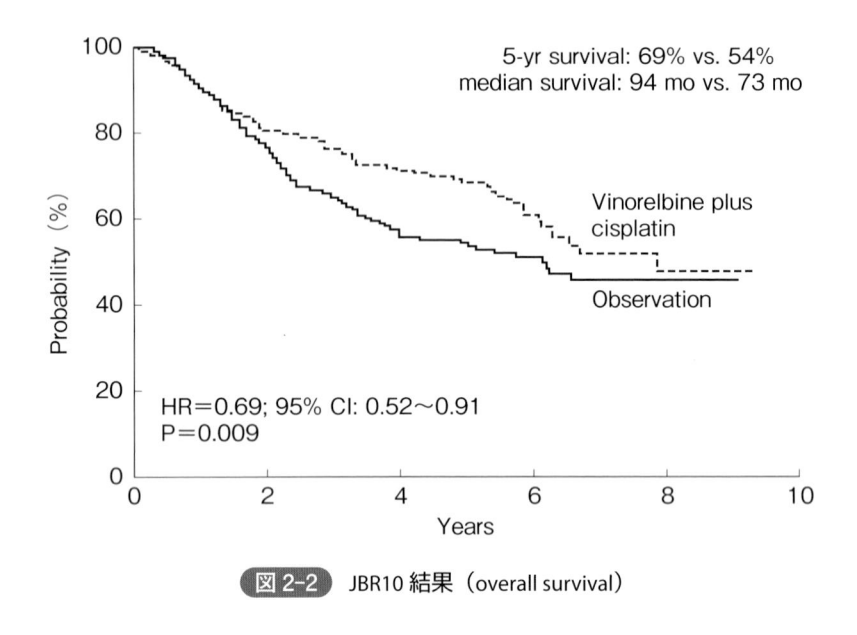

2. 中間解析と試験の中止，結果公表

図 2-2 JBR10 結果（overall survival）

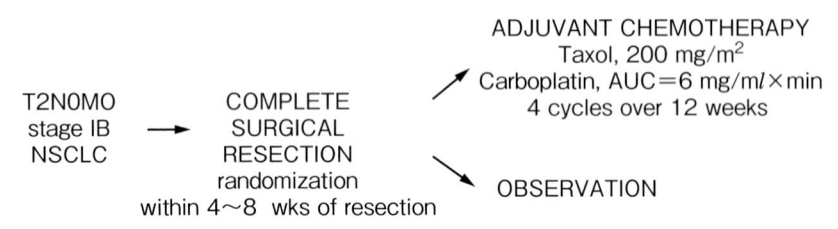

5-yr survival: 69% vs. 54%
median survival: 94 mo vs. 73 mo

Vinorelbine plus cisplatin

Observation

HR=0.69; 95% CI: 0.52〜0.91
P=0.009

T2N0M0 stage IB NSCLC → COMPLETE SURGICAL RESECTION
randomization within 4〜8 wks of resection

ADJUVANT CHEMOTHERAPY
Taxol, 200 mg/m^2
Carboplatin, AUC=6 mg/ml×min
4 cycles over 12 weeks

OBSERVATION

STRATIFIED
squamous vs. other poorly differentiated vs. other mediastinoscopy: yes vs. no

図 2-3 CALGB9633 試験デザイン

2. 中間解析と試験の中止，結果公表

図 2-4 CALGB9633 overall survival 結果（ASCO2004）

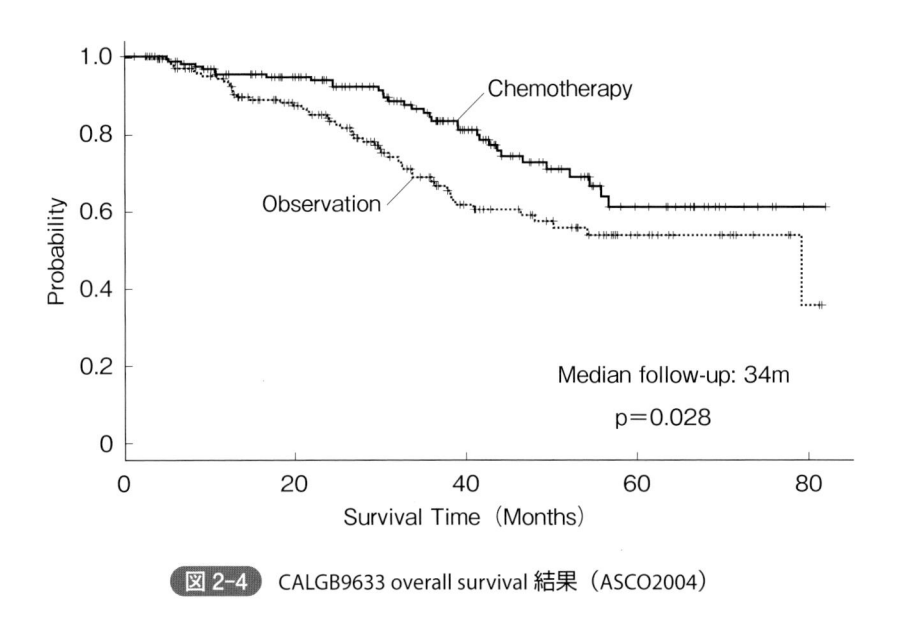

表 2-1 Adjuvant Chemotherapy for Early NSCLC
Adjuvant chemotherapy is effective in early stage 1B/2 NSCLC

	JBR 10 trial[A]	CALGB 9633 trial[B]
Regimen	Vinorelbine/Cisplatin	Paclitaxel/Carboplatin
Overall survival		
Absolute benefit	15 % at 5 years	12 % at 4 years
Risk of death	−30 % (p＝0.012)	−38 % (p＝0.028)
Tolerability	59 % received＞3 cycles	85 % received 4 cycles
Safety	Some neurotoxicity	Grade 3/4 neutropenia (38 %)

(A) Winton TL, et al. 40th ASCO; June 5-8, 2004; New Orleans, Louisiana. Abstract 7018.
(B) Strauss GM, et al. 40th ASCO; June 5-8, 2004; New Orleans, Louisiana. Abstract 7019.

α 0.05（両側検定だと 0.1 に相当）に変更（必要イベント数 151 と計算される）され，症例数は 384 例に下方修正された．そして改訂された症例数の 9 割にあたる 344 例が登録された時点で DSMB の有効中止の勧告が出され，症例登録の中止と結果の公表となった．多少勘繰りが入るかも知れないが，そもそもこの経緯がかなり胡散臭い．中止の本当の理由は症例登録が遅れたからで，BR10 の公表の時期にあわせるという政治的な配慮があって出されたのではないかという疑いは当時からあり，米国の他グループの研究者も口にしていた（CALGB はこれに対し，終始一貫して正規の中間解析の手続きに従って有効中止を決定したのだと主張している）．

2004 年当時の私の批判

2004 年での ASCO 発表当時，米国の解釈は，CP 術後療法は positive であり，これが標準（少なくとも標準の 1 つ）というものであった．本邦でもほとんどそれに異論はなかったようである．以下のような私の批判は，欧州の研究者で賛同してくれる人はいたが，本邦ではほとんど一顧だにされなかった．

批判 1．この CALGB9633 試験の早期中止の根拠は不明瞭である
批判 2．この試験の結果の提示方法は誤解を招きやすい
批判 3．本試験の結果は，標準治療として受け入れるのには十分ではない

早期中止の根拠

中間解析でその都度 p 値を計算すると，何回も p 値を出すことになる．何回も計算すると，そのうち 1 回くらいは「偶然」p＜0.05 となる可能性は高くなる．これを検定の多重性の問題という．表 2-2 に示すごとく，仮に 5 回検定する（中間解析 4 回，最終解析 1 回に相当）とすると，全く偶然に「有意差（p＜0.05）」が出る可能性は 13％ある（α エラーが 2.5 倍強に増加する）ことになる．

この問題を回避するため，中間解析で早期中止を決定する際は，α 0.05 を有意水準とはしないのが普通である．まず，あらかじめ中間解析の時期

2. 中間解析と試験の中止，結果公表

（たとえばイベントが予定の何％ほど起こった時点とか，予定症例数の何割くらいが入った時とか）と，回数が決められる．その上で，表 2-3 に示すような方法で各解析での有意水準（帰無仮説が棄却される限界）が決められる[3,6]．

表 2-3 のうち，最も一般的に使われているのは O'Brien & Fleming の方法[7]であり，ここでは 4 回の中間解析を行うとすると，最初の解析では $p<0.00001$ でないと中止とならない．2 回目の解析でも $p<0.0013$ となったときにはじめて中止となる，ということになっている．ちなみに

表 2-2 試験途中で何度も解析すると，多重性の問題（αエラーの増大）

解析回数	αエラー
1（最終解析のみ）	5％
2	8％
3	10％
4	12％
5	13％
6	14％
7	15％
8	16％
9	17％

｛有意水準 5％の通常の比較を試験期間中に等間隔で実施｝

5 年間の試験で毎年比較 → 5 回の中間解析，αエラー＝13％

表 2-3 Nominal Two-Sided Significance Levels for Early Stopping in Interim Monitoring Methods That Maintain an Overall Type I Error Level of .05

Analysis Number	Pocock	Haybittle	O'Brien and Fleming	Fleming et al.
1	0.016	0.0027	0.00001	0.0051
2	0.016	0.0027	0.0013	0.0061
3	0.016	0.0027	0.008	0.0073
4	0.016	0.0027	0.023	0.0089
Final	0.016	0.049	0.041	0.0402

45

2. 中間解析と試験の中止，結果公表

表 2-4 O'Brien-Fleming の方法による解析回数別の名目上の p 値（$\alpha=0.05$）

解析回数	1 回目	2 回目	3 回目	4 回目	5 回目
1 回	0.05				
2 回	0.005	0.048			
3 回	0.0005	0.014	0.045		
4 回	0.0001	0.004	0.019	0.043	
5 回	0.00001	0.0013	0.008	0.023	0.041

　O'Brien & Fleming 法は，中間解析の回数によって有効中止になる α 値を表 2-4 のように定めている[7, 8]．2 回の中間解析（最終解析とあわせて 3 回の解析）を行う場合は，最初の解析で有効中止となる（帰無仮説が棄却される）限界は 0.0005，ということになっている．

　CALGB9633 の論文では，中間解析はこの O'Brien & Fleming 法をとった（正確には，「O'Brien & Fleming タイプの α 消費関数を用いた Lans-DeMets 法」：下記）と書かれている．しかし，片側検定の p 値 0.014 で有効中止，ということは，表 2-4 からして少なくとも複数回の中間解析を行い，かつその最後のもの（最終解析の直前）しかないはずで，この試験がまだ予定症例集積中であったことを考えると，時期が早過ぎるのではないかと思われる．

　ところで，上記のごとく，実際の本試験の中間解析は，数学的により精緻に一般化した Lans-DeMets α 消費関数法を用いて実施されているとのことである．Lans-DeMets 法とは表 2-3 の統計手法群を統合したものであり，解析時点が当初の計画からズレてしまっても適切な有意水準を導くことが可能という特徴をもつという．しかしながら，この方法に基づいて厳密な計算（本書の統計監修，吉村健一先生による）を行ってみたとしても，有効中止が行われた中間解析の有意水準はたかだか 0.00822（当該解析が first-look であるという最も好意的な設定の下で求めた最大値）であり，時期が早過ぎるという推論は揺るがない．

　1 つの推論として，本当のところはこの試験では何らかの理由により，表 2-3 の中間解析の方法のうちもっとも「止まりやすい」Pocock 法[9]で

2. 中間解析と試験の中止, 結果公表

検定したのではないかと考えられる. これなら, 初回に p＜0.016 であれば有効中止の結論が出されてもよいことになる. ただしかし, この研究の最終結果を公表した論文[10]中には,「CALGB のポリシーに基づいて, 本試験は独立した DMSB によって半年に 1 度のレビューが行われた云々」という記載があり, この「レビュー」が中間解析も含むのならば 1996 年の試験開始以来最大で 12 回の解析が行われたことになってしまう. 仮に 12 回の解析となると Pocock 法でも有意水準は 0.0097 になってしまう[11]. いずれにしても真相は不明で, いかにも不透明である.

ところで, 表 2-3 の方法で, p 値が小さければ小さいほど当然のごとく試験は途中で有効中止となりにくい(止まりにくい)が, これを "conservative" な方法, 有効中止となりやすいのを "liberal" な方法と称する. これには一長一短があって, どちらがより優れているというようなものではない.

中間解析結果の提示方法

この CALGB9633 試験が有効中止となり 2004 年 ASCO で公表されたときの生存曲線をもう一度眺めてみる(図 2-4). まだ症例集積の途中であったのだから当然であるが, おそらくは治療中の症例も含めて censored cases が目立ち, 生存曲線の前半に多くの「旗」が立っている. この曲線は immature であるのは一目瞭然である. 実際, フォロー期間の中央値は 34 カ月であったと報告されている.

ここで問題は, この曲線(試験結果)の代表値として, HR を提示するのはよいとして, 4 年生存率を云々することはおかしいのではないか, ということである. フォローの中央値が 3 年未満ということは, 4 年の段階で patient at risk の数はきわめて少ない, つまりこの値はまだ不安定であったはずだ. ならば, なぜ「4 年で 12％の生存率向上」などという提示をしたのか.

この段階での本試験の結果は, 十分なフォロー期間(中央値 5 年以上)をおいて「最終」結果を出した BR10 の結果(図 2-2)[4]と質的に異なる. それを, 片や「5 年で 15％」, こなた「4 年で 12％」というような(表

2-1)，きわめて誤解を招きやすい（もちろん，この場合，15÷5と12÷4が同じ，というような算数は意味がない）出し方をしたのは，政治的な配慮を行った上でのわざとのことではないのか，と言われても仕方がないと考える．

もう1つ，2004年の学会発表の時点で，プロトコールは片側検定を行うよう改定されていたのだから，p＝0.014（one-sided）と提示すべきである．何ゆえこのときだけ（その後はすべて片側検定のp値が出されている），two-sided p＝0.028という出し方をしたのか．「両側検定でも0.05未満になる」ことを強調して「見栄え」をよくしたいという欲求が含まれていなかったか．

繰り返すが，2004年の時点で私がこのように批判したときに賛同してくれたのは欧州の数人のみであった．米国の研究者からは「全体としてOSは明らかに上だからいいじゃないか」，と一笑に付された．本邦の同僚からは何を細かいことに因縁をつけているか，と白眼視された．

■ 標準治療としての役割

さて，実際にこの"positive result"の発表を受けて，この時点で新しい標準は何か，を考えてみる．これが，もともと「化学療法を行う」ことはすでに標準として確立されていて，それがCPであるか，他の何かであるか，という比較なら，CPが「ちょっとでも上」を行っていれば，それで標準として差し支えはない．しかし，「術後にはなにもしない」のが標準で，それとの比較では少々話が違ってくる．

術後化学療法を受ける，ということは，手術を受けてその後回復し，やれやれと思った患者さんに，暇を使って，金を使って，なおかつ副作用を我慢して（少なくとも一時的なQOL低下を容認してもらって），わずか1％内外にしても治療関連死亡のリスクを冒して，治療を受けてもらう，ということである．そのリスクやコスト（金のことばかりではない）に見合うだけの効果があるかどうか，を判断材料として提示しなければならない．すなわち，術後治療によってabsolute benefitがどのくらいあるか，を示さないといけない．

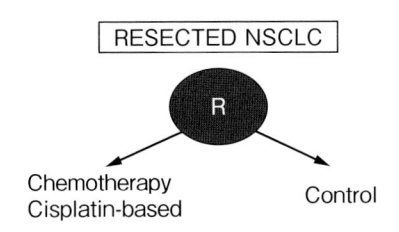

2. 中間解析と試験の中止，結果公表

```
                    RESECTED NSCLC
                            │
                            R
                          ↙   ↘
              Chemotherapy    Control
              Cisplatin-based
            ± Thoracic Radiotherapy ≦ 60 Gy*
         *optional, but predefined by N stage at each center
```

図 2-5 IALT 試験デザイン

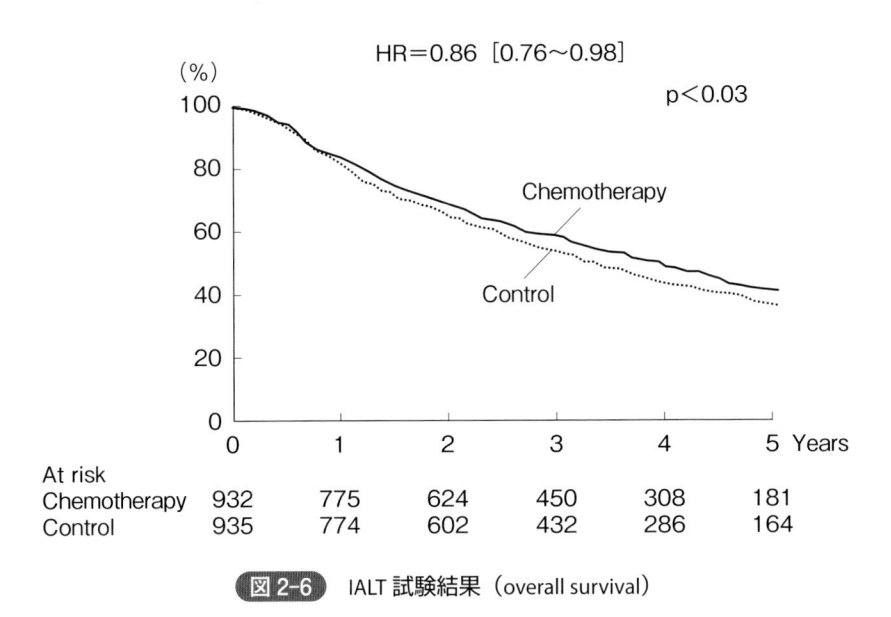

HR=0.86 [0.76〜0.98]
p<0.03

(グラフ：Chemotherapy と Control の overall survival 曲線、0〜5 Years)

At risk
	0	1	2	3	4	5
Chemotherapy	932	775	624	450	308	181
Control	935	774	602	432	286	164

図 2-6 IALT 試験結果（overall survival）

そもそも，2003 年の ASCO にて，術後化学療法の大規模試験である IALT（図 2-5）の結果[12]が発表され（図 2-6），「統計学的に有意の効果」はすでに証明されていた．しかしその効果は「5 年で 4％の改善」であり，これが同じく報告された「0.8％の治療関連死亡」を含むリスクやコストに見合うかどうか，すなわち，標準治療として患者に提示するかどう

2. 中間解析と試験の中止，結果公表

か，は判断が分かれ，せいぜい「個々に患者と相談しましょう」というレベルにとどまっていた．「4%でもやる」患者さんと「4%ならやらない」患者さんがいて当然である．繰り返すが，「どうせ（同じようなリスクとコストで）なにかやるのだけど，どれをやるか」においてはちょっとでも上を行く方を差がセコかろうが大きかろうが選ぶのと，臨床的な命題が根本的に違うのである．

BR10の結果は「5年で15%」であったので，それならやはり術後治療をやった方がよいだろう，というのが多数派のコンセンサスとなったが，それでも，85%にとっては意味がない（やらなくても治るか，やっても再発する）のだから自分は術後治療をやりたくない，という患者さんがいても不思議ではない．

ところが，CALGB9633では，すでに述べたよう，「統計学的には有意」かも知れないが，「どのくらい」ということが説明できない（長期生存における absolute benefit がどのくらいかまだ分からない）のだから，患者さんと話のしようがない．「やった方がよい」「どのくらい？」「さあ？」という禅問答のような代物になる．

これは，"toxic new therapy" の宿命であって何もこの術後治療に限ったことではない．

CALGBは，1984〜1987年に，それまでIII期のNSCLCに対して標準であった胸部放射線治療単独に対する全身化学療法の併用効果をランダム化比較試験（図2-7）にて検討し，化学療法の延命効果を「証明」した．結果（図2-8）は1988年のASCOで公表され，1990年にNew Engl J Medに論文が発表された[13]．

一方，RTOGは，1989年（つまりCALGBがASCOで結果を公表した翌年）に，同様の（放射線照射に多分割照射を行うという別アームもあるが）試験RTOG8808（図2-9）を開始し，なおかつこの研究は1990年（CALGBの結果が論文公表された年）にNCI high priority trialに指定されている．すでに結論が出たはずの命題が，結論が公表されてから開始され，あまつさえhigh priorityと指定されたのである．RTOG8808の結果は，全身化学療法の効果を有意差にて再び証明した（図2-10）[14]．ただ

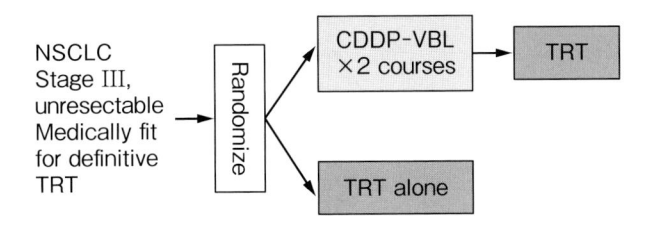

2. 中間解析と試験の中止，結果公表

```
NSCLC
Stage III,     Randomize → CDDP-VBL ×2 courses → TRT
unresectable
Medically fit
for definitive          → TRT alone
TRT
```

Patients enrollment: 1984-1987
Presented at ASCO 1988

図 2-7 胸部放射線治療に化学療法追加の意義をみた CALGB 試験

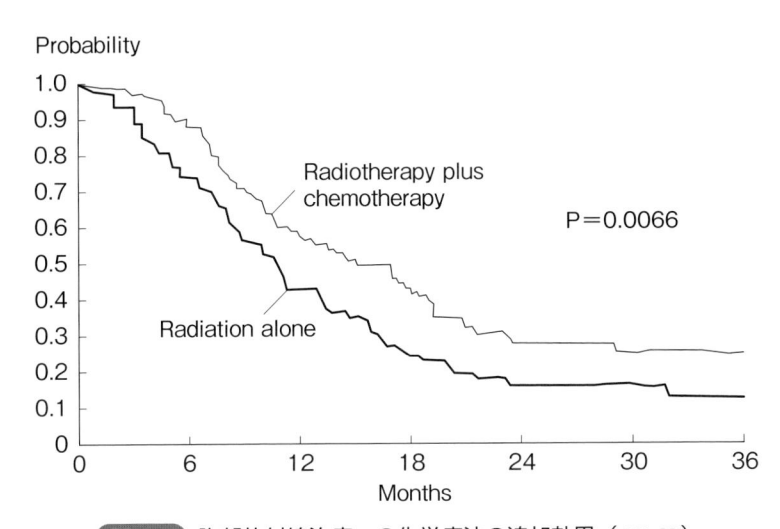

図 2-8 胸部放射線治療への化学療法の追加効果（CALGB）

(グラフ: Radiotherapy plus chemotherapy vs Radiation alone, P=0.0066)

しその差は，CALGB のもの（MST の差 6.3 カ月）よりもやや小さく，2.4 カ月であった．

このことについて，なぜこのような確認試験がわざわざ行われたか，という論評が出されている[15]．

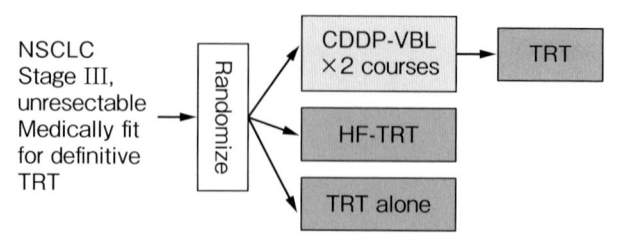

2. 中間解析と試験の中止，結果公表

図 2-9 RTOG8808 試験デザイン

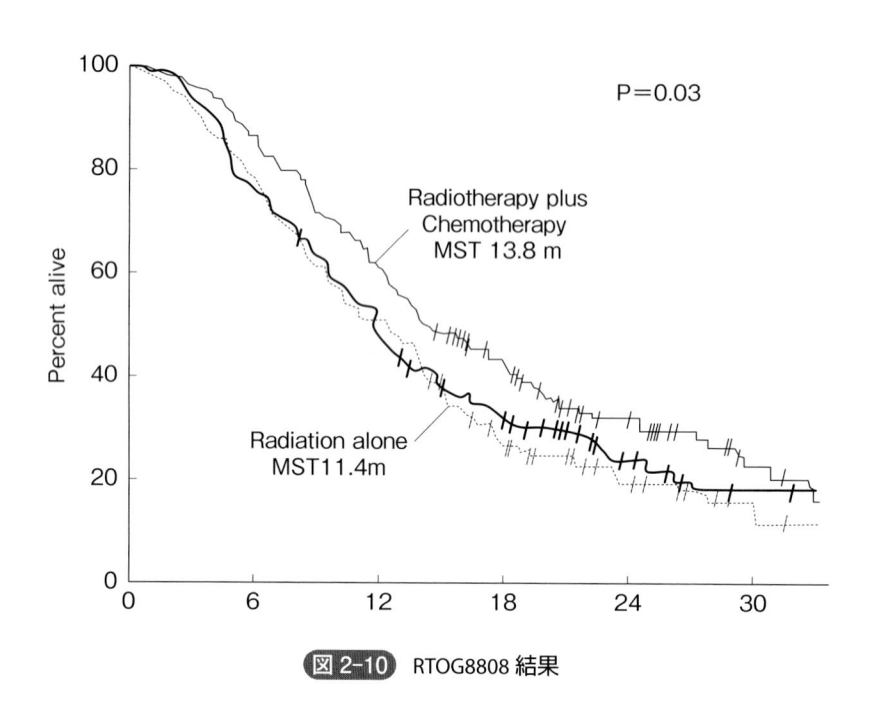

NSCLC Stage III, unresectable Medically fit for definitive TRT → Randomize →
- CDDP-VBL ×2 courses → TRT
- HF-TRT
- TRT alone

Activated in 1989
Designated as NCI high-priority in 1990
CALGB results: Presented at ASCO 1988

図 2-10 RTOG8808 結果

P=0.03
Radiotherapy plus Chemotherapy MST 13.8 m
Radiation alone MST 11.4 m

2. 中間解析と試験の中止，結果公表

　それによると，最初の CALGB の研究結果を，文字通り受け取る素直な解釈（enthusiast's interpretation）だと，「文字通り」MST の差は 6.3 カ月（95％信頼区間 1.4〜13.3 カ月）であるが，もともとそんな効果はないだろう（α エラーくらいの可能性しかないだろう）と思っている疑り屋（Skeptic）の解釈（結果を，自分のもっていた事前情報に加えてベイズ流に計算し直した結果）だと，MST の差は 3.7 カ月（95％信頼区間 0.3〜8.4 カ月）になる（図 2-11）．

　それでも，疑り屋でも，CALGB の結果をもとに，化学療法がほんのちょっとでも延命効果があるだろう可能性は 98.5％，すなわち，まあちょっとはある（ゼロではない）ことについては納得しているのである．この意味では確認の必要はない．ただし，臨床的に意味のある差（それをどこに設定するかは措くとして）として，最低限このくらいは，という 3 カ月以上（なぜなら患者は 2 カ月にわたって toxic chemotherapy を余計に受けなければいけないのだから）の差がある可能性は表 2-5 のごとく 64％に過ぎない．表 2-6 は，CALGB と RTOG の双方の結果が出たところで，その結果を素直な解釈と疑り屋の解釈でベイズ流に計算し直したも

A: Skeptic's interpretation

Median survival improvement（Months）	0.3	3.7	8.4
2-year survival improvement, %	0	10	20
Hazard radio	1.03	1.37	1.83

B: Enthusiast's interpretation

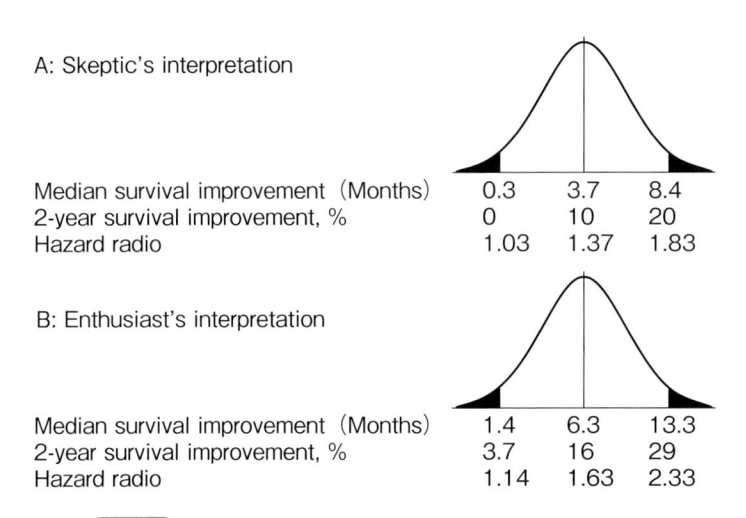

Median survival improvement（Months）	1.4	6.3	13.3
2-year survival improvement, %	3.7	16	29
Hazard radio	1.14	1.63	2.33

図 2-11 CALGB 結果に対する素直な解釈と疑り屋の解釈

2. 中間解析と試験の中止，結果公表

表 2-5 CALGB trial: Interpretation of the results

Improvement in median survival, mo	Probability, %	
	Enthusiast	Skeptic
≥ 0	99.6	98.5
≥ 3	89	64
≥ 4	80	44
≥ 5	67	27

表 2-6 CALGB & RTOG trials: Summary of the results

Improvement in median survival, mo	Probability, %	
	Enthusiast	Skeptic
≥ 0	99.99	99.97
≥ 3	90	82
≥ 4	73	52
≥ 5	48	26

ので，これだと，3カ月以上の差があるだろうことについて疑り屋も80％以上「納得」したことになる．

すなわち，RTOGの追試は，全身化学療法の効果のありなしを確認したのではなくて，それはリスクとコストを伴う「余計なこと」であるのでそれに見合うだけの効果があるかどうかを検証したものなのである．

術後治療CALGB9633に戻る．この結果がimmatureな段階で公表されたのは，仮にBR10の結果がなかったら，それなりに正当化されたかも知れない．どのくらいかは具体的に分からないにしても，とにかく一定の割合で「患者を救う」蓋然性が高いと判断された治療法が分かったのであるから．しかし，「5年で15％」の数字を，毒性データとともに提示したBR10の結果がある以上，禅問答のような話でしか治療効果を云々できない代物を公表することはすべきではなかったと思われる．それは標準治療にはなりえない．

恨み言を並べるようで恐縮だが，この私の論理も，2004〜2005年にはほとんど無視された．世の中は術後CP療法を「欧米の標準」として，た

2. 中間解析と試験の中止，結果公表

とえばこれを（日本でのみデータのある）術後 UFT と比較しようというようなプロトコールがいくつも出された．

■ 2006 年の逆転

2006 年の ASCO において，CALGB9633 のフォローデータが発表された（図 2-12）[16]．2 年間の追加フォローによって，術後 CP 施行群の，対照群（手術単独）に対する HR は 0.62 から 0.80 と差は縮まり，p 値（今度は「プロトコール通り」片側検定で出されている）は 0.10 と「有意差ではなくなった」と報告された．

ちなみに 2008 年の最終結果の論文[10]では，この差はさらに縮まり HR 0.83，p=0.125，また 2006 年 ASCO 発表時ではまだ有意差があった(HR 0.74，p=0.030) とされる disease-free survival も 2008 年論文では HR 0.80，p=0.065 と「有意差なし」と結論付けられている．

結局，CALGB9633 は急転直下 "negative trial" という評価になってしまった．その理由として，CP 療法という化学療法内容のためか，

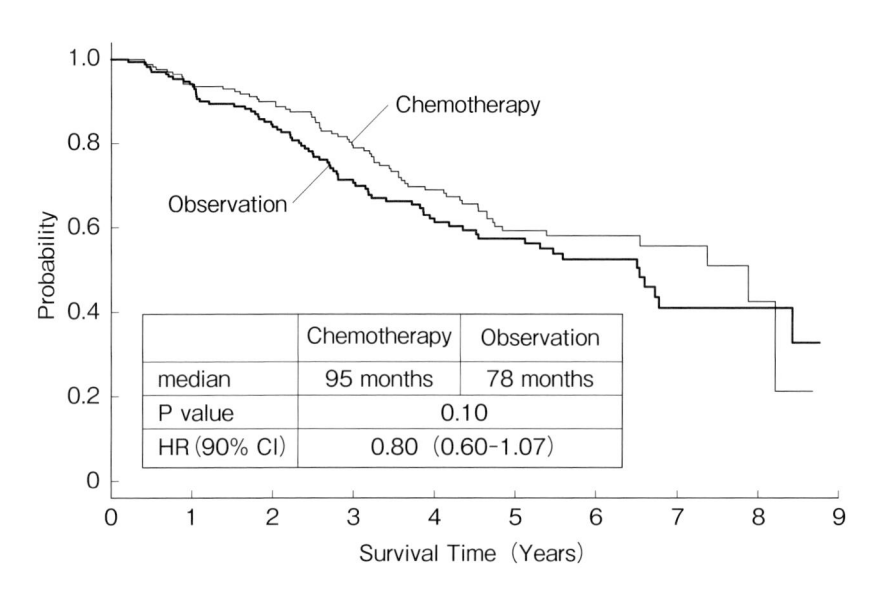

	Chemotherapy	Observation
median	95 months	78 months
P value	0.10	
HR (90% CI)	0.80 (0.60-1.07)	

図 2-12　CALGB9633 overall survival 結果（ASCO2006）

2. 中間解析と試験の中止, 結果公表

p-stage IB という対象が問題なのか (他の化学療法でも p-stage IB のサブセットでは術後治療の優越性が明らかでないため) か, もしくはサンプルサイズによる検出力の問題か, そのいずれもか, などについてはさまざまに考えられる.

いずれにせよ米国のコンセンサスとしてこれは"negative trial"ということは確定してしまい, その後の術後治療の比較試験において CP 療法は標準治療の選択肢から外されている. また clinical practice においても NP 療法などの Cisplatin-based の化学療法が採用されているようである.

本邦では, 上記のように CALGB9633 が"positive"であることを前提として企画された study が中止に追い込まれるなど, いわば「梯子を外された」形で大袈裟に表現すればパニックに陥った向きもあった.

ここで私が「ざまあ見ろ」と先見の明を誇っても仕方のないことである (多少そういう感情も持ったが). そもそも私は, CALGB9633 の結果について, 2004 年の中間解析の段階でのデータを「まだ早い」と指摘していたに過ぎず, 別に「これから negative になる」と「予測」していたわけではない. そんなことより, なぜこのようなことが起こったか, またこれがどういう意味を持つかを考察することがより重要である.

■■ 「有意差が失われた」理由

CALGB9633 は症例集積途中で有効中止され, 結果が公表されたのであるから, 対照群に割り当てられた患者がすぐに術後 CP を行われ (クロスオーバー), そのため intent-to-treat の解析では効果が薄まったのではという疑問がまず出る. しかし実際に CALGB の研究者に尋ねてみたところ, そういうクロスオーバーは皆無ではなかったようだがほとんど無視できる範囲内の数に留まっていたということである.

一方, 早期中止された試験での群間差がその後のフォローで縮まっていくのは良く知られた現象で, 一般に regression to the mean (平均値への回帰) と呼ばれている.

JCOG9511 は, 進展型小細胞癌に対して対照群 (標準治療) の cisplatin-etoposide (EP) と試験治療の cisplatin-irinotecan (IP) を比

2. 中間解析と試験の中止，結果公表

較したものである[17]．第2回目の中間解析にて，IP群の生存率がEP群を大きく上回り（HR 2.04），計算されたp＝0.00025が有効中止の限界p値0.00653を下回ったので，症例集積の中止と結果公表がDSMBから勧告された．しかし，最終フォローの結果は，HR 1.67，p＝0.002と，有意性は保たれているが明らかに中間解析の時よりも差は縮まっているように見える（図2-13）．

この「平均値への回帰」現象は，次のように説明されている．例として，10人の短距離走者が一次予選を行い，上位4人が決勝へ行く，という場合を想定する（図2-14）．10人はそれぞれ，本来の力（記録の平均）がちょっとずつ違うが，走るたびにそのときの調子などで結果はばらつき，個々人の最悪の記録〜最善の記録のどこかに落ち着く．

予選のとき，もちろん平均記録の優れている（本来の力の優っている）走者ほど決勝へ進みやすいが，それよりも，もしくはそれに加えて，たまたま予選のときの調子が良かった走者が決勝に残ることになる．しかし決勝に残った4人は，予選で「たまたま」自己ベストに近い記録を出せたから行けたのであって，決勝での調子はまた別である．そうなるとこの4人の決勝での成績の平均は，予選でのこの4人の成績の平均よりも落ち，そもそものもとの10人の平均に近づく（平均値への回帰）ことになる．

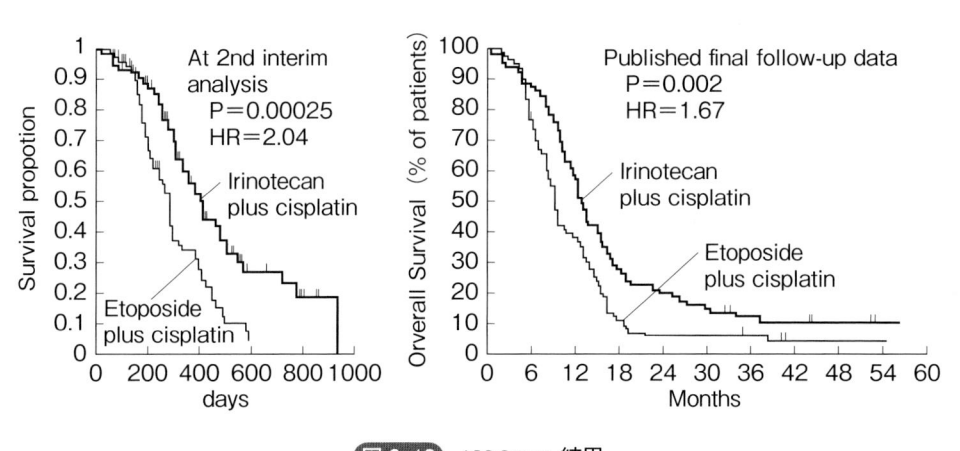

図2-13　JCOG9511 結果

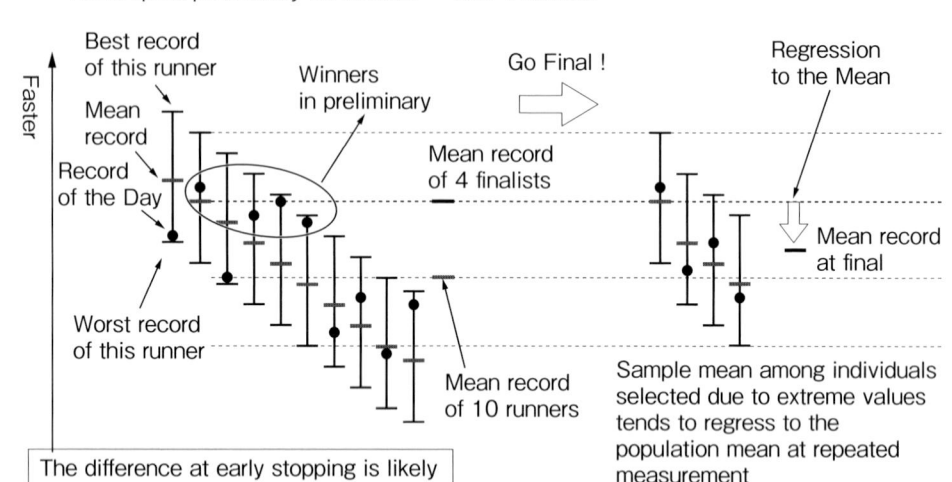

2. 中間解析と試験の中止，結果公表

・100m sprint preliminary 10 runners → final 4 runners

図 2-14 「平均値への回帰」現象

　すなわち，有効中止された IP 群の成績は，もともと EP 群よりも良かった可能性が高いのではあろうが，加えてそのときたまたま IP の調子がよく（もしくは EP の調子が悪く），実際の差よりもそういう「もののはずみでたまたま出た最高記録」の追い風が大きかった，ということになる．

　CALGB9633 に限らず，中間解析での中止は，「たまたまの最高記録」を拾ってしまったために false positive に終わってしまう危険がある．繰り返すが，そういうことがないように止まりにくくする（よほどでないと有効中止の基準をクリアできない）のが conservative な方法（たとえば O'Brien & Fleming 法）であり，それよりも，早く成果を還元公表したいというのが「止まりやすい」liberal な方法（たとえば Pocock 法），ということになる．

　ちなみに，上記はすべて早期「有効」中止が効果を過大評価してしまうバイアスの例であるが，逆に，早期「無効」中止の結果，（たまたまの最

低記録を拾ってしまったために）効果を過小評価してしまうバイアスが生じることもある．

■ CALGB9633 の統計学的「解釈」

さて，CALGB9633 の試験は，本当に negative であったのか，というと，統計学的にはそうではない，という話があり，どうもそちらの方が本当らしい．

そもそもp値とは何かというと，αエラーの程度を評価したものであり，αエラーとは「全然差がない（帰無仮説）のに間違ってこういう差があるように見える確率」ということになる．何回もp値を計算すると，たまたまそれが小さく（たとえば$p<0.05$）見える可能性は高くなる，ということは上述した．

では，研究の「最終的な」p値すなわちαエラーはどこかというと，「間違っているかも知れないが，そこで決まりと判断した」時点なので，中間解析で中止と公表を決定したところ，なのだそうである．換言すると，最終フォローのところ（イベントが最も多いところ）ではないということである．

この場合，中止公表した時点での中間解析結果が「事前に計画された（prespecified）」「最終解析結果」で，この後は単なる，「事前には計画されていない（un-prespecified）」「長期フォロー」の結果だということである．一度確定したp値（αエラー）はそれで終わりであり，検定の多重性を避けるために，それ以降では本来p値を計算してはいけない（しても仕方がない）ものであるそうだ．この辺はやや理解しがたいが，統計家に質問すると「p値とはそういうものだと思ってくれ」ということであった．もう少し突っ込んで聞いてみたところ，我々は（というより臨床家は），後の方が「最終」に近く「最終に近い」方が「結論」だと考えがちであるが，臨床試験方法論で絶対的な位置付けにあるのはprespecified/un-prespecifiedの軸なのである．だから「最終」解析結果とはイコール prespecified されていたp値であって，それ以外の（un-prespecifiedの）ものは，レトロ解析の「p値」が前向き研究のそれと異

なるように，エビデンスレベルに決定的な差が生じる，ということなのだそうだ．なるほどね．

その一方，HRはもちろん長期フォローによってイベントが多くなり，したがって情報量も増える（よって信頼区間の幅も狭まる）ので，とくに術後治療のような長期成績に臨床的な興味の主体があるときはこちらが重要になり，当然提示すべきものということになる．

結局，CALGB9633試験では，「最終解析（中止時の中間解析）」のデータが臨床的に興味ある（意味のある）時点よりも前のところだったので，「統計学的な結論」と「臨床的な結論」に乖離が生じてしまい，結局のところ後者が（臨床家の立場からは）優先された，というごく当たり前の結論に過ぎない．よって，今から考えても，そういう早い時期に止めて公表するかどうかという判断においては，「よほどのことがないと止まらない」conservativeな解析の方法論を採っていた方が，臨床的には妥当ではなかったかということになる．

■ 長期フォローと crossing hazards

中間解析による早期中止でなく，十分な（たとえばNSCLC術後治療では5年というような）観察期間の後に発表された「最終」解析結果であっても，その後登録症例がさらに追跡された長期フォローアップによって生存曲線の差が再び縮まってくることがある（図2-15）[18]．これは当然といえば当然で，人間はみなそのうち死んでしまうのだから，たとえば50年追跡すれば，大概のNSCLC試験で両群の生存率はゼロに収束する．もっとも，その前に研究者の方が先に死に絶えるだろうが．

HRを計算すると，図2-15のような生存曲線では，最初の5年では試験治療のHRの方が低いが，後半では試験治療の方でhazardが高くなってしまう．これをcrossing hazardsと称する．NSCLCの術後試験では，IALTの長期フォローによって，5年までのフォローで見られた「本解析（ASCO2003：図2-6）」での差（HR 0.86, p<0.03）が「失われた（HR 0.91, p=0.10）」と報告された（ASCO2008：図2-16）[19]．とくに，試験治療群つまり術後化学療法群で非癌死が多くなり，化学療法の長期毒性が

2. 中間解析と試験の中止，結果公表

図2-15 Crossing hazards[18]

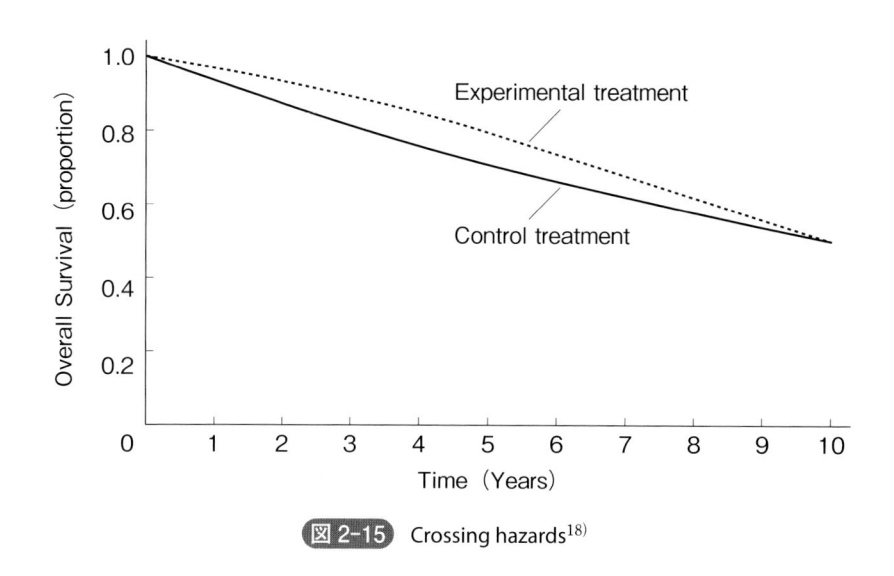

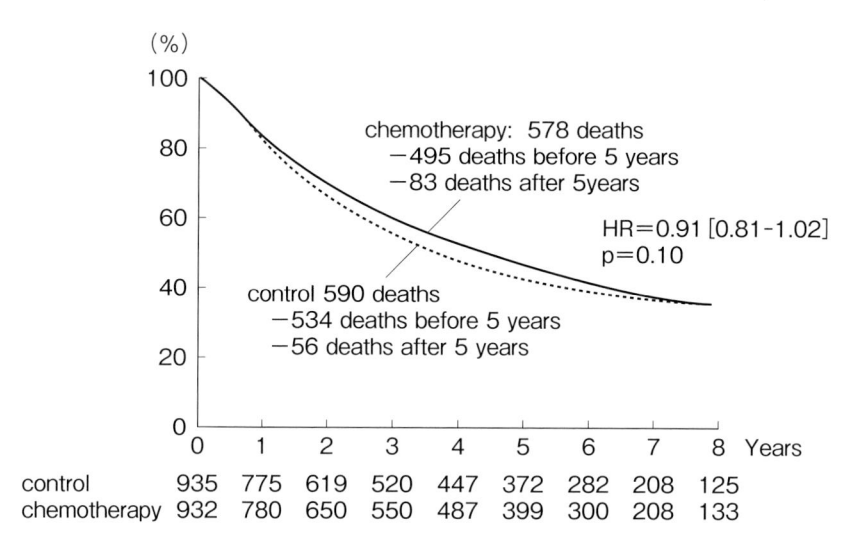

図2-16 IALTの長期フォロー結果（ASCO2008）

	0	1	2	3	4	5	6	7	8 Years
control	935	775	619	520	447	372	282	208	125
chemotherapy	932	780	650	550	487	399	300	208	133

chemotherapy: 578 deaths
 −495 deaths before 5 years
 −83 deaths after 5years

control 590 deaths
 −534 deaths before 5 years
 −56 deaths after 5 years

HR=0.91 [0.81-1.02]
p=0.10

2. 中間解析と試験の中止，結果公表

問題になると指摘されている．

　化学療法の長期毒性のことはさておき，このcrossing hazardsの現象は，必ずしも試験治療の意義を失わせるものではない．仮に，対照群で5年以内に死亡していたはずの何割かを5年延命することができたとする．これは治療の「効果」であることは明らかだが，それによって試験治療群での死亡イベントが5年以降に増加することになり，その時点でのhazardが相対的に増えることになる[18]．また，癌が「治った」ことにより，どのみち寿命で死んでいた（ただ何もしなければそのまま癌で死んでいた）患者が「他病死」することにより，非癌死亡が多くなるのもまた当然である．

　こうしたとき，5年以降の患者の転帰が臨床的に問題となる（それなりに問題となるのは当然だが）のであれば，この長期フォローの結果も公表すべきではあろうが，さしあたっての目標であった5年生存率に差が出た以上は，そこから先に生存曲線が開き続けようが（もちろんそうである方が望ましいに決まっているが），収斂して行こうが，本来の試験の結論はさほど影響されるべきではない．

　ただし，図2-15では長期成績が「同じ」になっているが，仮に長期成績で生存曲線自体が逆転してしまうようであればやはり注意を要する．とくにそれが30年後とか50年後の，まず大多数の患者にとって「そこまでは望まない」というようなレベルではなく，10年後くらいの，「どうせ治るならそこまでは最低生きたい」と考える（であろう）時点ではなおさらである．

　また，このcrossing hazardsが起こる時点が，「さしあたりの目標達成」（術後治療なら5年くらい）のポイントよりも前に起こり，5年なら5年の時点ではすでに収斂しているようなら，やはりその治療の臨床的意義は相対的に低いものと考えられてしかるべきだと思われる．上記のように，CALGB9633の結果が，結局臨床的に"negative"とされたのもそういう判断のうえでのものと考えられる．

　したがってやはり，中間解析で早期中止となったものが「後からくっついてくる」のと，最終解析結果が出たものがその後「くっついてくる」の

とでは臨床的意義の判断が分かれてくることになる．

■ 蛇足： crossing hazards と治療効果の関連の主張

2009 年 ASCO にて，結腸癌の術後化学療法 FOLFOX6 に，bevacizumab の上乗せ効果が出るかどうかを検証した NSABP C-08 の結果が plenary session にて発表された[20]．結果は，primary endpoint の disease-free survival（DFS）で有意差がなく（HR 0.89, p＝0.15）あえなく negative となった（図 2-17）が，発表者は未練がましく，下記のような「追加解析」結果を出している．

登録後 1 年以内は bevacizumab 群で hazard は低く，登録後 0.5〜1 年の時点では対照群よりも有意に良好だった．登録後 1 年以降では bevacizumab 群の hazard は悪化した（図 2-18）．Bevacizumab の投与は 1 年間であったので，この間は効果があったと考えられ，この投与期間を延長することによって成績の改善が見込まれる云々….

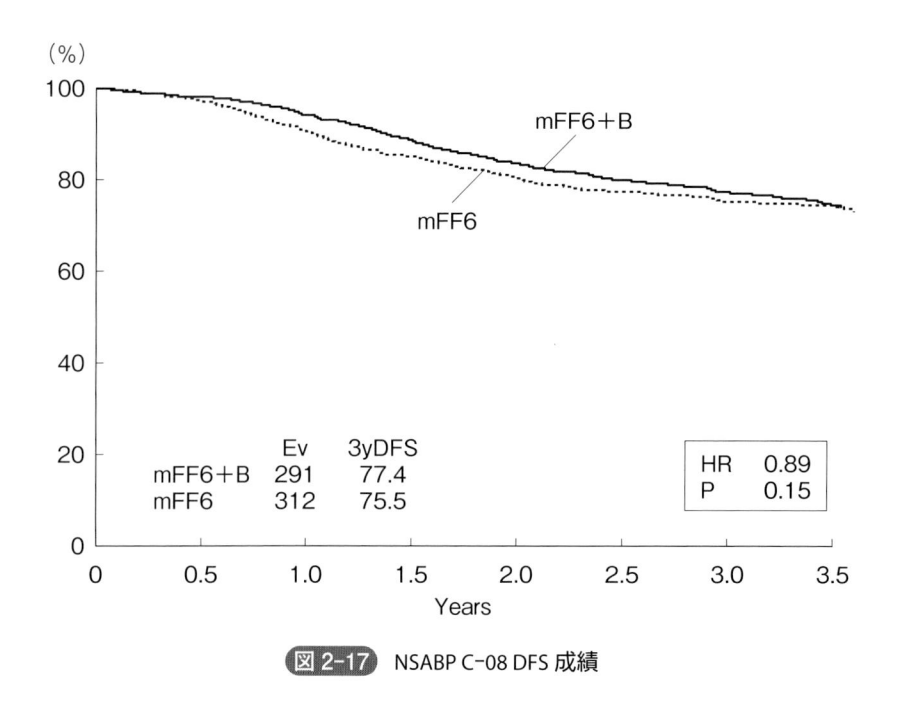

図 2-17 NSABP C-08 DFS 成績

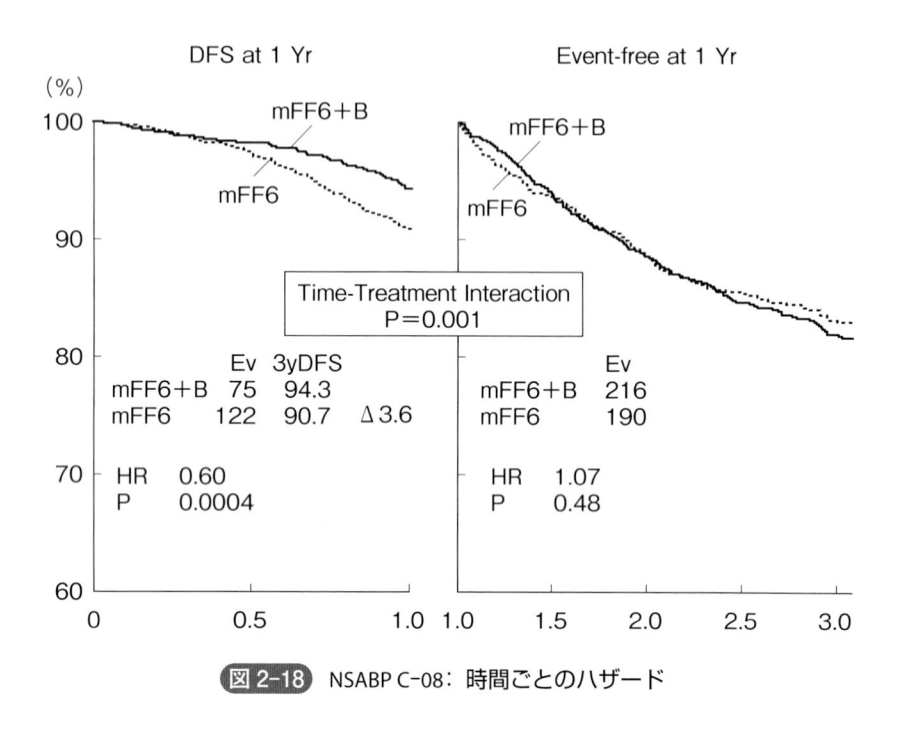

2. 中間解析と試験の中止，結果公表

```
          DFS at 1 Yr                    Event-free at 1 Yr
(%)
100         mFF6+B                          mFF6+B

             mFF6                            mFF6
 90
                    Time-Treatment Interaction
                          P=0.001
 80        Ev    3yDFS                    Ev
    mFF6+B 75    94.3              mFF6+B 216
    mFF6   122   90.7  Δ3.6        mFF6   190

    HR   0.60                      HR   1.07
 70 P    0.0004                    P    0.48


 60
  0        0.5       1.0  1.0   1.5    2.0    2.5    3.0
```

図 2-18　NSABP C-08：時間ごとのハザード

　Bevacizumab の効果に関しては，腎癌などでは中止後の「リバウンド」による増悪促進の報告もあり，上記のことはいわゆる「分子標的治療」における「仮説」として必ずしも全く根拠がないわけではない．しかしすでに述べたように，仮に本当に 1 年の間 bevacizumab の効果があったとしても，その間のイベントを「先送りにする」のみで crossing hazards（?）は起こるのであり，それから先も bevacizumab 投与を継続したからといって，理屈通りに効果がさらに続く，もしくは（理屈通りだったとしても）その後のリバウンドが起こらないという保証があるわけではない．なにより，結腸癌の術後治療で 1 年や 2 年くらいのところでどうこう言っていても仕方がない（やはり 5 年ないしそれ以上の予後を改善させるのが治療目標であり，試験の狙いとなるはず）．

　しかしながらこういう見苦しい言い訳を，堂々と ASCO plenary で行う発表者のド根性には，皮肉でなく感銘を受けた．

2. 中間解析と試験の中止，結果公表

■■ 止める根拠となるべきエンドポイント

　冒頭に戻るようだが，中間解析の実施は，ヘルシンキ宣言（2008年改訂，日本医師会訳）の第20条の2文目「医師は潜在的な利益よりもリスクが高いと判断される場合，または有効かつ利益のある結果の決定的証拠が得られた場合は，直ちに研究を中止しなければならない」に基づく．つまり，遂行中の（症例登録中の，もしくは観察中の）試験を中止して結果を公表する（上記のように，そのとき公表される「中間解析結果」は，統計学的には「最終解析結果」とみなされる）最大の理由は，それにより現在のもしくは将来の患者の利益につながる，つまり，「最終」結果まで待つことによって，その間に治療を受ける患者が結果的により優っていた治療法の恩恵を受け損ねることのないように，という「倫理的」なことである．そうであるのなら，その中止と結果の公表の根拠となるものは，患者にとっての利益に直結するものでなくてはならない．

　まわりくどい言い方で恐縮だが，要するに，普通はOSでないといけないだろうということである．DFSやPFSがどうであろうと，最終的にOSに差がなければ，患者は「不利益」にさらされたことにはならない．ちなみに患者の「直接の利益」を表すエンドポイントとして，QOLやコストもあるが，ここでは省く．これらから試験が早期中止になることはほとんどない．

　しかしながら実際には，DFSやPFS（の大きな差）が試験中止の根拠とされることもある．そのいくつかはしかし，上記の理由で批判されている[21]．

　DFSやPFSがOSの代わりにそのようなprimary endpointとされる理由には，DFSやPFSがそれ自体で患者の利益に直結すると考えられる場合，OSの代替エンドポイントとみなされる場合，それにDFSやPFSによって生物学的な効果が検証されたと判断された場合などがある[18]．最後のものに相当するのは，進行NSCLCでEGFR遺伝子変異がある症例に対してEGFR-TKIを初回に使うか化学療法を先行するかという比較試験などが例として挙げられる[22]が，PFSとOSの関係の総論とともに別

2. 中間解析と試験の中止，結果公表

項に譲る．

さて，往々にして問題になるのは，DFSやPFSがOSの代替エンドポイントとして適当かどうか，である．実際には，この関係が立証されているのは大腸癌のみで，乳癌その他では必ずしもきちんとした相関はないとされる（第4章参照）．しかし実際にはさまざまの理由で乳癌でもPFSなどが primary endpoint として使われる．それによって試験が止まった例を，批判的な観点から眺めてみる．

HERTAX試験は，HER2陽性の乳癌に対して，抗HER2抗体のtrastuzumab（ハーセプチン）＋docetaxelの併用化学療法と，ハーセプチン単剤でPDとなった時にdocetaxelに切り替える逐次療法比較のランダム化第2相試験である（図2-19）[23]．初回治療に対するPFSは図2-20のごとく大差がついたが，逐次療法でdocetaxelまで行われてPDになる，つまり治療法全体としてのPFS（failure-free survivalと呼んだ方が適切のような気もするが）は図2-21のごとくほとんど変わらず，OSもやや併用群で良好ではあるが大きな差はなく，当然のごとく毒性は併用療法で大きく，この試験全体の結論としては，逐次療法も捨てたものではない（無理して併用することはないのではないか）というものであった．

これを受けて本邦で行われたのがJO17360試験（図2-22）であり，HERTAX試験とちょっと違うのは逐次療法でハーセプチン（H）単剤が

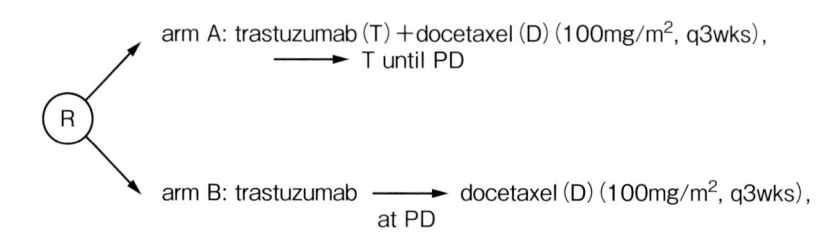

```
         arm A: trastuzumab (T) + docetaxel (D) (100mg/m², q3wks),
              ――→ T until PD
  (R)
         arm B: trastuzumab ――→ docetaxel (D) (100mg/m², q3wks),
                           at PD
```

・loading dose trastuzumab 4mg/kg, thereafter weekly 2 mg/kg
・Docetaxel: at least 6 cycles
・no routine use of hematological growth factor support

図2-19 HERTAX試験デザイン

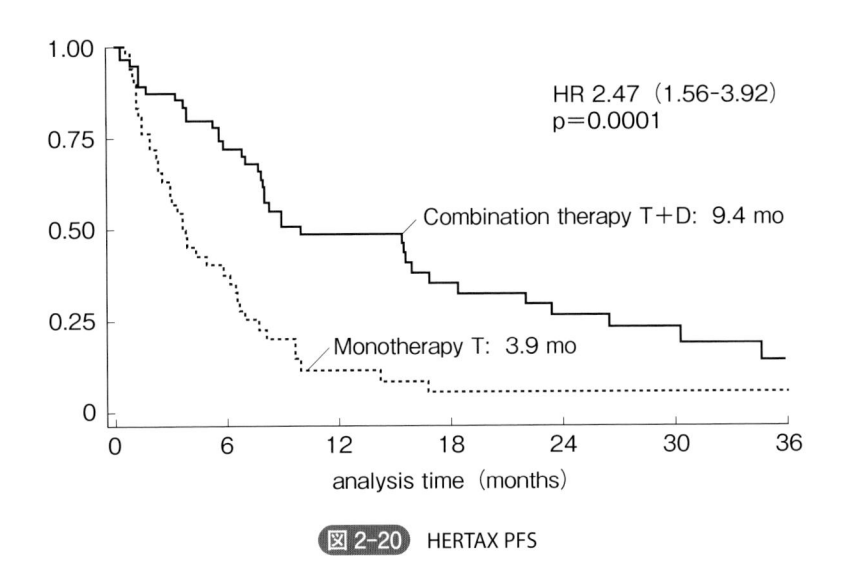

2. 中間解析と試験の中止，結果公表

図 2-20 HERTAX PFS

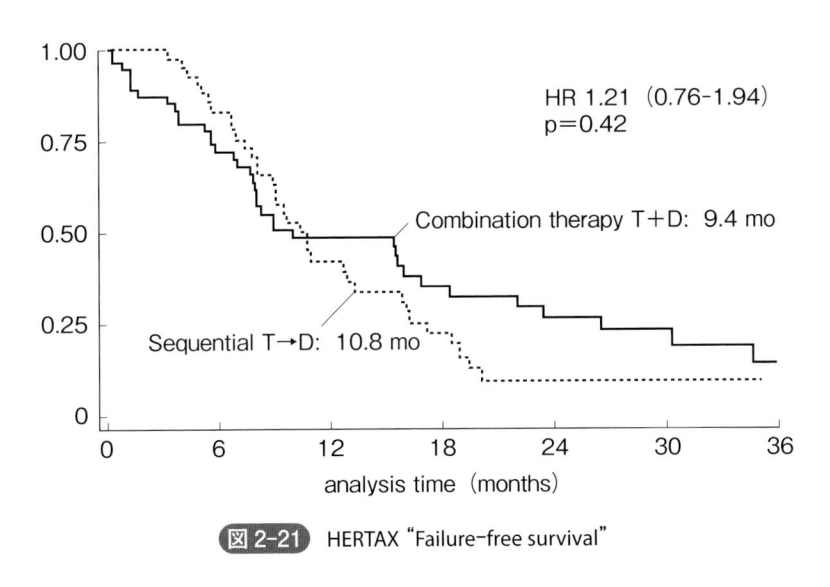

HR 2.47 (1.56-3.92)
p=0.0001
Combination therapy T+D: 9.4 mo
Monotherapy T: 3.9 mo

図 2-21 HERTAX "Failure-free survival"

HR 1.21 (0.76-1.94)
p=0.42
Combination therapy T+D: 9.4 mo
Sequential T→D: 10.8 mo

2. 中間解析と試験の中止，結果公表

Target patients: HER2(+) MBC patients with no prior chemotherapy for MBC
Planned sample size: 160 patients (pts)*(80 pts in each group)
・IDMC recommended stopping recruitment because there was a significant difference in death rate. Final number of enrolment was 112 pts.
・Full Analysis Set: 107 pts and Safety population: 108 pts

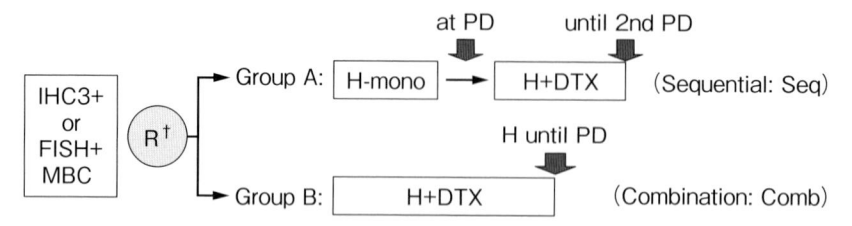

```
                                    at PD        until 2nd PD
                        ┌── Group A: [H-mono] → [H+DTX]   (Sequential: Seq)
[IHC3+           (R†)  ─┤                   H until PD
or FISH+                │
MBC]                    └── Group B:  [H+DTX]              (Combination: Comb)
```

† Stratification factor: Liver Metastasis, Prior Paclitaxel and/or Anthracycline
・Trastuzumab(H): 4 mg/kg → 2 mg/kg, weekly, until PD
・Docetaxel(DTX) 60 mg/m², q3w; (until PD)

図 2-22 JO17360 試験デザイン

　PDとなった後にハーセプチン＋docetaxel (D) の併用療法 (HD) に切り替えることになっている．よって本試験は「どこまでH単剤でいってもよいか」を検証する，ということになろう．

　初回治療に対するPFSは図2-23に示す通りで，大差がついた．OSは図2-24に示す．併用療法で優勢であるが，なにせイベントが少なすぎるので一応ここで「有意 (p＜0.05)」にはなっているが，表2-3や表2-4の，公式な中間解析での中止基準にはもちろん該当しない．しかしここで本試験は中止公表の決定がDSMBから下されている[24]．これは非常に奇異である．

　初回治療でのPFSに大差がつくであろうことは最初からわかっていたことで，併用療法はもともと毒性も強いのだから，「後から追いつかれる (OSで同じになってしまう)」のでは初回からの併用療法の有用性は乏しいと結論されるべきである．よって，帰無仮説にHR 1.0をもってきて中間解析のprimary endpointにすることはおかしい．これが仮に帰無仮説としてHR 1.0ではなく，たとえばHR 1.5くらいをもってきて，このくらいの差ならば無理して併用しても仕方がない…というような仮説であれ

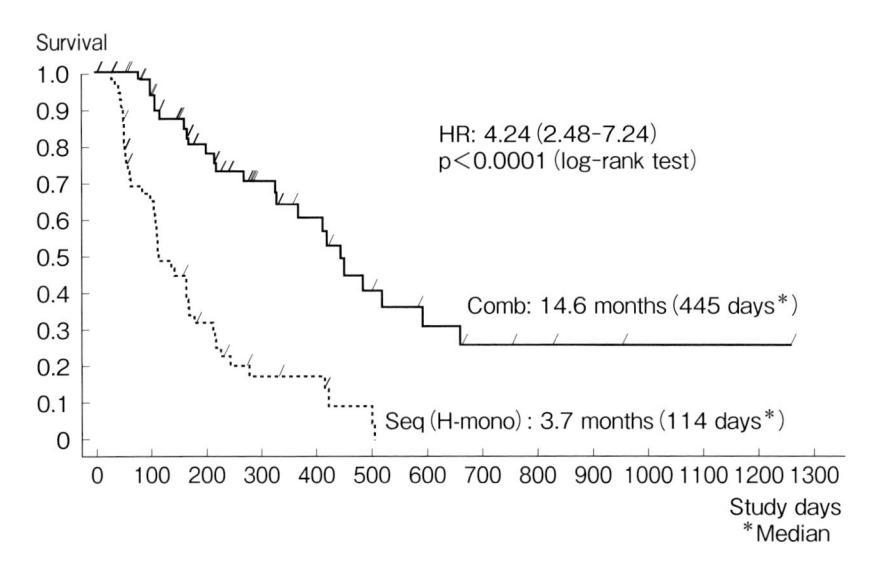

2. 中間解析と試験の中止，結果公表

HR: 4.24 (2.48-7.24)
p<0.0001 (log-rank test)

Comb: 14.6 months (445 days*)

Seq (H-mono): 3.7 months (114 days*)

Study days
*Median

図 2-23 JO17360 PFS

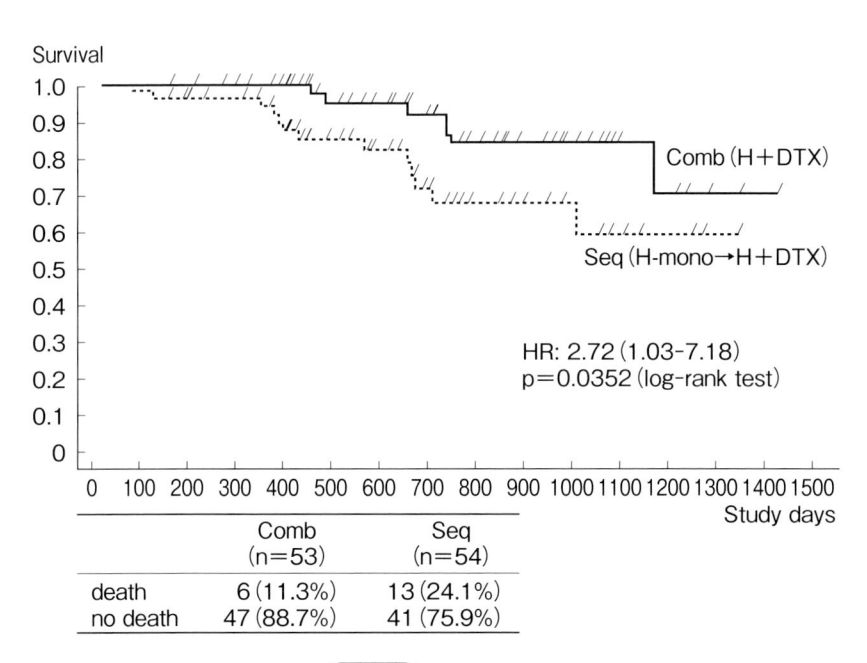

Comb (H+DTX)

Seq (H-mono→H+DTX)

HR: 2.72 (1.03-7.18)
p=0.0352 (log-rank test)

Study days

	Comb (n=53)	Seq (n=54)
death	6 (11.3%)	13 (24.1%)
no death	47 (88.7%)	41 (75.9%)

図 2-24 JO17360 OS

2. 中間解析と試験の中止，結果公表

ば話は別であろうが，このエンドポイントでの解析は患者の利益を反映しているものとは言いがたい．

図 2-24 に示す OS を primary にしていたのであれば話は分かりやすいが，一目瞭然，immature であり，これでもって p＜0.05 だから止めて公表，というのはあんまりのように思える．ちなみに，逐次療法群での初回 PD 後の切り替えの併用療法で PD となるまでの期間（プロトコール治療全体の failure-free survival）は図 2-25 のごとくで，HERTAX 試験と同じく，両群に大きな差はない．

どう考えても，OS の代替指標としては初回の PFS よりこの全体の failure-free survival の方が適切であろうと思われる．したがって，フォローされるにつれ，図 2-24 の OS は徐々に差が縮まってくるだろうことが容易に予測される．

私はやはり，本来 primary にすべきではなかった初回 PFS の中間解析で大きな差を認めたからといって，immature な OS の差（それ自体は中止勧告を出すほどのものではない）を「言い訳」にして止めた DSMB の

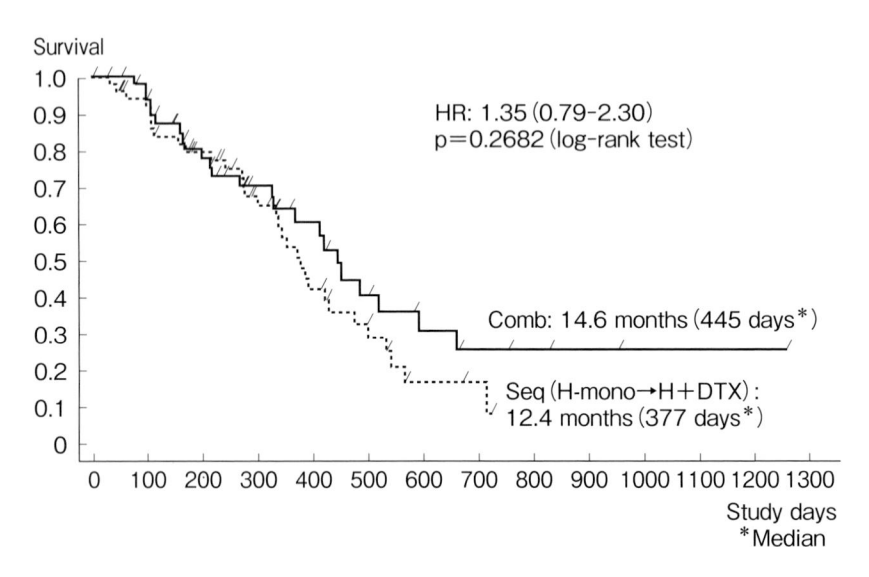

図 2-25　JO17360 "Failure-free survival"

2. 中間解析と試験の中止, 結果公表

判断に首をひねるものである. 今後 OS の差が縮まり (縮まるだろう), 「有意でなくなった」としたら, この結果の解釈はどうなるのか, CALGB9633 の二の舞にならないのか, 疑問をもっている.

■ 止める基準

本来であれば, 表 2-3 や表 2-4 のようにあらかじめ設定された中止基準に基づき, 中間解析時に計算された p 値がそれを下回っている時に試験中止と結果公表が勧告される. しかし, DSMB の勧告は, これ以外の要素によっても左右されることがある.「総合的な判断」というのは聞こえは良いが, 見解の相違が残るもとにもなる.

JCOG0207 は, 70 歳以上の高齢者での進行 NSCLC に対して, cisplatin 分割投与の併用が docetaxel 単剤よりも優っていることを検証しようとしたランダム化比較試験である (図 2-26)[25]. 試験開始前から, 2 つの懸念が指摘されていた.

1 つは,「高齢者」の定義であり, 70 歳以上の高齢者に限定した比較試験では, 第三世代抗癌剤単剤とくに docetaxel 単剤が有効であり標準といえると示されていた一方, 年齢制限なしの試験のサブセットでは, プラチナ併用の効果は高齢者と非高齢者で差がみられないことも指摘されてい

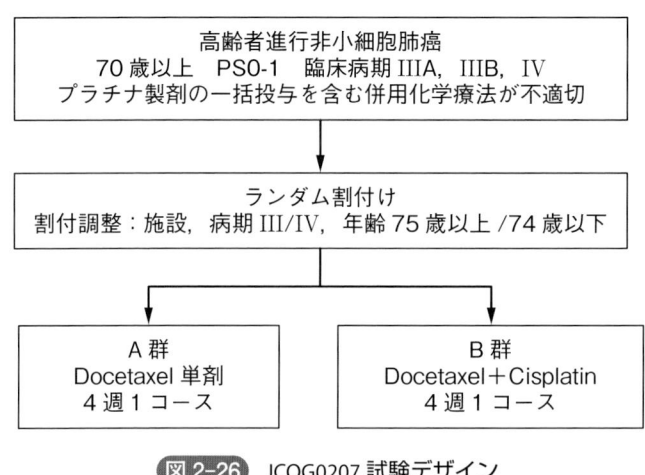

```
高齢者進行非小細胞肺癌
70 歳以上  PS0-1  臨床病期 IIIA, IIIB, IV
プラチナ製剤の一括投与を含む併用化学療法が不適切
              ↓
        ランダム割付け
割付調整:施設, 病期 III/IV, 年齢 75 歳以上/74 歳以下
         ↓              ↓
      A 群            B 群
   Docetaxel 単剤    Docetaxel+Cisplatin
   4 週 1 コース      4 週 1 コース
```

図 2-26　JCOG0207 試験デザイン

2. 中間解析と試験の中止，結果公表

た．したがって，とくに 70〜74 歳の "young elderly"（わけのわからん言葉になってしまうが）ではもともとプラチナの効果は「あるもの」として捉えた方がよい（つまり，単剤が標準ではない）という見解もあった．本来は 75 歳以上の集団に限定して行った方がよいかも知れないが，症例集積の困難が予想され，"young elderly" ではプラチナ一括投与の対象にならない（ほど frail な）もの，という，かなり苦しい付随条件をつけることで折り合いがつけられた．

　もう 1 つは，標準治療の docetaxel 投与も，試験治療に準じて weekly にスケジュールを変更したことである．試験治療との整合性からはこちらの方が「美しい」が，果たしてこのスケジュールの変更が，「標準治療」の有効性を compromise しないかという懸念はあった．欧米での比較試験では weekly でも同等の効果がある，というものが多かったが，本邦の高齢者を対象にした用量設定試験では用量が欧米よりも低めであったので，この心配は払拭されていなかった．初めの方で集積された症例に最低限の縮小効果があることを確認する，という付帯条件（これは後にクリアされた）をつけることによってこれも折り合いがつけられた．

　さて，中間解析の結果は図 2-27 のごとくであり，併用療法群で OS が

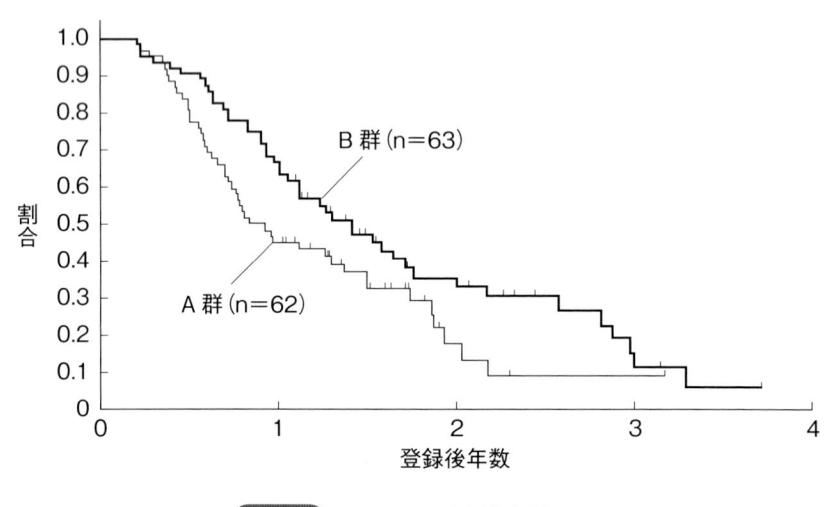

図 2-27　JCOG0207 中間解析時の OS

良好であるが p=0.00515 というのは中間解析の中止基準に抵触しなかったので，これだけではそのまま試験は継続されるはずであった．

ところが，75歳以上と未満のサブセット解析にて，75歳以上では差は少ない（図 2-28，HR 0.72）のに対し，70〜74歳サブセットではきわめて大きい（図 2-29，HR 0.23）差が出たため，DSMB はほとんど有意の交互作用（p=0.077，ちなみに交互作用の p 値は 0.2 を切るとかなりの意味をもつそうである）を根拠として試験の中止を勧告した[25]．さて，吉村健一先生によると，当時の JCOG では「慣例」的に全ての中間解析において，割付調整因子で層別解析し（＝別々に曲線を求め），その後に併合して（割付調整因子による）層別ログランク検定の p 値を求める，という手順をとっていた．統計の教科書的にも，層別検定を行う場合には層間の homogeneity（交互作用の大きさ）を確認した後に併合することが一般的である．ヘテロである場合，併合して評価することの妥当性が著しく失われてしまうからという理由による．しかしこれは，「慣習的に」行われていたものの，試験のプロトコールには明記されていたものではなかった．

この早期中止の判定に対し，臨床側から大きな反発が上がった．本来，サブセット解析の結果でもって試験の中止を行う，しかも予定していなかった（プロトコールに明記されていなかった）サブセット解析を根拠にするのなんて，アリか．70〜74歳のサブセットでは，見かけ上大きな差があるが，なにせサンプル数が少ないのでそれ自体で中止になるほどの p 値ではなく，何より，対照群（標準治療群）の成績は，state of the art に比べてさほど悪くなく，そのサブセットの試験治療群が「良すぎた」だけである．「倫理的な」観点からすると，試験の継続によって対照群に登録される患者さんの不利益になる，と断定するような根拠はないはずではないか．これが「止まった」，それも「有効中止」でも「無効中止」でもなく，あらかじめ決められてはいなかったサブセット解析による交互作用によって「止められた」ことについて，臨床側の研究者からあがった不満は大きく，いまだに根に持っている人もいる．

交互作用が有意であったということはつまり，年齢（70〜74歳とそれ

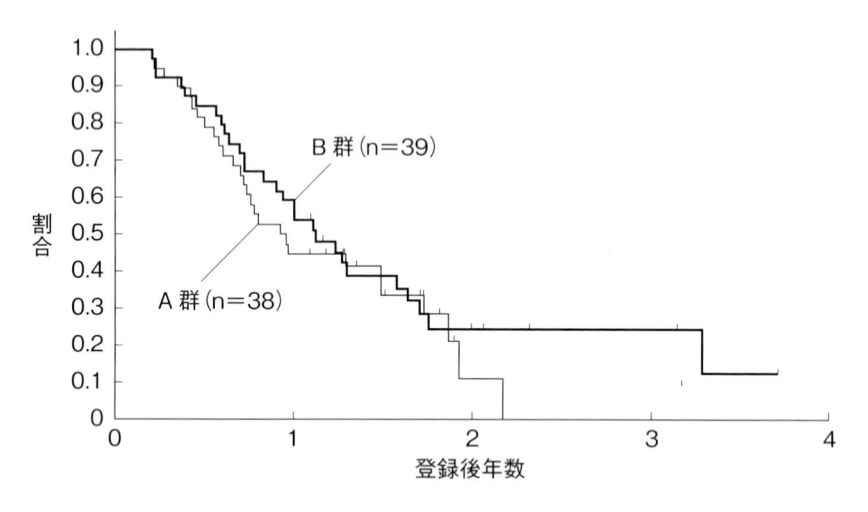

2. 中間解析と試験の中止，結果公表

図 2-28 JCOG0207 中間解析時，75 歳以上サブセットの OS

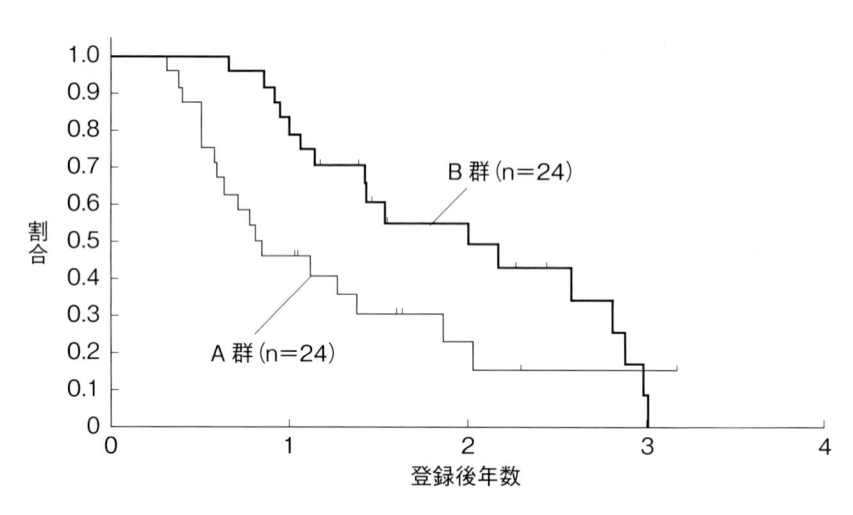

図 2-29 JCOG0207 中間解析時，70〜74 歳サブセットの OS

2. 中間解析と試験の中止，結果公表

以上）によって cisplatin の併用効果が異なることが推定される，ということであるが，それ自体だったら止めるほどのことはないはずである．いろんなサブセットによって効きやすい人，効き難い人はいるだろう，対照群がどちらででも標準治療成績をクリアしていれば文句はないだろう．DSMB はこの交互作用の「証明」をもって，この試験対象が cisplatin の併用効果の観点からして「均一」ではないと指摘するが，そもそも効果が全く均一の集団などはありえない．

畢竟，一括りにして比較試験を行うことが正当化されるかどうか，ということで，この中間解析は，それについてどちらにでも論が成立するデータしか提供しない．おそらくは，DSMB の決定は，もともとの 2 つの懸念，すなわち，74 歳以下ではプラチナの効果はあると想定した方がよくはないか（単剤治療は undertreatment ではないか），ということと，docetaxel weekly が不当に弱い治療ではないか，ということがデータによって増強したと判断されて下されたと推測される．つまり「試験継続は（もともと心配されていた）70～74 歳での単剤治療，とくに docetaxel weekly での治療の妥当性に重大な疑義が生じたことにより，不適切」という「総合的な」判断である．

しかしながらこの結果により，果たして 70～74 歳での NSCLC に対するプラチナの併用意義が「証明」されたといえるかどうかは疑問である．その後，DSMB メンバーの統計家からは，これで決まりではないのか，つまり，併用意義が証明されたのではないのか，という声も上がったが，臨床側は納得していない．肺癌の専門家は，海外の研究者も含めて誰一人，このデータでそういう結論を下すことができる，と言ってくれなかった．そうなると，DSMB の早期中止の決定の可否は措くとしても，やはり試験の命題は「証明されなかった」，と判定するのがフェアなところだろう．

本来は DSMB に肺癌治療の専門家がいれば，こういう観点から反論できたのであろうが，人的資源が乏しい（めぼしい専門家はすべて研究者側にいる）ためそれができないのが辛いところである．

本試験は結局，valid な結論を出せないまま中止となり，新たに同じ対

2. 中間解析と試験の中止，結果公表

象に，ただ対照群の治療を docetaxel 一括投与（今までのデータで直接証明されている標準治療法）を採用し，やり直しとなっている．また中間解析の方法論について，JCOG のグループ全体で議論がされるようになった．

■■ 結語：早期中止・公表されたデータはどこまで信用できるか

　NCI cooperative group において 1990～2005 年までに有効中止によって中間解析で止まった研究は 27 あるそうで，それをまとめた論文[18]によると，十分なフォローのデータも公表された 18 の研究のうち，17 で有効性（の差）は，「止めた」時と「最終の」時点とでほとんど同じか，わずかに縮まっていただけということであった．よって，この論文の結論は，少なくともこれらのグループでは，中間解析による DSMB からの勧告に基づく試験の早期中止はきちんと機能していて，成果を早く一般に伝えるのに重要な役割を果たしている，というものである．

　しかしながら，この論文の末尾には，CALGB9633 のデータについては，あとから気がついたので対象となった 27 の研究の中に含まれていない，なぜなら最初の 2004 年 ASCO のときの抄録では中間解析によって早期中止となったとは書いてなかったから，ときわめて言い訳がましく記されている[18]．

　その一方，2000～2004 年に論文発表されたリンパ腫，乳癌，大腸癌および NSCLC の研究が，1990～2004 年の間に「早期結果」としてどう学会発表されていたかを調査した論文も出されている[26]．それによると，44％の学会抄録（86 個）が中間解析と思われ（ただしそう明記してあるのはそのうち約半数のみ），そのうち論文の結果と相違点があったのは 86 抄録中 67（78％）に上り，論文では結論そのものがひっくり返っていたのも 1 割に上っていたと報告されている．

　さらに，論文の結果と学会発表時点での抄録とにデータの相違があるのと相関する "risk factor" として，（会社がスポンサーとなった治験ではなく）共同研究グループによるもの，というのが挙がっている．

　我々はどうしても，会社による試験のデータをより疑って見がちである

2. 中間解析と試験の中止，結果公表

が，実際には会社のデータは規制当局によって厳しく監視されているらしく，治験のデータの扱いの方がより厳格になっている．その一方，共同試験グループでは，とにかく positive result を出したい（注目を浴びたい，業績を出したい）という欲求がおそらく治験を行う会社と同等以上に強く，かえってフライングをしがちのようである．

　余談であるがかつて CALGB は NSCLC に対する単剤 paclitaxel と併用化学療法 paclitaxel＋carboplatin の比較試験において，結果が出てから検定方法を logrank から generalized Wilcoxon に変更して "positive trial" として 2002 年 ASCO plenary にて発表するという「荒業」をやってのけたことがある．このときはさすがに本邦でも「あんなのアリか？」という批判は強かったが，米国のドクターたちは平然と positive であることを前提として discussion を行っていた．さすがに論文の段階でそういう強弁が通らず，negative trial として発表されている[27]．

　私は，よほど BMS 社の力が強いのかと思っていたが，会社によるとそうではなくて，研究グループのデータについて，会社側は「おかしい」と思っても口を出せない，とにかく "positive trial" を出したいという研究グループの意向が強く働くのだ，ということだった．「会社側のデータだったらあんな出し方できませんよ」と言われたが，これはどうも本当らしい．

　ただし，「会社側のデータ」の方がすべての面で優っているということでもないようである．治験の主目的は「エビデンスの更新」ではなく「申請」であり，これが出口となっていることから，「最終」解析以後のフォローアップ（アップデート解析）は行われにくい．たとえば本邦だと，治験後に追加フォローを行おうとすると，再度全ての施設と「契約」する必要が生じるため，コストも労力も研究者主導以上に負担が段違いに大きい（discourage する）ため，「最終」解析をそのまま論文化する傾向にあると思われる．

　つまるところ，どこそこのデータだから，ASCO に発表されたものだから，もしくはこれこれの雑誌に載ったものだから，無条件で正しいと受け入れる姿勢はやはり危険であるように思う．特にまだ immature な段

階のものは，一応「常識的」に疑いの眼で眺めた方がよい．もしそれができないようなら，手っ取り早い方法として，アメリカから発表されたデータならヨーロッパの研究者の見解を聞くことをお勧めする．多くの場合，やっかみ半分ででもかなりシビアに粗捜しをして欠点を指摘してくれるだろう．

■文献

1) Fossa SD, Skovlund E. Interim analyses in clinical trials: why do we plan them? J Clin Oncol. 2000; 18: 4007-8.
2) Freidlin B, Korn EL, George SL. Data monitoring committees and interim monitoring guidelines. Control Clin Trials. 1999; 20: 395-407.
3) Geller NL. Planned interim analysis and its role in cancer clinical trials. J Clin Oncol. 1987; 5: 1485-90.
4) Winton T, Livingston R, Johnson D, et al. Vinorelbine plus cisplatin vs. observation in resected non-small-cell lung cancer. N Engl J Med. 2005; 352: 2589-97.
5) Strauss GM, Herndon J, Maddaus MA, et al. Randomized clinical trial of adjuvant chemotherapy with paclitaxel and carboplatin following resection in Stage IB non-small cell lung cancer (NSCLC): Report of Cancer and Leukemia Group B (CALGB) Protocol 9633. J Clin Oncol. 2004; 22 (suppl): abstr 7019.
6) Fleming TR, Green SJ, Harrington DP. Considerations for monitoring and evaluating treatment effects in clinical trials. Control Clin Trials. 1984; 5: 55-66.
7) O'Brien PC, Fleming TR. A multiple testing procedure for clinical trials. Biometrics. 1979; 35: 549-56.
8) Schulz KF, Grimes DA. Multiplicity in randomised trials II: subgroup and interim analyses. Lancet. 2005; 365: 1657-61.
9) Pocock SJ. Interim analyses for randomized clinical trials: the group sequential approach. Biometrics. 1982; 38: 153-62.
10) Strauss GM, Herndon JE 2nd, Maddaus MA, et al. Adjuvant paclitaxel plus carboplatin compared with observation in stage IB non-small-cell lung cancer: CALGB 9633 with the Cancer and Leukemia Group B, Radiation Therapy Oncology Group, and North Central Cancer Treatment Group Study Groups. J Clin Oncol. 2008; 26: 5043-51.
11) Pocock J. Group sequential methods in the design and analysis of clinical trials. Biometrika. 1977; 64: 191-9.
12) Arriagada R, Bergman B, Dunant A, et al. Cisplatin-based adjuvant

chemotherapy in patients with completely resected non-small-cell lung cancer. N Engl J Med. 2004; 350: 351-60.
13) Dillman RO, Seagren SL, Propert KJ, et al. A randomized trial of induction chemotherapy plus high-dose radiation versus radiation alone in stage III non-small-cell lung cancer. N Engl J Med. 1990; 323: 940-5.
14) Sause W, Kolesar P, Taylor SI, et al. Final results of phase III trial in regionally advanced unresectable non-small cell lung cancer: Radiation Therapy Oncology Group, Eastern Cooperative Oncology Group, and Southwest Oncology Group. Chest. 2000; 117: 358-64.
15) Parmar MK, Ungerleider RS, Simon R. Assessing whether to perform a confirmatory randomized clinical trial. J Natl Cancer Inst. 1996; 88: 1645-51.
16) Strauss GM, Herndon JE, Maddaus MA, et al. Adjuvant chemotherapy in stage IB non-small cell lung cancer (NSCLC): Update of Cancer and Leukemia Group B (CALGB) protocol 9633. J Clin Oncol. 2006; 24 (suppl): abstr 7007.
17) Noda K, Nishiwaki Y, Kawahara M, et al. Irinotecan plus cisplatin compared with etoposide plus cisplatin for extensive small-cell lung cancer. N Engl J Med. 2002; 346: 85-91.
18) Korn EL, Freidlin B, Mooney M. Stopping or reporting early for positive results in randomized clinical trials: the National Cancer Institute Cooperative Group experience from 1990 to 2005. J Clin Oncol. 2009; 27: 1712-21.
19) Le Chevalier T, Dunant A, Arriagada R, et al. Long-term results of the International Adjuvant Lung Cancer Trial (IALT) evaluating adjuvant cisplatin-based chemotherapy in resected non-small cell lung cancer (NSCLC). J Clin Oncol. 2008; 26 (suppl): abstr 7507.
20) Wolmark N, Yothers G, O'Connell MJ, et al. A phase III trial comparing mFOLFOX6 to mFOLFOX6 plus bevacizumab in stage II or III carcinoma of the colon: Results of NSABP Protocol C-08. J Clin Oncol. 2009; 27 (suppl): abstr LBA4.
21) Cannistra SA. The ethics of early stopping rules: who is protecting whom? J Clin Oncol. 2004; 22: 1542-5.
22) Mitsudomi T, Morita S, Yatabe Y, et al. Gefitinib versus cisplatin plus docetaxel in patients with non-small-cell lung cancer harbouring mutations of the epidermal growth factor receptor (WJTOG3405): an open label, randomised phase 3 trial. Lancet Oncol. 2010; 11: 121-8.
23) Bontenbal M, Seynaeve C, Stouthard J, et al. Randomized study comparing efficacy/toxicity of monotherapy trastuzumab followed by monotherapy docetaxel at progression, and combination trastuzumab/docetaxel as first-line chemotherapy in HER2-neu positive, metastatic breast cancer (MBC) (HERTAX

2. 中間解析と試験の中止, 結果公表

study). J Clin Oncol. 2008; 26 (suppl): abstr 1014.
24) Inoue K, Nakagami K, Mizutani M, et al. Randomized phase III trial of trastuzumab monotherapy followed by trastuzumab plus docetaxel versus trastuzumab plus docetaxel as first-line therapy in patients with HER2-positive metastatic breast cancer: the JO17360 Trial Group. Breast Cancer Res Treat. 2010; 119: 127-36.
25) Tsukada H, Yokoyama A, Nishiwaki Y, et al. Randomized controlled trial comparing docetaxel (D)-cisplatin (P) combination with D alone in elderly patients (pts) with advanced non-small cell lung cancer (NSCLC): JCOG0207. J Clin Oncol. 2007; 25 (suppl): abstr 7629.
26) Booth CM, Le Maitre A, Ding K, et al. Presentation of nonfinal results of randomized controlled trials at major oncology meetings. J Clin Oncol. 2009; 27: 3938-44.
27) Lilenbaum RC, Herndon JE 2nd, List MA, et al. Single-agent versus combination chemotherapy in advanced non-small-cell lung cancer: the cancer and leukemia group B (study 9730). J Clin Oncol. 2005; 23: 190-6.

3 個別化治療について

　個別化治療は，ここ数年最も持て囃される治療理論であって，猫も杓子も個別化治療を標榜すると言っても過言ではない．私自身もそれへ向けた研究に携わっている[1]が，実際の臨床に応用されるまでには越えなければいけないステップが数多いことを痛感する．とくにその「証明」は困難を極めるが，本章ではその考え方と方法論を眺めてみる．まず第一にひっかかるのは，予後因子と予測因子の混同である．

■■ 誤った「個別化治療の証明」

　意図的にか誤解によってかは別として，下記のようなことが「個別化治療の成果」としてよく出される．

①化学療法を行った対象者のうち，感受性をこれこれの方法論にて評価して「高感受性」と判定された群が「低感受性」とされた群より有意に予後が良好であった．

②分子標的薬Aを使った治療を行った患者に対し，腫瘍のgene expression profile（GEP）を比較してみたところ，ある遺伝子群のmRNAが過剰発現していたグループは，していなかったグループよりも有意に予後が良好であった．

　これらの「感受性試験の結果」や「GEP」は，この事実からは，放っておいても予後の良い集団を選び出しているだけであるのか，それとも化学療法なり分子標的治療なりの効果がある（それによって予後が改善されている）集団を同定しているのか，は分からない．前者が予後因子であり，後者が予測因子ということになる．この両者を区別するには，「治療をやらず，放っておいたらどうだったのか」という，対照群の情報が必須である．統計学者はこの対照群はランダム化されたものでなければいけないと言うが，これについてはまた後述する．

3. 個別化治療について

■■ 予後因子と予測因子が意味するもの

あるマーカーが予後因子である，もしくは予測因子である，ということはどのようなことを表すか，もう一度復習する．

図 3-1 において，マーカーがあろうとなかろうと，無治療での患者予後も治療された時の患者予後も変わらないので，このマーカーは予後因子でも治療の予測因子でもない．図 3-2 では，治療の有無に関わらずマーカーありの群はなしに比べて予後良好であり，このマーカーは予後因子である．しかし治療の効果（統計学の用語では相対リスク：治療によって，無治療に比べどのくらい予後が改善されるのか）はマーカーのありなしで変わりはないので，ここでマーカーはこの治療の効果の予測因子ではないことがわかる．この「無治療」での情報がなくて，治療時の予後を比較したのみだと「治療して，マーカーありだと予後が良いから，治療が効いたのだ」と誤解につながることがお分かりいただけると思う．病期が進んで

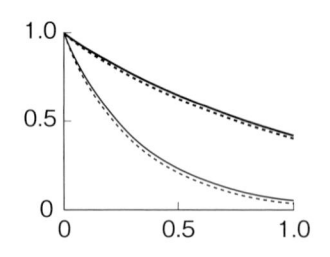

細線：無治療，太線：新治療
点線：マーカー（−），実線：（＋）

予後因子 ×：予後変わらず
予測因子 ×：治療効果変わらず

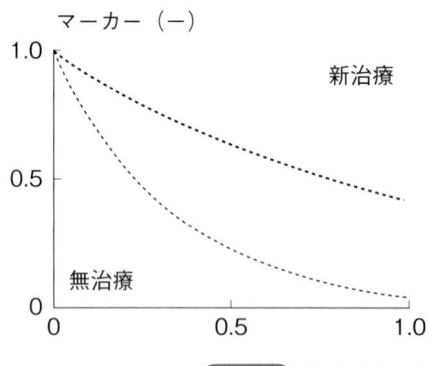

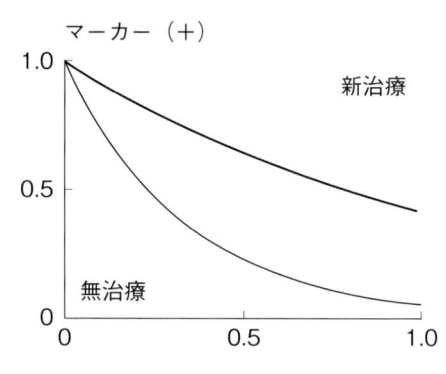

図 3-1 予後因子でも予測因子でもないマーカー

3. 個別化治療について

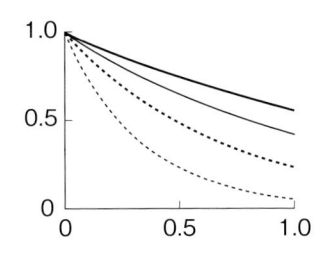

細線：無治療，太線：新治療
点線：マーカー（−），実線：（＋）

予後因子 ○：（＋）で予後良好
予測因子 ×：治療効果変わらず

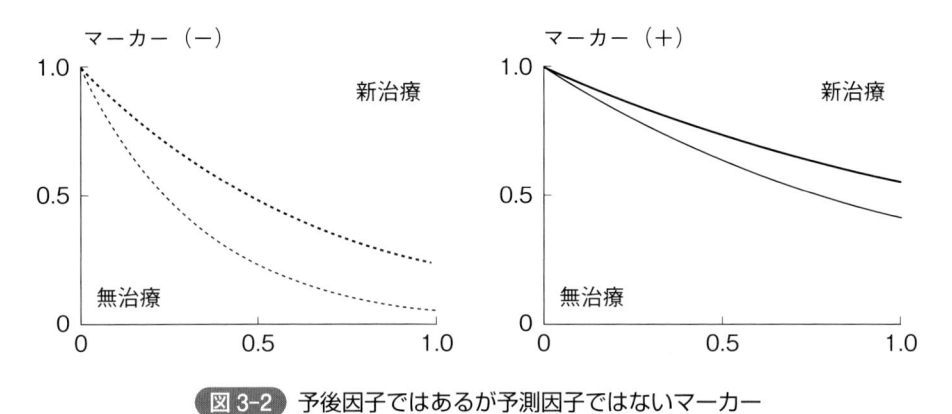

マーカー（−）

新治療

無治療

マーカー（＋）

新治療

無治療

図 3-2　予後因子ではあるが予測因子ではないマーカー

いる，全身状態（PS）が悪いというようなことは代表的な予後因子（悪い方の）である．

　図 3-3 では，無治療ではマーカーのあるなしで予後は変わらないからこのマーカーは予後因子ではない．しかし治療によってマーカーありの群のみ予後が改善されるので，治療効果の予測因子であると言える．非小細胞癌において gefitinib の効果が EGFR 変異陽性腫瘍に限られる，というようなものがこれに該当する．ところが，往々にして予後因子と予測因子は重複する．上記の EGFR 変異陽性腫瘍は，それ自体予後因子である（予後が良い）という説もある（ただし，変異陽性の腫瘍は喫煙歴などとも相関するので，そうした交絡因子の影響も受けるが，ややこしくなるのでここでは省略）．図 3-4 では，マーカーありの症例では無治療でも予後良好である（予後因子である）が，その一方治療による効果もマーカーありの例に限られる（治療効果の予測因子でもある）．これに相当する例とし

3. 個別化治療について

細線：無治療，太線：新治療
点線：マーカー（−），実線：（＋）

予後因子 ×：予後変わらず
予測因子 ○：（＋）で治療効果良好
　　　　　　因子と治療の交互作用あり

マーカー（−）　　　新治療　　無治療

マーカー（＋）　　　新治療　　無治療

図 3-3 予後因子ではないが予測因子であるマーカー

細線：無治療，太線：新治療
点線：マーカー（−），実線：（＋）

予後因子 ○：（＋）で予後良好
予測因子 ○：（＋）で治療効果良好
　　　　　　因子と治療の交互作用あり

マーカー（−）　　　新治療　　無治療

マーカー（＋）　　　新治療　　無治療

図 3-4 予後因子であり，かつ予測因子であるマーカー

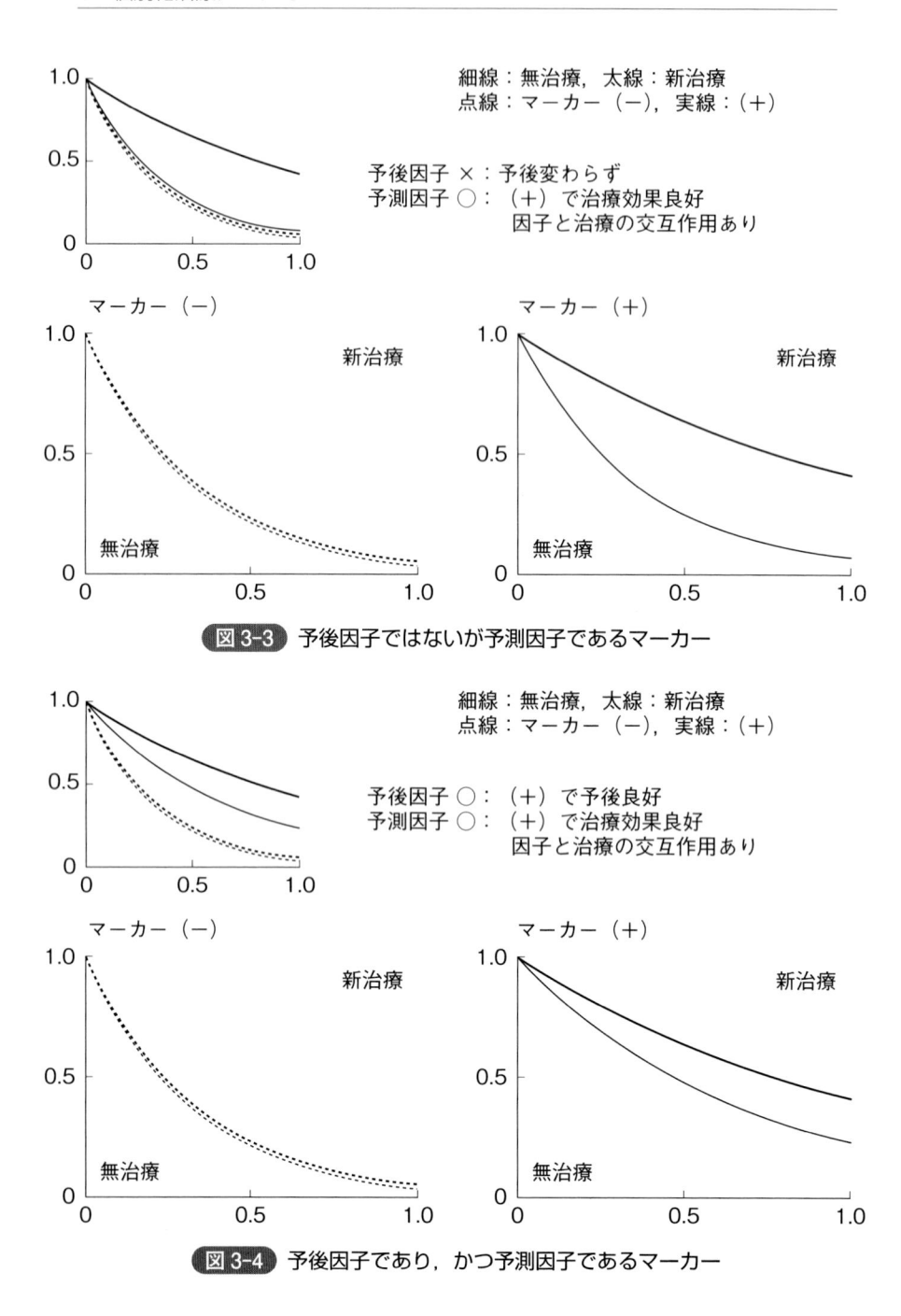

て，乳癌でのホルモンレセプター陽性例はそれのみでも予後良好であるが，内分泌治療の予測因子でもある（内分泌治療の効果はレセプター陽性例に限られる）というのがある．逆に，それのみでは負の予後因子（予後不良の因子）であるが治療効果の正の予測因子であるものに，同じく乳癌でのHER2の過剰発現がある．これがあると（放っておけば）予後不良であるが，HER2抗体のtrastuzumabへの効果が期待される．

　きわめて話がややこしくて恐縮だが，よく論文では予後予測因子（predictive for prognosis）という言葉を目にするが，これは「予後因子」に相当する．実際には「無治療予後」のデータが得られるのは最近では少ないので，標準的治療を行ってどうか，というのが「予後因子」の根拠となる．これと区別するため，予測因子は「治療効果予測因子」と呼ぶ方が正確である．統計的には予後因子は主効果（main effect），予測因子は因子と効果の交互作用（interaction）といい，もう1つさらに付け加えると，生存時間解析でよく用いるCox回帰モデルを例とすると，予後因子は独立な予後因子（independent prognostic factor），予測因子はかけ算項としてモデルに残るものにそれぞれ対応するそうである．

治療法の選択

　さて実地臨床で有用なのは予測因子によって治療法を選択することであり，これが本来の個別化治療ということになる．きわめてよく聞く議論として，手術をしたが案に相違して病期が進んでいたので，術後治療（たとえば化学療法）をした方がよい，というのがあるが，これは予後因子をもって治療選択の根拠としているので，論理的にはおかしい．どのくらい予後が悪かろうとも，それを改善させることができない（治療の効果が見込めない）のであれば，やっても仕方がないのは自明である．

　非小細胞肺癌術後治療は，つい最近までその意義が不明であった．ほとんど唯一，本邦で出されたUFTによる術後治療が予後を改善するという報告があったが，その効果は病理病期Ⅰ期の患者では再現性をもって証明されたがⅡ〜Ⅲ期の症例ではデータが乏しかった．この時点では，Ⅰ期の患者よりⅡ〜Ⅲ期の患者の方が予後不良であることは自明であるが，

3. 個別化治療について

それでも UFT の対象になるのは「予後の良い」I 期の患者である（もっともこの場合，II〜III 期の患者でのデータは乏しいため，病期が UFT 効果の「予測因子」になっているかどうかは証明されてはいないが）．

その後，cisplatin ベースの化学療法の効果が証明されてきたが，どうしたわけかこの効果は II〜III 期の症例において明らかだが，逆に I 期の症例では効果が不十分もしくは不明確である．現時点では，cisplatin ベースの化学療法が II〜III 期の症例に対して行われる（I 期の症例では UFT 投与が推奨される）が，それは，予後がどうこうだからではなく，あくまでそういう治療の効果が期待されるから（予測因子になっているから），である．

くどいようだが治療法の比較および選択の理解のため，予後因子と予測因子の違いについて Sargent DJ, et al の論文[2]の表から繰り返す．表 3-1 ではマーカーが高いことは負の予後因子（予後不良の因子）であるが，これは治療の有無および治療法によらず，（治療効果）予測因子ではない．

表 3-1 予後因子であって予測因子でない場合

Prognostic Marker: No Difference Between A and B in the Population

Marker Status	Median Survival (months)		
	No Treatment	Treatment A	Treatment B
High	3	6	6
Low	6	12	12

NOTE. High marker levels are prognostic of worse outcome irrespective of treatment (hazard ratio of 0.5 comparing the two marker levels).

表 3-2 予後因子であって予測因子でない場合，その 2

Prognostic Marker: Treatment B Is More Effective Than Treatment A (hazard ratio＝1.5) in the Population and the Marker Is Prognostic in All Groups (hazard ratio＝0.5)

Marker Status	Median Survival (months)		
	No Treatment	Treatment A	Treatment B
High	3	6	9
Low	6	12	18

3. 個別化治療について

　表3-2では，同じようにマーカーが高いことは予後因子のみであって，予測因子ではない．治療法Bは，治療法Aに比べ効果が高いが，それはマーカーの高低と無関係である（ここでは治療法をマーカーによって選別するのは無意味である．全員にとって治療法Bが選択されるべき）．

　さて表3-3では，マーカーは予後因子ではなく，治療法Aの効果予測因子でもない（治療法Aはマーカーの高低に関わらず予後を改善する）が，治療法Bの効果予測因子である．治療法Bによって，Aよりも高い効果が得られるのはマーカー低値の例に限られ，また無治療に比べてもマーカー低値例ではより高い治療法Bの効果が得られる．ここにおいては，仮に治療法Aの方が毒性もしくはコストが低ければ，マーカー高値例にはAが，低値例にはBが，治療法として選択されることになろう．これは「個別化治療」と言ってよい．

　表3-4では，マーカーは予後因子でもあるが，治療法Bの効果予測因子でもある（ただし，Aの効果予測因子ではない）．治療法の選択につい

表3-3 予後因子でないが治療法Bの効果予測因子である場合

Predictive Marker: The Marker Is Not Prognostic, But Low Marker Levels Are Predictive of Better Outcome From Treatment B（hazard ratio for treatment＝0.5）

Marker Status	Median Survival（months）		
	No Treatment	Treatment A	Treatment B
High	6	9	9
Low	6	9	18

表3-4 予後因子であって，かつ治療法Bの効果予測因子である場合

Predictive Marker: Marker Level Is Prognostic Irrespective of Treatment（hazard ratio＝0.5）and Predictive for Better Outcome From Treatment B（hazard ratio＝0.5）in Patients With Low Marker Levels

Marker Status	Median Survival（months）		
	No Treatment	Treatment A	Treatment B
High	3	4.5	4.5
Low	6	9	18

ては表 3-3 の場合と同様である.

■■ 予後因子による治療の選択（risk/benefit の変化）

　しかしながら，治療法の選択に，予後因子が全く関与しないわけではない．仮に，術後無治療でⅠ期患者の治癒率が 80％（再発率が 20％），Ⅲ期患者の治癒率が 20％（再発率が 80％）と仮定する．そして術後化学療法によって，病期に関わらず再発率を 3 割下げることができる，とする．つまりこの場合，病期は予後因子であるが術後化学療法の効果予測因子ではない．さらに，化学療法のリスクとして，これによって治療関連死亡率（toxic death rate: TRD）が 1％あると考える．この 1％の TRD を別にして考えると，Ⅰ期では再発率が 20％から 14％に下がるので治癒率は 86％，Ⅲ期では同じく 56％の再発率と 44％の治癒率になる．

　つまり，病期が効果予測因子でないとすると，Ⅰ期では治癒率は 80％から 86％，Ⅲ期では 20％から 44％に上昇する．これならば，Ⅲ期なら受けよう，Ⅰ期ならまあいいや，という選択をする人があっても不思議ではない．とくに，効果が 1％の TRD のリスクに見合うかどうかになれば，その差は明らかである．つまり，治療法の選択に当たって，予後因子が（効果予測因子ではないのだけれども）治療の risk/benefit ratio に影響する，ということになる．

■■ 予測因子のみでは治療は決まらない

　表 3-3 で，治療法 A が存在しない状況を想定する．すなわち，マーカー高値群では無治療で 6 カ月の予後が治療（B）によって 9 カ月，低値群では，無治療 6 カ月の予後が治療によって 18 カ月となる．このマーカーは治療（B）の効果予測因子である．めでたく予測因子が同定されたのでマーカー低値群でこの治療を行うのは問題ないとして，では高値群ではどうすべきか．

　マーカー高値群は「治療効果が低いと予測されるグループ」であるので，治療をしないのが正解か，となると，他に治療法が存在しない場合，やはり治療法 B を適用するかどうかを考えることになるだろう．少なく

とも，「何もしないよりも多少はマシ」であるから，問題は，それがコストや毒性に見合うか，という判断になる．担当医や患者によって選択が違うことも十分に考えられる．この場合，「やるのだったら治療法 B しかない」状況であるので，マーカーの予測因子としての価値は，少なくとも臨床的には微妙に減殺される．

　こういう状況は，実際には非常に頻繁に出くわし，「治療効果が相対的に低い」ことと「効果がない」ことを混同される議論をみかけることも稀ではない．

　たとえば，一昔前の外科医がよく言った，「肺癌の中で小細胞癌は化学療法が効くが非小細胞癌は効かないからやっても仕方がない」という論がそうである．これは，今までのコンテクストに置き換えると，「肺癌の中で，小細胞癌という組織型であることは，（プラチナベースの）化学療法効果の予測因子である」ということであり，そのこと自体は正しい．しかし，眼前の非小細胞癌の患者さんにとって，治療法が化学療法しかないという状況では，「小細胞癌の患者さんではこのくらい効く」という，「ひとさまの」情報にどの程度意味があるか．「セコい」化学療法効果でも，コストと毒性を勘案し，では自分はやろう，やらないでおこう，という判断を下すのが正解である．

　もう 1 つ，きわめて人口に膾炙している「論理」として，「化学療法は，白血病やリンパ腫のような血液腫瘍にはよく効いて，治ることも期待できるが，固形癌では効かず，治らない．よって固形癌の化学療法は無意味である」というのがある．前段の「血液腫瘍であることは，化学療法効果の予測因子である」という命題は正しいが，「治らない（治癒がない）限りは，すべての治療は無意味である」という前提の下でなければ，後段の結論は導き出せない．「治らなければすべてムダ」という考え方の適否は，社会的もしくは哲学的な問題であって，医学的にまたは統計学的に正しいか正しくないかというような「客観的な」結論が出せないのは明らかであろう．

　上記のことは，後述する試験デザインにおいて，Marker（＋）design と呼ばれるものの大きな欠点につながる．

3. 個別化治療について

■■ 分子標的治療とは，標的で個別化される治療である

　さてここで，予測因子に基づく「個別化治療」のモデルとして，分子標的治療を取り上げる．

　そもそも分子標的薬剤とは何か．癌は遺伝子の異常によって引き起こされる．分子標的治療とは，その結果あらわれる癌細胞（もしくはその周辺環境）と正常細胞（もしくは正常状態にある微小環境）の差を「標的」として同定し，これを変更修飾することにより治療につなげる方法というのが一般的な解釈であろう．

　当初は，分子標的治療薬とは，それまでの殺細胞性抗癌剤と違って，腫瘍細胞に特徴的な増殖のメカニズムを「抑える」ので，毒性（正常細胞への影響）はほとんどなく，その代わり腫瘍縮小効果もない（増大を抑制するのみ），という説があった．しかし実際は，腫瘍縮小効果はしばしば劇的で，また殺細胞性抗癌剤とプロファイルは異なるが種々の毒性が伴うことが分かっている．

　さて，分子標的の薬剤と，いわゆる殺細胞性抗癌剤に本質的な違いはあるか．殺細胞性抗癌剤にももちろん「標的」はある．cisplatinの標的はDNA，irinotecanの標的はtopoisomerase I，またpaclitaxelのそれはtubulinである．これらは正常細胞にもあるが，それを言えばEGFRだってVEGFRだって正常細胞にも存在する．プロテアソーム阻害薬がある種の腫瘍細胞に対して，正常細胞より大きな影響を与えることと，DNA阻害剤が正常細胞より癌細胞に大きなダメージを与えることは，両方とも相対的な「選択毒性」の概念にあてはまる．

　巷間よく言われるのは，殺細胞性抗癌剤ではまず殺細胞効果がスクリーニングされ，その後で作用機序が検討されたのに対し，分子標的薬剤では標的の同定が先で，それを修飾（多くの場合抑制）する化合物を開発するのだという，創薬の面からの違いである．しかし，これは薬を「創る」側の分類であって，我々のように「薬を使う」臨床家にとってなんの意味があるか．

　分子標的薬剤とは，その薬剤の標的があるかどうかで定義されるのでは

3. 個別化治療について

なく，腫瘍細胞における標的の有無，多寡，性状（変異ありなしなど）などによって有効な治療の選択がなされるかどうか，が重要である．つまり，分子標的治療とは，標的で個別化される治療である．

　VEGFに対する抗体であるbevacizumabは，当初はその作用機序から，血中VEGFのレベルが高いものにより効果があると想定されたが，実際には，非小細胞癌に対する化学療法と化学療法＋bevacizumabの比較試験において，VEGF高値はPFS不良の因子である（予後因子である）が，bevacizumabの上乗せ効果と相関しない（表3-5；VEGFレベルによって，OSまたはPFSの改善率は影響されない）ということになった（つまり，効果予測因子ではない）[3]．今のところbevacizumab（のみならず血管新生阻害剤）の効果を予測できる分子マーカーはなく，したがって，少なくとも現時点では，bevacizumabは，適切な効果予測因子が全く同定されていないので，換言すれば症例選択が効果の点からなされない（毒性から除外されるものはあるが）ので，この意味で分子標的薬剤とは言えない．その他，最近数多く開発され有効性も示されているEGFRsやVGFRsのmulti-kinase inhibitorsも，標的による治療選択につながっていないという意味で分子標的薬剤というより，限りなく殺細胞性抗癌剤に近い．

　上記の定義によると，標的により適切に選択された分子標的薬は，非常に大きな治療効果をもたらすが，不適切に選択されると「外れ」であるので全く効果が出ないことになる．これに対し，殺細胞性抗癌剤は，すべての細胞に対して「毒」であるので，種々の耐性メカニズムや微小環境の違いなどによって効果に差は出るものの，「ちょっとずつ」はすべての腫瘍に効くはずである．非常に極端な（理想的な）状況を想定すると，殺細胞性抗癌剤は，無限に用量を上げればすべての腫瘍細胞は死滅させることができるのに対し，「外れ」の分子標的薬剤はどんなに増量されても効果は皆無ということになる．

3. 個別化治療について

表 3-5 治療前マーカーと bevacizumab の上乗せ効果[3]

	Survival			PFS		
	PC/BPC	LCL	UCL	PC/BPC	LCL	UCL
E-selectin low	1.12	0.69	1.82	1.35	0.84	2.18
E-selectin high	1.50	0.91	2.48	1.70	1.05	2.75
bFGF low	1.35	0.83	2.19	1.84	1.14	2.96
bFGF high	1.17	0.71	1.92	1.22	0.76	1.96
ICAM low	1.39	0.84	2.30	2.14*	1.31	3.48
ICAM high	0.90	0.56	1.44	1.00*	0.62	1.60
VEGF low	1.21	0.76	1.93	1.45	0.92	2.28
VEGF high	1.33	0.84	2.12	1.34	0.86	2.08
Δ E-selectin low	1.98*	1.10	3.57	2.17	1.24	3.79
Δ E-selectin high	0.94*	0.54	1.63	1.41	0.82	2.44
Δ bFGF low	1.32	0.76	2.30	1.82	1.06	3.12
Δ bFGF high	1.51	0.83	2.72	1.52	0.86	2.66
Δ ICAM low	1.17	0.68	2.03	1.57	0.91	2.72
Δ ICAM high	1.65	0.91	3.00	2.03	1.17	3.55

NOTE: Low and high are defined by median cutoffs for each of the factors, and Δ denotes the difference between the week 7 and baseline values. The treatment difference is significant ($P<0.05$) in a group if the confidence interval does not contain 1. The analyses using differences from baseline are "landmark" analyses, because only cases with follow-up samples are included.
Abbreviations: LCL, lower 95% confidence limits on the hazard ratio; UCL, upper 95% confidence limits on the hazard ratio.
*Cox model treatment interaction tests; $P≦0.05$.

■■ EGFR-TKI と化学療法の比較から分かったこと

　EGFR は,erbB 受容体ファミリーに属する膜貫通型受容体蛋白で,リガンドの結合により二量体を形成し,活性化を生じて下流にシグナル伝達がなされ,腫瘍細胞の増殖浸潤などにつながる.EGFR は非小細胞肺癌を含む多くの固形癌で過剰発現しており,この経路の活性化が腫瘍増殖と関連しているとされ,治療の標的となっている.

　gefitinib や erlotinib などの EGFR-TKI は,細胞内の EGFR チロシンキナーゼの ATP 結合部位に競合的に結合し,EGFR のリン酸化による活

性化を阻害することにより癌増殖のシグナル伝達を阻止する「分子標的薬剤（と言われているもの）」である．

このチロシンキナーゼ領域の EGFR 変異（腫瘍細胞に起こる体性変異）は，欧米人の非小細胞癌で約 1 割，日本人を含む東アジア人症例では約 3 割に起こり，活性型変異であり，かつ，EGFR-TKI に対する親和性が増強し，臨床的な効果と強い相関がある（変異陽性例で有効）ことが知られている[4, 5]．もしこの変異のあるなしで EGFR-TKI への効果が規定されるとしたら，上記の，真の「分子標的薬剤」の定義に該当する．

V15-32 試験は，本邦でファーストラインのプラチナ化学療法が行われ，その後再燃した非小細胞肺癌症例に対し行われた比較第 III 相試験である[6]．標準治療として，殺細胞性抗癌剤のうちこの状況で延命効果が（無治療に比べて）すでに示されている[7] docetaxel が，また試験治療として gefitinib が施行され，primary endpoint の生存期間については非劣性を検証するという目的で試験が行われた．登録にあたっては，gefitinib の効果が高いと期待されるような因子（腺癌，女性，非喫煙者，EGFR 変異陽性）で症例選択を行わず，全く unselected group を対象に行っている．

試験結果は図 3-5 に示すがごとくであり，HR は 1.12（95％信頼区間 0.89〜1.40）で，非劣性は証明されなかった．生存曲線ではとくに前半部分で docetaxel 群が上を行っている傾向が明らかである．もう 1 つこの試験で注目されることは，腫瘍縮小効果を示す response rate（RR）は，gefitinib 群で 22.5％ 対 docetaxel 群の 12.8％ と，倍近く高かったということであり，生存期間に対する効果と乖離がみられる．

結果の解釈として，以下のようなことが推測される．

殺細胞性抗癌剤は「すべて（もしくは大多数の症例）にちょっとずつ効く」のであるから，生存曲線は図 3-6 のようになるはずである．無治療と比べ最初から開いてくるが，結局は「ちょっとずつしか効かない」のだから最終的には全員亡くなり，長期生存はない．この「ちょっとずつ効く」効果が一定以上（RECIST で 30％以上の一方向縮小）であった割合をもって RR とするが，この恣意的な基準が，たとえば 15％以上縮小を

3. 個別化治療について

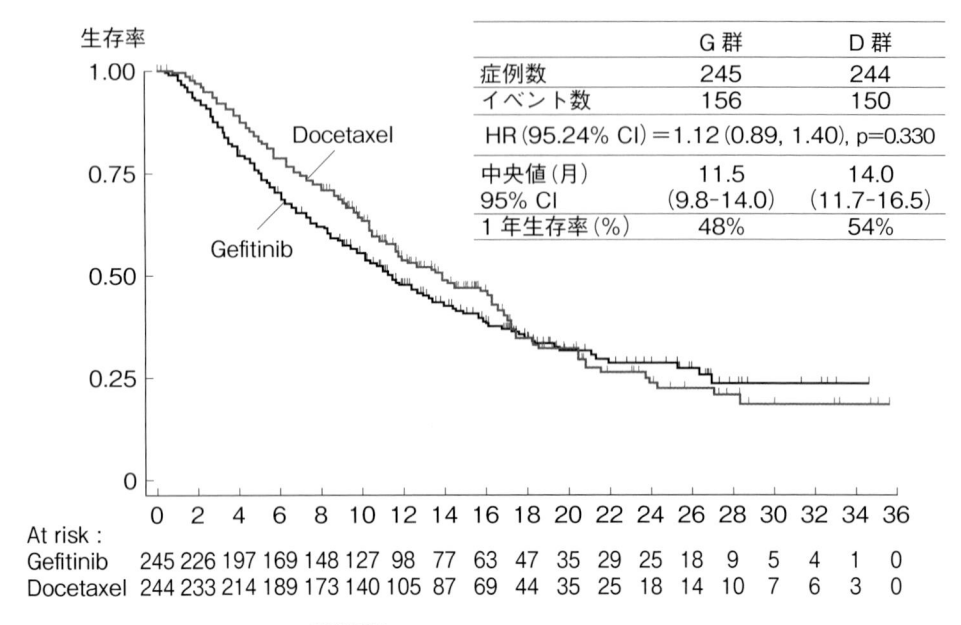

	G群	D群
症例数	245	244
イベント数	156	150
HR (95.24% CI) = 1.12 (0.89, 1.40), p=0.330		
中央値(月)	11.5	14.0
95% CI	(9.8-14.0)	(11.7-16.5)
1年生存率(%)	48%	54%

At risk:
Gefitinib   245 226 197 169 148 127 98 77 63 47 35 29 25 18 9 5 4 1 0
Docetaxel   244 233 214 189 173 140 105 87 69 44 35 25 18 14 10 7 6 3 0

図 3-5 V15-32試験の結果（OS）

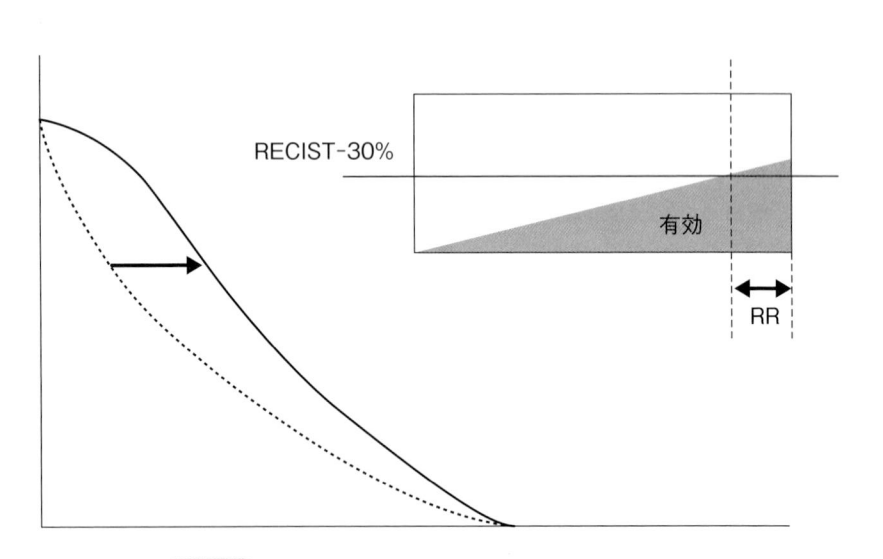

図 3-6 殺細胞性抗癌剤の効き方（無治療との比較）

3. 個別化治療について

有効としてRRに算入すれば当然のように高くなる.

一方, 分子標的薬剤は,「特定の腫瘍にべらぼうに効くが, 外れに対しては全く効かない」のだから, 概念的には図3-7のような生存曲線になる. 全く無効な症例が多いので途中まで無治療と比べ生存曲線は変わらず, 最後に有効例に対する「べらぼうな効果」によって一定の割合の長期生存者が出ることになる（最後で生存曲線が落ちない）. 効果が出るのなら常に一定以上であるので, たとえばRECISTのPRの基準が何％であろうと, RRは常に同じである.

この2つを重ね合わせる（図3-8）と, 次のようなことが分かる. 集団全体に対する効果は, 個人に対する効果の積分値であるので, 図3-8では面積として表される. 分子標的治療薬と殺細胞性抗癌剤の効果の差は, 図3-8では四角形と三角形で表現されている. RRは, 一定以上の効果がある症例の割合なので, 三角形の場合どこで線を引くかによって大きく異なる. したがって, 全体の効果（面積）を表さないことは明らかである.

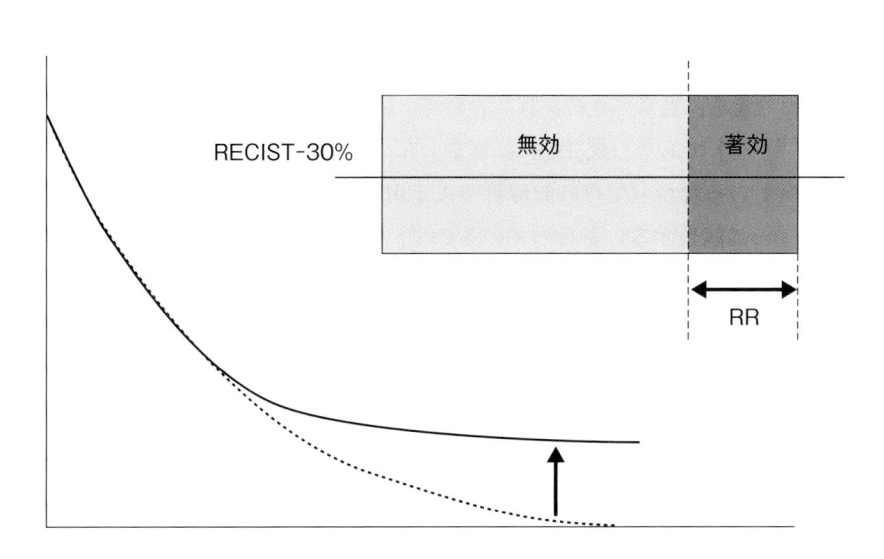

図3-7 「分子標的薬剤」の効き方（無治療との比較）

3. 個別化治療について

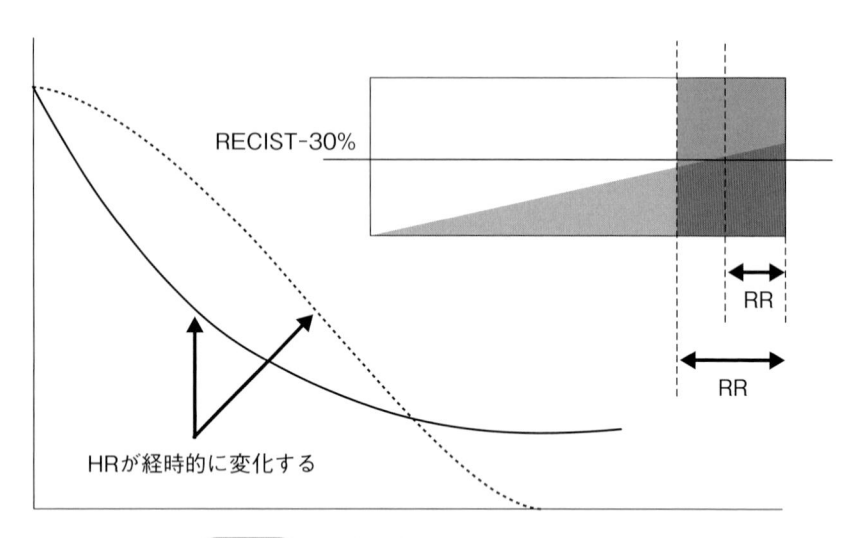

図 3-8 抗癌剤と分子標的薬剤の効果の差異

さらに，生存曲線はクロスする．これは，HRが時間と共に変動することを示している．実際に，V15-32試験において，治療効果が時間と共に変化することが解析にて確認されている（図3-9)[8]．

そもそも，通常の比較試験において，統計解析は「治療効果が時間によらず一定」である（統計的には極値分布に従うという）場合に差をうまく検出できる解析（生存時間解析でよく用いるCox回帰，ログランク検定がこれに該当する）を行っているので，このような前提が崩れるとp値などを計算しても意味がなくなる．この前提が崩れた場合には，検出力が低下することでfalse negative resultsが観察されやすくなってしまう．

また，そうした統計学的な詳細抜きに普通に考えても，図3-8のような生存曲線が出された時に，前半と後半で逆転するようなもので「どちらが良いのか」は一律に答が出せるものではないことは明白であろう．これは医学や統計学の問題ではなく，社会的な（もしくは哲学的な）選択になる．

iPASS試験は，本邦を含むアジア諸国で，化学療法未治療の非小細胞癌を対象に，標準的ファーストラインのプラチナ化学療法（carboplatin

3. 個別化治療について

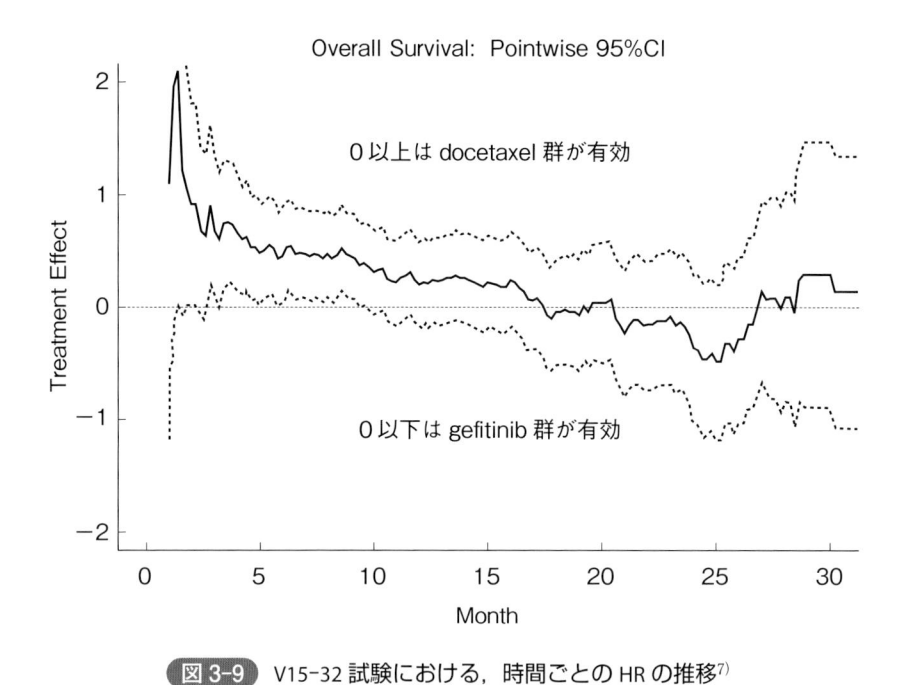

Overall Survival: Pointwise 95%CI

0 以上は docetaxel 群が有効

0 以下は gefitinib 群が有効

図 3-9 V15-32 試験における，時間ごとの HR の推移[7]

と paclitaxel）と gefitinib の無増悪生存期間 PFS を primary endpoint として行われた大規模比較試験である[9]．登録にあたっては，gefitinib の効果が高いと期待されるような因子（腺癌，喫煙歴の少ないこと）で症例選択を行っており，この効果が期待できる集団が enrich されている．

PFS の結果は図 3-10 のごとくであり，図 3-5 ときわめて類似し，6 カ月の時点で 2 つの曲線はクロスしている．本試験では，最初に殺細胞性化学療法の効果が上回ることについては V15-32 試験と同じだが，おそらくは臨床的に gefitinib の効果をより期待できる症例を選択したことにより，gefitinib の曲線が上回る逆転ポイントが早くなっている．

iPASS 試験では，バイオマーカーの検索により，この「クロスする」PFS の説明がなされた．EGFR 遺伝子変異のある例（検索された例の 60％）では，gefitinib の効果が上回り，変異のないものでは化学療法が圧倒的に優勢である（図 3-11）．陰性例では gefitinib に何がしかの効果

3. 個別化治療について

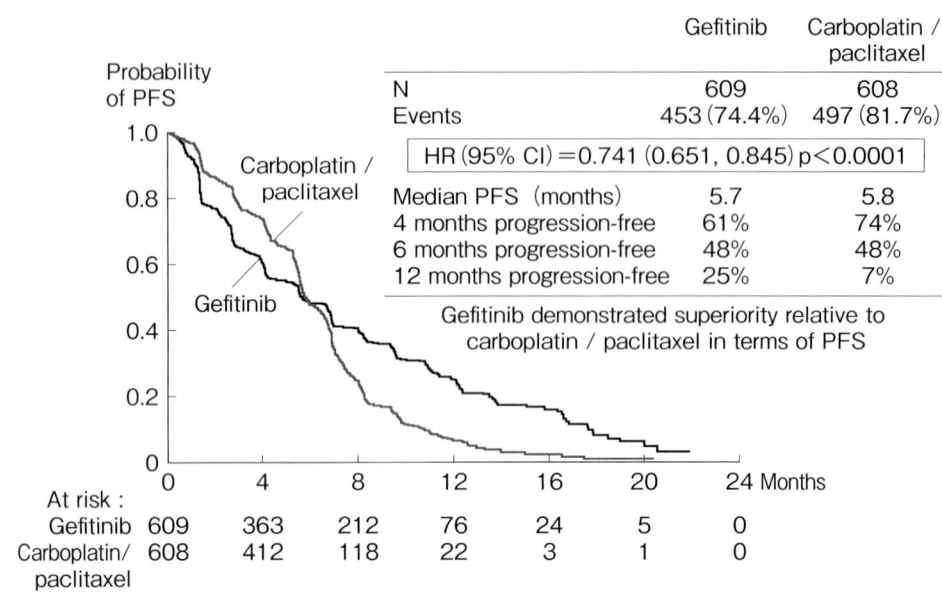

	Gefitinib	Carboplatin / paclitaxel
N	609	608
Events	453 (74.4%)	497 (81.7%)
HR (95% CI) = 0.741 (0.651, 0.845) p<0.0001		
Median PFS (months)	5.7	5.8
4 months progression-free	61%	74%
6 months progression-free	48%	48%
12 months progression-free	25%	7%

Gefitinib demonstrated superiority relative to carboplatin / paclitaxel in terms of PFS

At risk:
	0	4	8	12	16	20	24 Months
Gefitinib	609	363	212	76	24	5	0
Carboplatin/paclitaxel	608	412	118	22	3	1	0

Primary Cox analysis with covariates
HR<1 implies a lower risk of progression on gefitinib

図 3-10 iPASS 試験の結果（Progression-free survival）

があるのかどうかも疑問である（後述）．

よって，V15-32 試験と同様，図 3-10 の曲線の，HR とか p 値などを計算して勝ったの負けたのと言っても，本来は無意味であろう．これは，全く反応性の異なる 2 つの集団の合成であることはほぼ明らかである．

この 2 つの試験（V15-32 試験と iPASS 試験）は，治療効果の全く異なるものを比較したために，結果的に意味のある代表値（HR もしくは p 値）が出せなかった，デザインの失敗である．よって，教訓として，次の 2 つが導かれる．

① 対象を選択しないで分子標的薬剤と殺細胞性抗癌剤とを直接比較しても意義は乏しいこと

② 分子標的薬剤の試験を行うにあたっては，常に効果予測因子としてのバイオマーカーの検索が必須であること

3. 個別化治療について

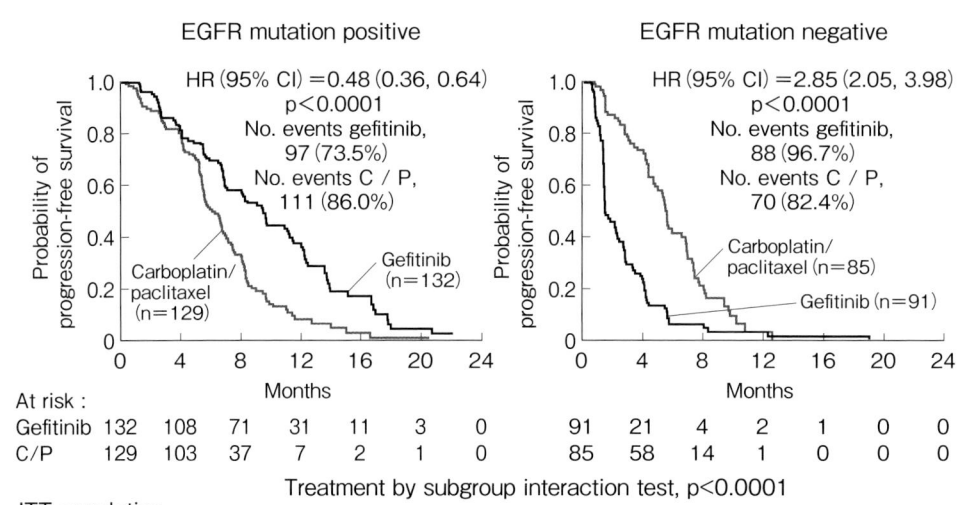

EGFR mutation positive

HR (95% CI) =0.48 (0.36, 0.64)
p<0.0001
No. events gefitinib, 97 (73.5%)
No. events C / P, 111 (86.0%)

Carboplatin/paclitaxel (n=129)
Gefitinib (n=132)

At risk:
	0	4	8	12	16	20	24
Gefitinib	132	108	71	31	11	3	0
C/P	129	103	37	7	2	1	0

EGFR mutation negative

HR (95% CI) =2.85 (2.05, 3.98)
p<0.0001
No. events gefitinib, 88 (96.7%)
No. events C / P, 70 (82.4%)

Carboplatin/paclitaxel (n=85)
Gefitinib (n=91)

	0	4	8	12	16	20	24
Gefitinib	91	21	4	2	1	0	0
C/P	85	58	14	1	0	0	0

Treatment by subgroup interaction test, p<0.0001
ITT population
Cox analysis with covariates

図 3-11 EGFR 変異の有無による iPASS 試験での PFS

そもそも，従来の「分子標的薬剤」の試験においては，
① BCR-ABL の存在ほとんどイコール病気そのものであった CML や，HER2 陽性例にはじめから絞っていた抗体 Trastuzumab など，対象が十分に enrich されていた集団で試験が行われていた．
② 対照が無治療群であった．
③ 従来の標準への上乗せ効果が検証されていた．
というような理由のために，このような矛盾が顕在化してこなかったのだと推測される．

V15-32 試験に比べて iPASS 試験では，臨床的に gefitinib の効果が高い，EGFR 変異陽性の集団を選択した（変異率 60％で，アジア患者一般の 30％より高い）ため，「全体として」gefitinib の効果が高めに出ているが，しかしながら，実臨床において，このような臨床因子からの選択では不十分であるのは明らかである（半分近くは「外れ」になるのだから）．

実際に，iPASS 試験と違って臨床的な背景因子ではなく EGFR 変異に

3. 個別化治療について

よって患者選択を行った WJTOG3405[10] と NEJ002[11] の 2 つの試験では，多くの喫煙者が含まれていたにもかかわらず，PFS はきれいに分かれている（図 3-12, 3-13）．適切な予測因子によって患者選択が得られたことが確認できる．

そのようなことなしに unselected population での比較を行うと，結局 V15-32 試験と iPASS 試験の教訓が何も生かされなかったことになる．欧米ではこういうのを"comparing apples and oranges"と表現することが多いが，私は「異種格闘技戦」と称している．アントニオ猪木とモハメド・アリの「どちらが強いか」というのは，そもそも意味のある設問ではない．試合で「どっちが勝つか」は決めることができるが，それはどういうルールでやるかで変わってしまう．適当なところで「エイヤ」とやってみても，結局のところは「なに，これ？」で終わるのが落ちである．

とはいいながら，薬剤の開発当初は，適切な予測因子が分からないということもあろう．マーカーの候補がある場合にいかにその validation を行うかというデザインについては後述するが，薬剤そのものは効果が期待

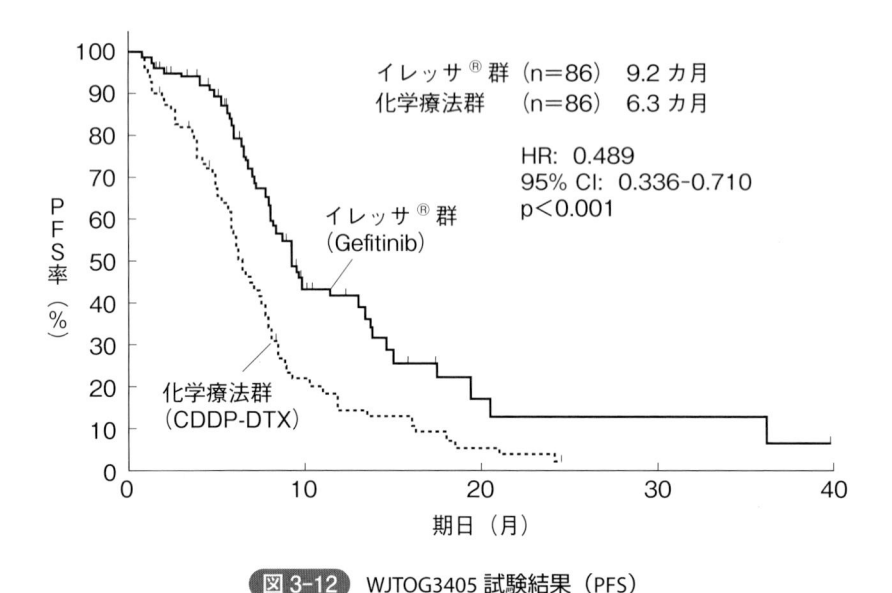

図 3-12 WJTOG3405 試験結果（PFS）

3. 個別化治療について

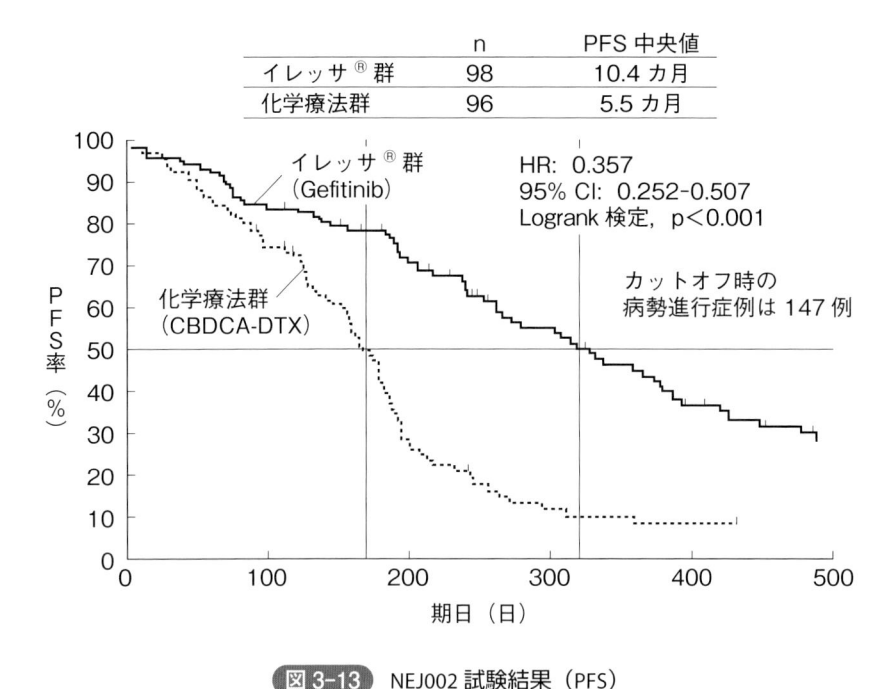

	n	PFS 中央値
イレッサ®群	98	10.4 カ月
化学療法群	96	5.5 カ月

イレッサ®群（Gefitinib）
化学療法群（CBDCA-DTX）

HR: 0.357
95% CI: 0.252-0.507
Logrank 検定，p＜0.001

カットオフ時の病勢進行症例は 147 例

図 3-13　NEJ002 試験結果（PFS）

できそうで，マーカーがなければ分からないなどと悠長なことは（眼前に患者さんがいる以上は）言ってられない，ということもありうる．そしてその場合，臨床的もしくは倫理的には必ずしもプラセボ（もしくは無治療）対照が適切ではない，つまり否応なく異種格闘技戦をやらないといけない，ということも想定される．そういう時は，どのようにさしあたりの「優劣」を決めればよいか．

かかるときは，暫定的に最も適切と思われるエンドポイント，たとえば 2 年 PFS などというようなものを適当に決めたうえで試験を組まなければいけないだろうと思われる．ただこの際には，あくまでもこれは暫定ルールで，本来の「強いか弱いか」を決めるものではない，ということを銘記しておかねばならない．

3. 個別化治療について

■■ gefitinib と erlotinib の違い：分子標的「薬剤」と分子標的「治療」

さて，完全な「分子標的薬剤」では，上記のように，「外れ」の腫瘍に対してはその薬剤は全く無効のはずである．しかし，上述のように，一般的には効果予測因子が同定されても，それだけでは「外れ（負の予測因子をもつ）」腫瘍に対して，「何もしないよりも」多少なりとも効果があるのかどうか，とはイコールが成り立たないはずである．2つのEGFR-TKI，gefitinib と erlotinib の場合はどうか．

erlotinib は，最初に報告された BR21 試験（NSCLC 既治療例に対するプラセボ対照試験）において，プラセボに比し有意に生存期間を延長することが示された（図 3-14）[12]．この効果は，組織型別で腺癌と扁平上皮癌で（奏効率には大きな差があったが）ほぼ同等と報告され，EGFR 変異は組織型で大きな差があるはずなので変異によらないのではと考察された．

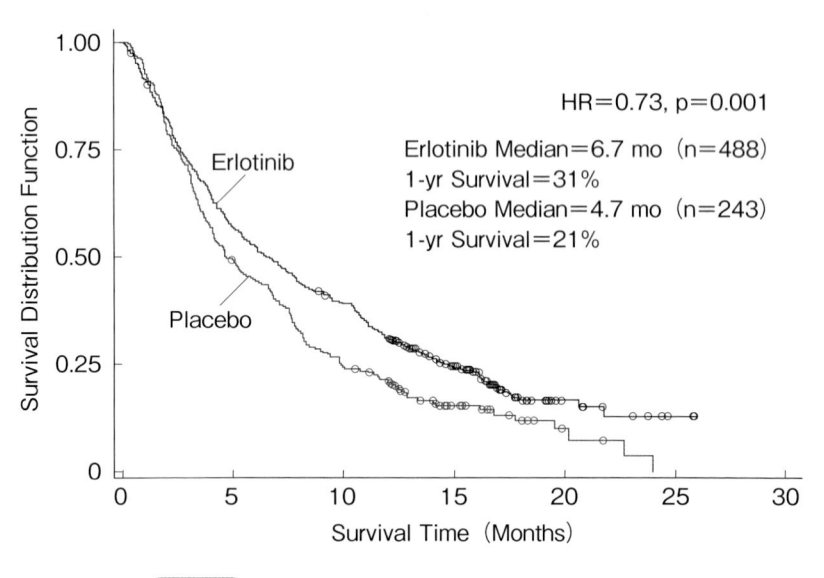

図 3-14 BR21 試験（Erlotinib 対プラセボ）OS 結果

3. 個別化治療について

　実際に，このBR21試験でのバイオマーカー検索では，EGFRのexpressionの有無はerlotinibの効果に関与するようだが，EGFR変異があるとerlotinibによるOS改善が大きいというようなことはなかったと報告された[13]．しかしながら，当時のEGFR変異の検索の方法論はまだ十分な感度をもたず，この段階では結論として受け容れられてはいなかった．

　その後，erlotinibを初回化学療法の後に「維持療法」として使う，プラセボ対照のSATURN試験（図3-15）において，再びバイオマーカーの検索がなされた[14]．この試験の主たる解析では，erlotinibの「維持療法」によりPFSおよびOSで有意な改善が報告されたが，PFSではEGFR変異例で大きな差がついており（図3-16），変異なしの例に比べ効果は一目瞭然である．しかし，EGFR変異なしの例でも，PFSおよびOSでは有意な改善がみられ，むしろEGFR変異ありの例では，おそらくはプロトコール終了後のクロスオーバーによって，イベント不足による精度低下は否定できないものの，OSの差は追いつかれてしまっているかのようにみえる（図3-17）．

　これらから，erlotinibは，変異陰性の腫瘍についても一定の効果（腫

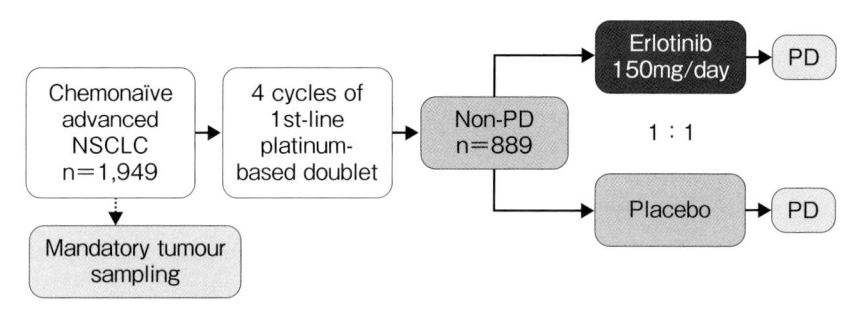

Met co-primary endpoints
- PFS in all patients: HR 0.71, p＜0.0001
- PFS in patients with EGFR IHC＋tumours: HR 0.69, p＜0.0001

Biomarker analyses
- EGFR IHC, *EGFR* FISH, *KRAS* mutations, *EGFR* mutations, *EGFR* intron 1 CA-repeat polymorphisms

図 3-15 SATURN試験デザイン

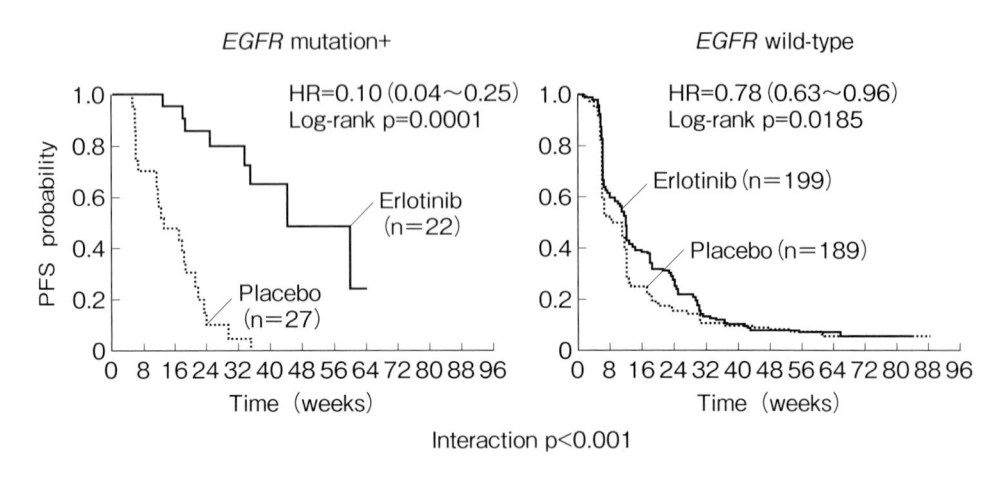

3. 個別化治療について

EGFR mutation+
HR=0.10 (0.04〜0.25)
Log-rank p=0.0001
Erlotinib (n=22)
Placebo (n=27)

EGFR wild-type
HR=0.78 (0.63〜0.96)
Log-rank p=0.0185
Erlotinib (n=199)
Placebo (n=189)

Interaction p<0.001

図 3-16 SATURN 試験における EGFR 変異の有無による PFS 結果

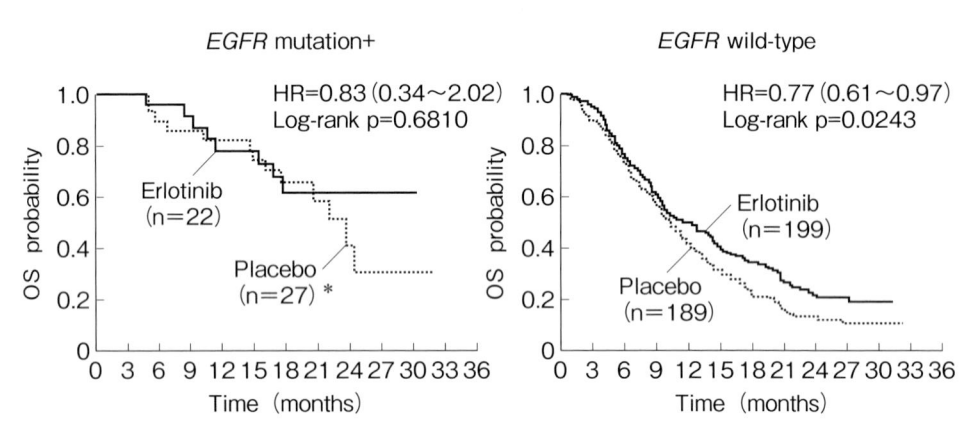

EGFR mutation+
HR=0.83 (0.34〜2.02)
Log-rank p=0.6810
Erlotinib (n=22)
Placebo (n=27)*

EGFR wild-type
HR=0.77 (0.61〜0.97)
Log-rank p=0.0243
Erlotinib (n=199)
Placebo (n=189)

*Note that 67% of patients with *EGFR* mutation+disease in the placebo arm received a second-line EGFR TKI.

図 3-17 SATURN 試験における EGFR 変異の有無による OS 結果

瘍縮小効果は変異陽性例ほどではないにしても，生存期間延長の効果）があるということが示唆され，「外れ」が「全くの外れ」ではないので，厳密な「分子標的薬剤」ではなさそうである．一方の gefitinib ではどうで

3. 個別化治療について

あるか.

INTEREST 試験[15]は, 欧米の既治療非小細胞癌患者 (背景因子やバイオマーカーによる選択なし) を対象に, gefitinib と docetaxel を比較したもので, よって V15-32 試験と同じデザインである (docetaxel の用量のみ違う). 本試験では, 生存期間の HR が 1.02 (95％信頼区間 0.905〜1.150) で, 非劣性が証明された. V15-32 試験の結論との違いは, 主に 1466 人というサンプルサイズ (V15-32 試験の約 3 倍) による検出力の差と考えられる. 本試験では, 2 群の生存期間はほぼ重なっており (図 3-18), 一見すると上記の V15-32 と iPASS の 2 試験の考察が該当しないようである. また, 欧米人では, gefitinib の効果と強く相関する EGFR

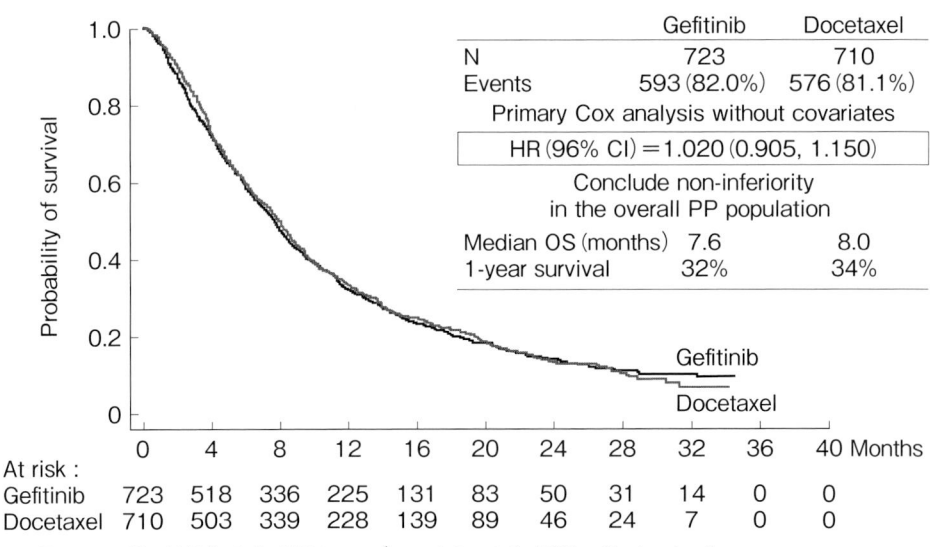

	Gefitinib	Docetaxel
N	723	710
Events	593 (82.0%)	576 (81.1%)

Primary Cox analysis without covariates

HR (96% CI) = 1.020 (0.905, 1.150)

Conclude non-inferiority in the overall PP population

| Median OS (months) | 7.6 | 8.0 |
| 1-year survival | 32% | 34% |

At risk :
Gefitinib	723	518	336	225	131	83	50	31	14	0	0
Docetaxel	710	503	339	228	139	89	46	24	7	0	0

Pre-specified NI limit in HR terms (translates to ≧50% effect retention [Rothmann 2003]) = 1.154
96% of historical docetaxel advantage over BSC from TAX-317 retained by gefitinib (96% CI: 52%, 129%)
Indirect comparison of gefitinib to BSC: HR (96% CI) = 0.63 (0.42, 0.92), p=0.0137
PP: per-protocol, NI: non-inferiority, HR: hazard ratio, CI: confidence interval, OS: overall survival, BSC: best supportive care

図 3-18 INTEREST 試験の結果 (OS)

3. 個別化治療について

変異は日本人に比べ1/3くらいで1割のはずであるので，そこでdocetaxelの効果に対する非劣性が証明されたことは，「変異型にのみ効く」という仮説が誤っているようにも思われる．やはりちょっとはEGFR野生型の腫瘍にも効果があるのか？

しかしながら，本試験では，iPASS試験と同じく，バイオマーカーが一定の症例でとられていた．その解析[16]では，EGFR変異陰性例でのPFSは，docetaxel 2.6カ月に対してgefitinib 1.7カ月（数少ない陽性例では4.1カ月対7.0カ月）と，明らかに劣っている．さて，このPFS曲線を，上記のiPASS試験でのEGFR変異陰性集団のPFS，erlotinibとプラセボ比較のBR21試験のPFS，また非小細胞肺癌既化療例に対するdocetaxelと無治療群の比較のTAX317試験のTTPと重ねてみると（図3-19），EGFR遺伝子変異のない集団のgefitinibのPFSは，他の試験でのプラセボ群のPFSやTTPとほとんど重なり，この集団にはgefitinib

INTEREST EGFRwtにおけるDoc-Iressa PFS
TAX317におけるDoc75-BSC TTP
BR21におけるTarceva-BSC PFS
IPASS EGFRwtにおけるIRESSA－Carboplatin/Paclitaxel PFS

INTEREST (EGFR-wt)
① ― Gefitinib (n=106)
② ― Docetaxel (n=123)

TAX317 TTP
③ ― T 75
④ ― BSC 75

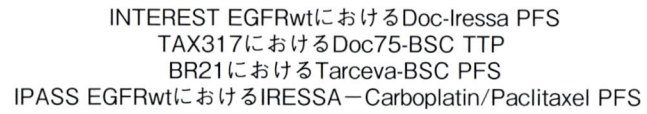

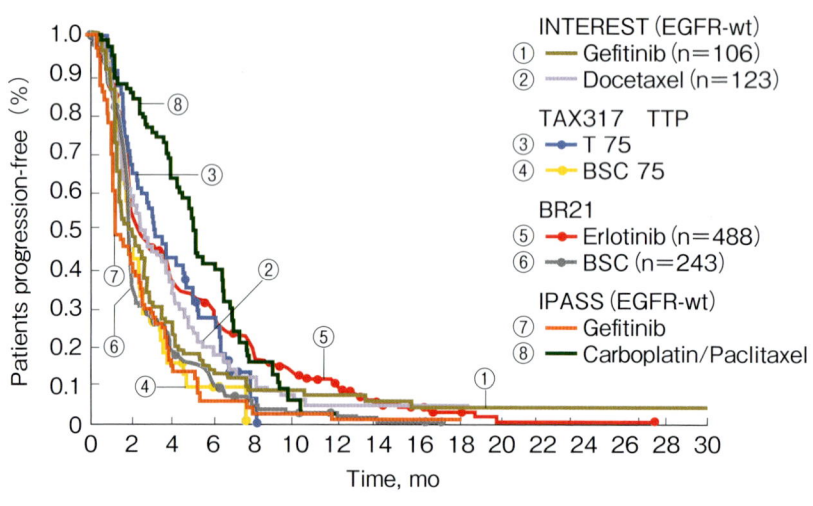

BR21
⑤ ― Erlotinib (n=488)
⑥ ― BSC (n=243)

IPASS (EGFR-wt)
⑦ ― Gefitinib
⑧ ― Carboplatin/Paclitaxel

図 3-19　4試験のPFSまたはTTP

3. 個別化治療について

は全く効いていない（「外れ」である）ことが示唆される．

ではなぜ INTEREST 試験では非劣性が「証明された」のか．本試験では両群においてクロスオーバー治療がほぼ同等の，相当の割合でなされていたことが指摘されている[15]．クロスオーバーが多くなると，優越性は出にくく，非劣性は出やすくなるのはよく知られていることであり，このデザインによって gefitinib が「救われた」ことが1つの要素であろう．ちなみに，本試験の主たる評価には ITT 解析ではなく，PPS 解析が用いられている．これにより，プロトコール治療中の大きな逸脱によって生じるバイアスは可能な限り調整されていると考えられる．しかしながら，プロトコールからの逸脱に当たらないクロスオーバー治療の影響は PPS 解析を行ったとしても何ら調整されない．

以上まとめると，gefitinib は EGFR 変異なしの「外れ（負の効果予測因子をもつもの）」に全く無効であり，完全な分子標的薬剤といえる．一方，erlotinib ではこの「外れ」例にも，かなり限られたものではあるが一定の効果がありそうで，厳密には分子標的薬剤といえないのかも知れない．

どうしてこのような差があるのかには諸説あるが，最も有力なのは用量設定の違い[17,18]である．gefitinib は現在の投与量 250mg/日の約3倍まで phase I study が行われており，その 700mg/日の量では，erlotinib の投与量 150mg/日と薬物動態的にも同等である（表 3-6）が報告されている．しかしながら，250mg と 500mg の量での比較第 II 相試験にて，奏効率は同じで毒性に差があったので，250mg が推奨用量とされた．一方，erlotinib は，最大耐用量（MTD）150mg がそのまま推奨用量になった．よって，当然のことながら，現在の推奨用量で治療すると，erlotinib の方がはるかに toxic である．

もしかすると，この「3倍量」を使うことによって，erlotinib は，低用量（gefitinib の量）では効果がない EGFR 変異陰性の腫瘍に対して（major response を得るほどではないが）一定の効果があり，これが modest ではあるが生存期間の延長につながっている，と推測できる．

この推測が正しければ，gefitinib もぎりぎり MTD である3倍量を使

3. 個別化治療について

表 3-6 gefitinib と erlotinib の投与量と薬物動態[17, 18]

	Erlotinib™ （150mg/day）[17]	Gefitinib （225mg/day）[18]	Gefitinib （525mg/day）[18]	Gefitinib （700mg/day）[18]
C_{max} （ng/ml）	2,120	307	903	2,146
AUC_{0-24} （ng・hour/ml）	38,420	5,041	14,727	36,077
$t_{1/2}$ （hour）	18	47	56	65

AUC＝area under curve

えば同じ効果が出るはずであるが，これは今となっては検証のしようがない．ただ，もしそうなら，本来は gefitinib も erlotinib も同様で，一方が分子標的薬剤でありもう一方がそうでないなどと言うことはナンセンスである．

これをつきつめて考えると，分子標的「薬剤」というものは存在しないのかも知れない．しかし，我々が目にするのは，また使うのは，ある薬剤を，用量やスケジュールを込みにして用いた「治療法」であり，それには分子標的「治療」とそうでないものとがある，ということになる．

■ Active control を持つ場合の問題点

本来は，治療効果の予測因子を検索する場合，対照群は無治療もしくはプラセボである方が望ましいが，ちゃんとした標準治療があるような場合にはそうした群を設けるのは倫理的にも問題となる．もちろん，プラセボ対照の試験を組むのは治療する側にとってもされる側にとっても困難である．

さて，対照群が active control である，すなわち，その時点での標準治療がちゃんとされている場合，「予測因子」として出てくるのは新治療（新薬）の予測因子とは限らず，相手方の標準治療の予測因子が（正負が逆になって）出てくる可能性がある．

EGFR-TKI と化学療法の比較の「異種格闘技戦」の V15-32 試験，INTEREST 試験と iPASS 試験では，前二者で相手が docetaxel，後者で CBDCA-PTX 併用化学療法であった．

3. 個別化治療について

　INTEREST試験では，上述のごとく，PFSはEGFR変異陽性例ではgefitinib優勢，変異陰性例ではdocetaxel優勢であるが，実はdocetaxel群でEGFR変異陽性と陰性の例を比較してみると，奏効率でも（gefitinibほどではないが）陽性例の方が高く（gefitinib群ではEGFR変異陽性例と陰性例で奏効率は42％対7％，docetaxel群は同じく21％対10％），またPFSも陽性例で長い傾向にある（図3-20）[16]．この傾向は，マーカーが検索された例は少ないが，V15-32試験でも全く同様に示されている．

　ここで，もう一度，欧米人では，gefitinibの効果と強く相関するEGFR変異は日本人に比べ1/3くらい（1割）のはずなのに，どうして日本で行われたV15-32試験はdocetaxelに対してnegativeであったのに，INTEREST試験ではdocetaxelの効果に対するgefitinibの非劣性が証明された"positive trial"になったのかを考察する．

　INTEREST試験ではアジア人サブセットの成績も報告されていて，これをV15-32試験（日本で行われたのだから，すべてアジア人）と並べて表3-7にしてみると，治療群に関わらずアジア人ではOS良好であることが分かる．治療群によらないのだから，「アジア人であること」は，「良い予後因子」であるのだろうか？

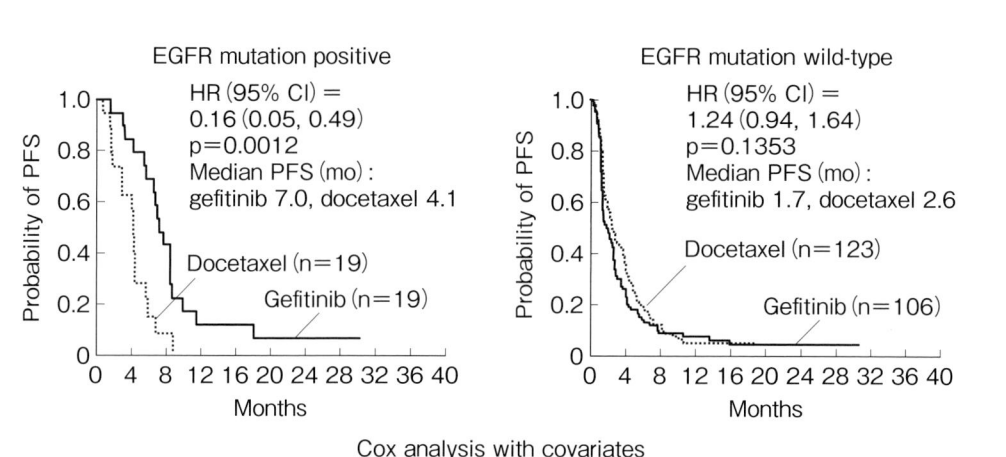

EGFR mutation positive
HR (95% CI) = 0.16 (0.05, 0.49)
p=0.0012
Median PFS (mo):
gefitinib 7.0, docetaxel 4.1
Docetaxel (n=19)
Gefitinib (n=19)

EGFR mutation wild-type
HR (95% CI) = 1.24 (0.94, 1.64)
p=0.1353
Median PFS (mo):
gefitinib 1.7, docetaxel 2.6
Docetaxel (n=123)
Gefitinib (n=106)

Cox analysis with covariates

図3-20 EGFR変異によるdocetaxelとgefitinibのPFS（INTEREST試験）

3. 個別化治療について

　ところで，gefitinibの効果をプラセボ対照で検証したISEL試験[19]では，結果的に全体としては有意のgefitinibの生存期間延長効果が示されなかったが，アジア人サブセットではgefitinibの効果が示唆されている（図3-21）．ところが，プラセボ群では，アジア人と非アジア人にあまり差はない（表3-7）．つまり，アジア人であることは（放っておいても予後が良いという）「予後因子」ではないはずなのである．
　では，なぜV15-32試験とINTEREST試験では，アジア人サブセットのOSが良好であるのか？　また，対照をプラセボからdocetaxelに代え

表3-7 docetaxel, gefitinib治療によるMSTの人種差

MST	Asian	non-Asian
BSC（ISEL）	5.5	5.1
Gefitinib		
ISEL	9.5	5.2
INTEREST	10.4	6.9
V15-32	11.5	
Docetaxel		
INTEREST	12.2	6.9
V15-32	14.0	

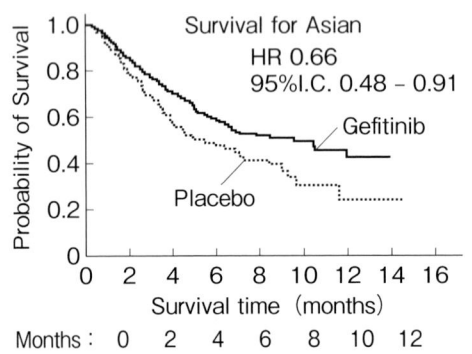

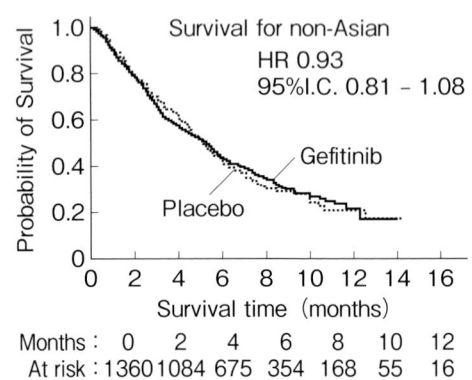

図3-21 ISEL試験でのアジア人・非アジア人サブセット結果

た途端，アジア人での「群間の有意差」が消えたのはなぜか？

論理的に考えると，上記の EGFR 変異と関連するかどうかは定かではないが，アジア人であることが，docetaxel の効果の予測因子であったと考えるしかないと思われる．これによって gefitinib の効果を「帳消し」にし，かつ全体の OS を改善したのであろう[8]．

よって，INTEREST 試験では docetaxel 治療効果が相対的に小さく，gefitinib が乗り越えるべき「閾が低かった」ことも，positive trial であった理由の1つではないかと考えられる．

ちなみに，iPASS 試験でも，CBDCA-PTX への奏効率は，EGFR 変異陽性例で良好であった（PFS には大差はなかったが，やはり EGFR 変異陽性例で長い傾向にあった）．また，以前，化学療法への EGFR-TKI の上乗せ効果をみた試験（INTACT[20, 21]，TRIBUTE[22]など）で，EGFR 変異陽性は予後因子ではあるが EGFR-TKI の効果を「予測」するものではないとされたのも，測定法の問題とともに，こうした「化学療法の効果予測因子としての EGFR 変異」があったために出にくかったのではないかとも推測される．

いずれにせよ，このような，殺細胞抗癌剤の治療予測因子はあまり知られておらず，今後の検討課題[1]である．「分子標的治療」との比較では，抗癌剤の治療予測因子は無視して，「みな同じように」効くことを前提として解析していたはずである．しかし，active control を対照としたとき，2群で同じ効果予測因子が動いていた場合，少なくとも部分的には「帳消し」になってしまう陥穽があることは認識すべきであろう．

■■ 治療効果予測因子の validation と個別化治療の開発

さてここで，個別化治療の開発のために，あるマーカーが効果予測因子となっているかどうかをいかに検証するか，また個別化治療の開発をいかに行うか，についての試験デザインを考察する．大別して以下の3つが提唱されている（図 3-22）[2, 23-25]．この他にも混合型として hybrid design とか，さらには新しい方法として adaptive design なども出されている[23]が，今のところ統計家の趣味の域を抜け出して臨床家にとっての実用性を

3. 個別化治療について

備えたものとは言い難く，我々にとっては複雑になればなるほど結局何がどう検証されたのか分からなくなる．

1) Marker（＋）design（もしくは Enrichment design）

このデザインでは，あらかじめ検証すべきマーカーを決めて，それが陽性であるもののみランダム化し，標準治療と（マーカーに基づく）新治療を比較する（図3-22）．マーカー陰性の症例は最初から対象にならない．前述の，WJTOG3405[10]やNEJ002[11]はこの代表的な例で，EGFR変異陽性例のみに対してgefitinibの効果を検証している．

この方法の最大の欠点は，マーカー陰性の症例については情報が得られないということであり，もし実は新治療法がマーカーによらず（つまり，効果予測因子ではなくて）有効であった場合には，誤った個別化治療がそのまま罷り通ってしまうことになる．よって，このデザインは，それまでの知見から，新治療によるベネフィットがマーカー陽性例に限られることが強く推定される場合に適応となる．

ところが，実際には，下記のような例[26]もあって，このデザインの欠点が露呈している．乳癌において，HER2の抗体であるtrastuzumabは，「抗体」であるから，HER2陽性例（FISHもしくはIHCで）のみに効果があることが予想される．このような「陽性」例の術後治療にtrastuzumabを併用することによって，そのような乳癌患者の予後が改善した．

ところが，この症例の選択条件は，各参加施設でのHER2測定での陽性例であったが，標本を集めて中央ラボにて判定をし直したところ，かなりの数でHER2が実は陰性であったことが判明した．問題は，そのような中央判定での「陰性」例でもtrastuzumabによる効果は全く変わらずに検証されたということであった（図3-23）．つまり，そもそもの「HER2陽性例（FISHもしくはIHCで）」という選択基準そのものが，HER2抗体のtrastuzumabの効果が得られる集団を特定していないのではないか，という疑問が持たれる．最初に「HER2陰性」と判断された症例は試験に入っていないので当然のことながらデータはなく，この問題は現在

3. 個別化治療について

まで解決されていない[23, 24].

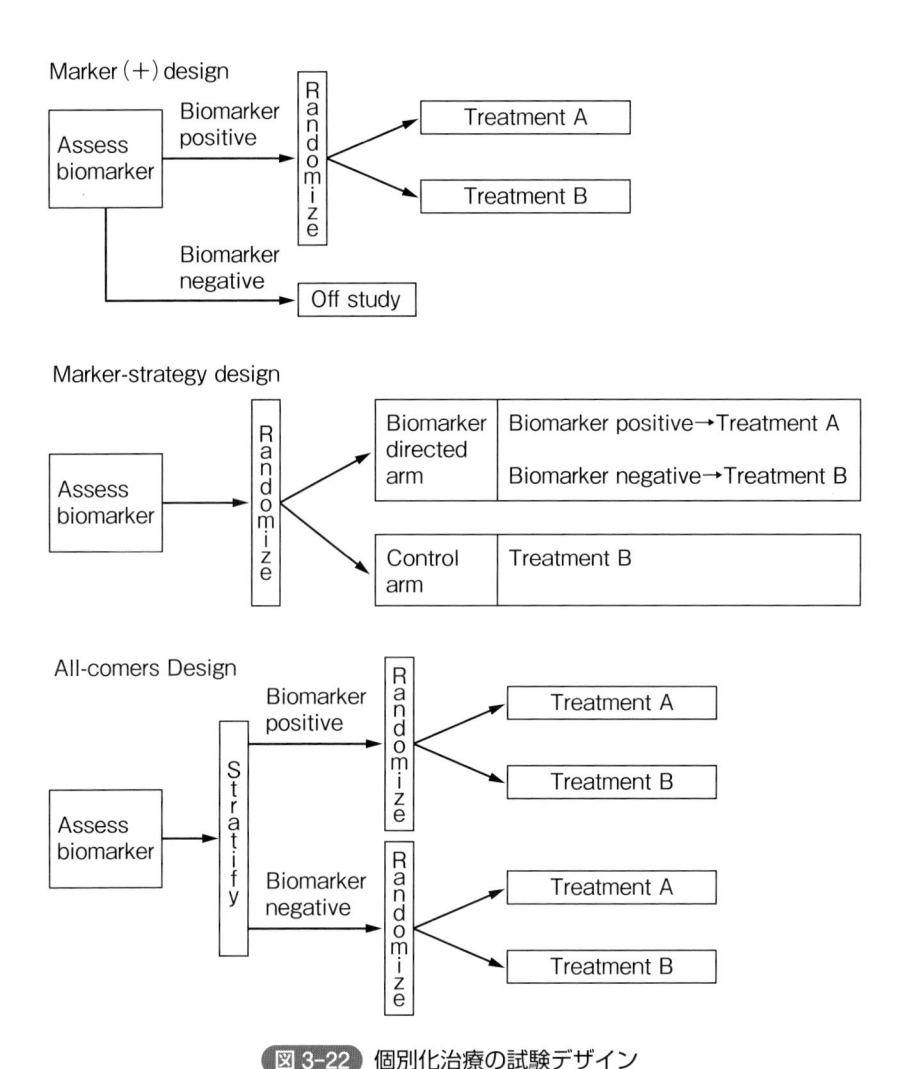

Marker (+) design

```
Assess biomarker ──Biomarker positive──> Randomize ──> Treatment A
                                                    ──> Treatment B
                 ──Biomarker negative──> Off study
```

Marker-strategy design

```
Assess biomarker ──> Randomize ──> Biomarker directed arm: Biomarker positive→Treatment A / Biomarker negative→Treatment B
                              ──> Control arm: Treatment B
```

All-comers Design

```
Assess biomarker ──> Stratify ──Biomarker positive──> Randomize ──> Treatment A / Treatment B
                            ──Biomarker negative──> Randomize ──> Treatment A / Treatment B
```

図 3-22 個別化治療の試験デザイン

3. 個別化治療について

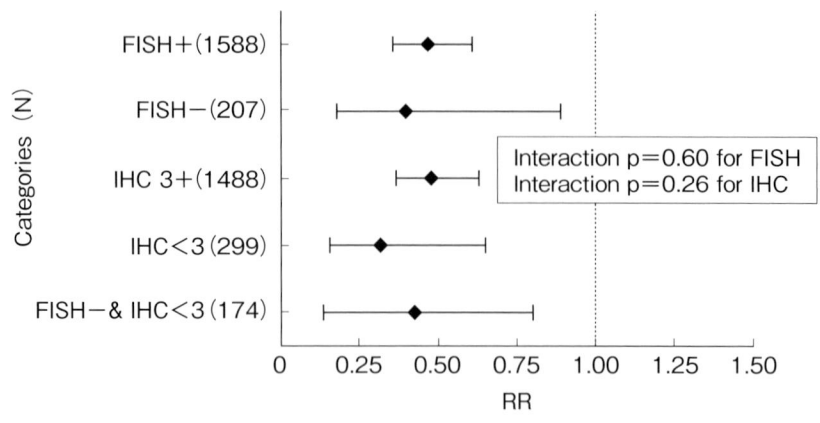

図 3-23 HER2 陽性乳癌に対する trastuzumab 効果（NSABP B-31 試験）と中央ラボで測定した HER2 状況

2) Marker-strategy design

このデザインでは，実際に，マーカーによって「個別化」する，という戦略そのものの有用性を問うことになるので，個別化治療の検証としてはもっとも直接的な方法である．

その前に，よくあるデータとして，これこれで個別化した治療を行ったら予後がよかった，というのがある．一例として，NSCLC において，RRM1 は gemcitabine 耐性の，また ERCC1 はプラチナ耐性のマーカーである．これを用いて，gemcitabine の適否とプラチナの適否によって患者を 4 つの治療法に分けた（図 3-24），という研究がある[27]．

結果としては，全体の成績が非常に良好であって，この治療戦略は有望である，というものであるが，もちろんこれでは何も証明されていない．そもそも，4 つの治療法に割り付けられた生存曲線（図 3-25）をみると，「gemcitabine が効くから」「プラチナが効くから」という正の選択からなされた GC 群と，「gemcitabine が効かないから」「プラチナが効かないから」，仕方なく負の選択をして他の薬剤を使った DV 群とで成績に差がなく，これではそういう戦略をとったことが正しかったのかどうかさっぱり

3. 個別化治療について

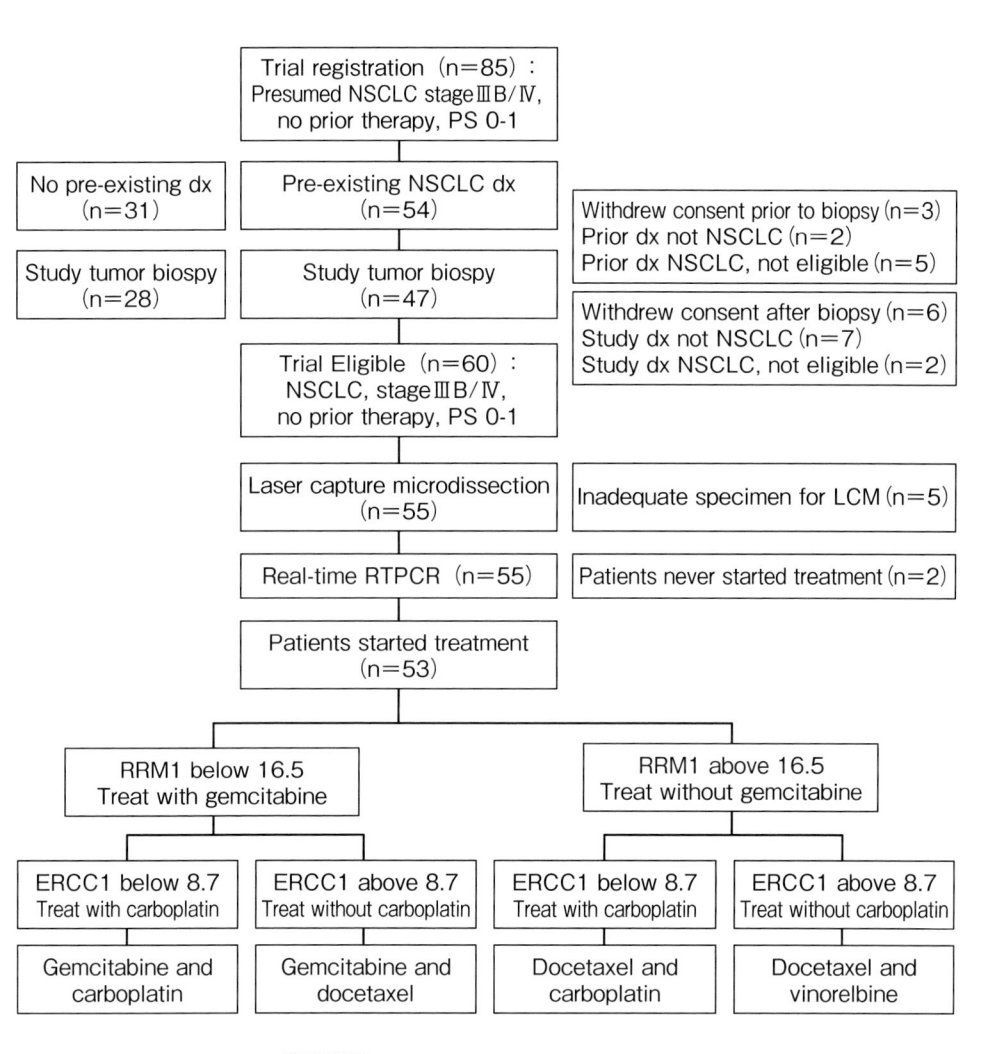

```
                    ┌─────────────────────────────┐
                    │ Trial registration (n=85):  │
                    │ Presumed NSCLC stageⅢB/Ⅳ,   │
                    │ no prior therapy, PS 0-1    │
                    └─────────────────────────────┘
```

No pre-existing dx (n=31)	Pre-existing NSCLC dx (n=54)	Withdrew consent prior to biopsy (n=3) Prior dx not NSCLC (n=2) Prior dx NSCLC, not eligible (n=5)
Study tumor biospy (n=28)	Study tumor biospy (n=47)	Withdrew consent after biopsy (n=6) Study dx not NSCLC (n=7) Study dx NSCLC, not eligible (n=2)

Trial Eligible (n=60):
NSCLC, stageⅢB/Ⅳ,
no prior therapy, PS 0-1

Laser capture microdissection (n=55)	Inadequate specimen for LCM (n=5)
Real-time RTPCR (n=55)	Patients never started treatment (n=2)

Patients started treatment (n=53)

RRM1 below 16.5 Treat with gemcitabine		RRM1 above 16.5 Treat without gemcitabine	
ERCC1 below 8.7 Treat with carboplatin	ERCC1 above 8.7 Treat without carboplatin	ERCC1 below 8.7 Treat with carboplatin	ERCC1 above 8.7 Treat without carboplatin
Gemcitabine and carboplatin	Gemcitabine and docetaxel	Docetaxel and carboplatin	Docetaxel and vinorelbine

図 3-24　「個別化化学療法」の振り分け[27]

3. 個別化治療について

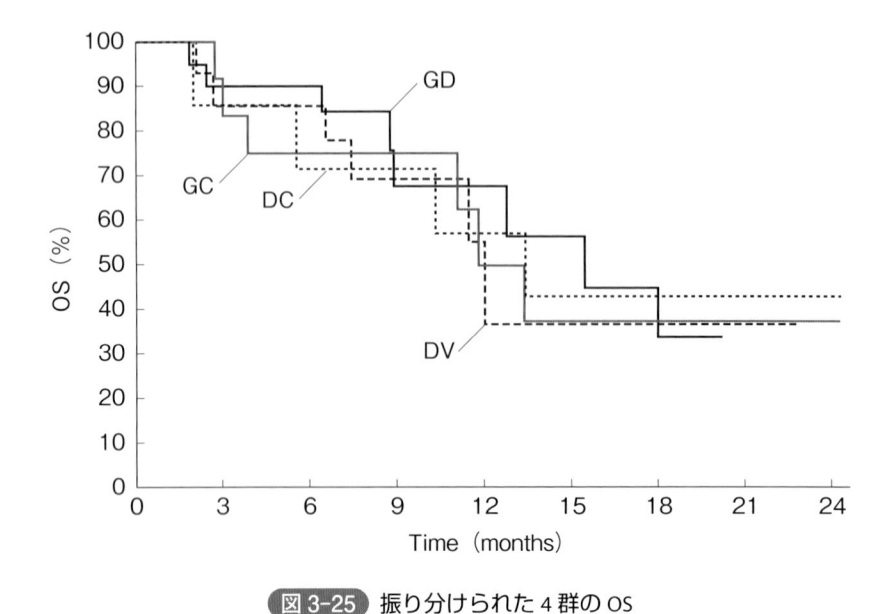

図 3-25 振り分けられた 4 群の OS

分からない.

　というわけで，こういう戦略をとることを，対照群と比較することによって有用性を示さなければならない．その対照群とは，つまり，経験的に（マーカーのことなど何も考えず），現在のベストとされている治療法が施行される患者，ということになる．

　上記の例をそのままこの Marker-strategy design で検証するとすれば，対照群ではマーカーによらず（この場合，マーカーそのものは測定しておく場合と測定もしない場合がある），もっとも一般的と思われるレジメン（たぶん GC になるか？）で一律に治療することになる．

　ただしこの場合，実は（マーカーに関わらず）GC よりも D や V といった他の薬剤，他の治療の方がもともと優れていた，ということも理論的には想定される（実際には NSCLC に関する今までのデータからは考えにくいことではあっても）．そうすると，仮に試験治療群が勝ったところで，それはマーカーによる治療選択という戦略が正しかったのか，単に実

3. 個別化治療について

はGCという「標準」治療が一番セコくて，DやVを使った「新治療」の方が良かったのか，という結論は出ない．これを回避するために対照群は，試験治療群でマーカーによって割り当てられる4つの治療法にランダム化して振り分けるという方法がある．以上の，2つのMarker-strategy designについてあらためて図3-26に示す[2]．

このような方法で行われた研究の中で，最も大規模なものの1つがERCC1試験[28]である（図3-27）．これは対照群をCDDP+DTXの「標準的」2剤併用療法として，試験治療群はERCC1が低い（プラチナが効きやすい）グループでは対照と同じくCDDP+DTX，高い（プラチナが効きにくい）グループではDTX+GEMでの化学療法に振り分けている．この試験において，一般論としてCDDP+DTXとDTX+GEMが同等か，という上記の疑問は別としても，もう1つ本試験には大きな欠点があった[25]．結果的に，試験治療群の57％では対照群と同じCDDP+

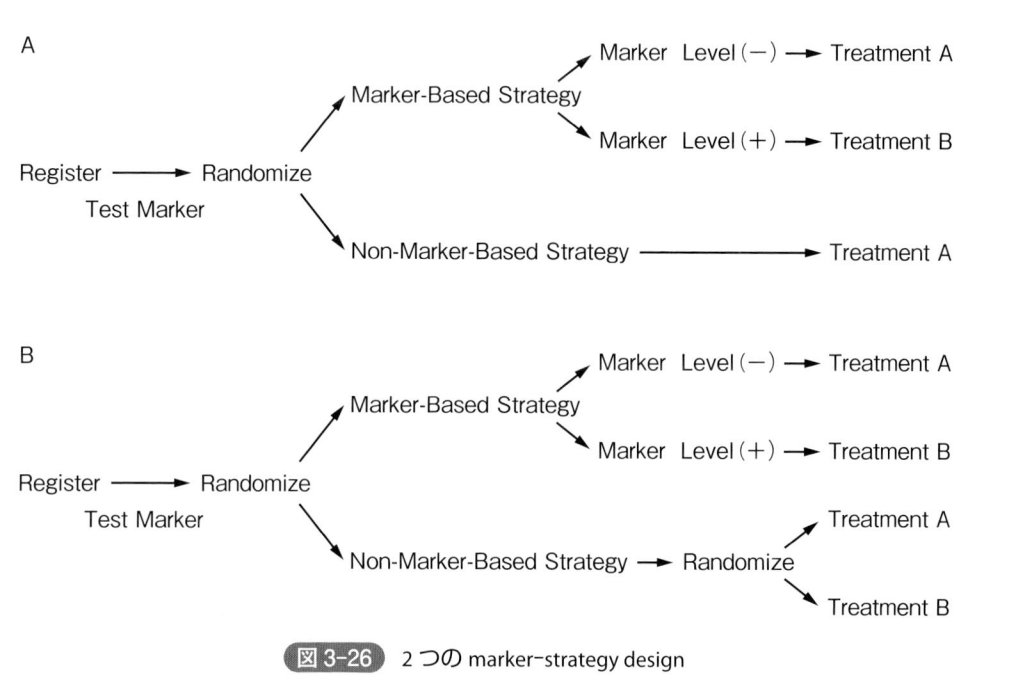

図 3-26 2つのmarker-strategy design

3. 個別化治療について

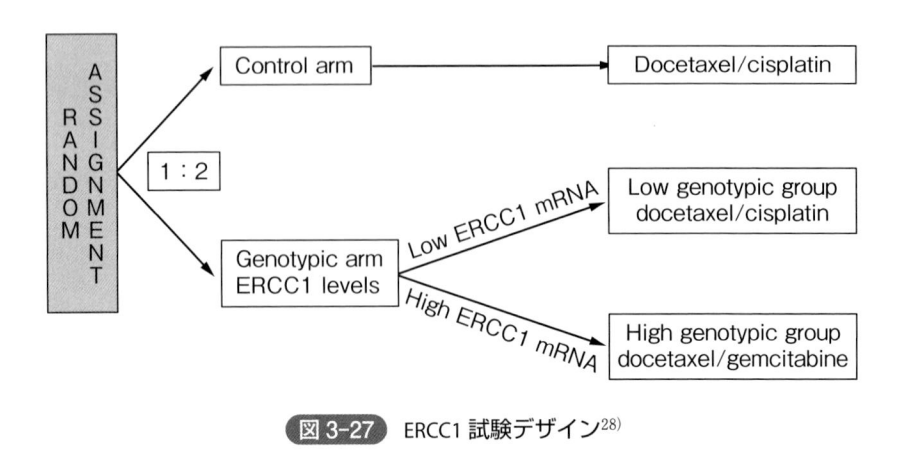

図 3-27 ERCC1 試験デザイン[28]

DTX が施行されていたのである．これでは差が出にくくなるのは当然である．ちなみに本試験は primary endpoint の奏効率では試験治療群が上回っていたので公式には "positive trial" ということになるが，PFS や OS では差はなく，臨床的な意義は不明である．

いずれにしても，このように，Marker-strategy design では多くの場合結果的に対照群と同じ治療になってしまうものが一定数含まれるので（これは，対照群が「標準的治療」を行われるという性質からはむしろ当然と思われる），検出力が落ちてしまうという大きな欠点をもつ[23,25]．もともと，ランダム化試験にこのような「余分な調べ物」を組み込むこと自体に相当な労力が必要であり，加えて検出力が低下することにより多くの症例数が必要であることからして，このデザインはあまり現実的ではないと指摘されている．

図 3-28 に，イタリアで行われている NSCLC の術後治療の ITACA adjuvant trial のデザインを示す．ERCC1 と，pemetrexed への感受性を規定すると言われている TS（thymidylate synthase，低いと pemetrexed の効果が高いとされる）を組み合わせた「個別化治療」の戦略の有効性を検証しようというものである．対照群は，通常のプラチナベースの化学療法（これには CDDP+GEM も CDDP+PEM も含まれる）であり，試験治療群とのオーバーラップも当然想定され，検出力も低くなるだろう．そ

3. 個別化治療について

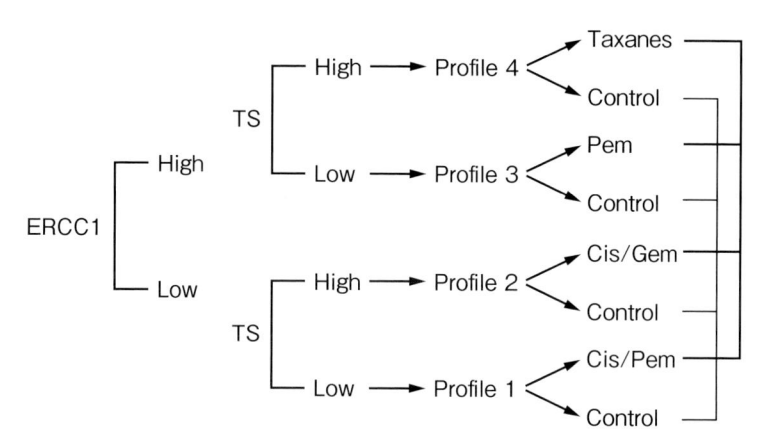

```
ERCC1 ─┬─ High ─┬─ TS ─┬─ High ──→ Profile 4 ─┬─ Taxanes
       │        │       │                      └─ Control
       │        │       │
       │        │       └─ Low  ──→ Profile 3 ─┬─ Pem
       │        │                               └─ Control
       │        │
       └─ Low  ─┤ TS ─┬─ High ──→ Profile 2 ─┬─ Cis/Gem
                │      │                      └─ Control
                │      │
                │      └─ Low  ──→ Profile 1 ─┬─ Cis/Pem
                │                              └─ Control
```

Control = Investigators' choice; Primary end-point = overall survival;
Sample size = 700 patients

図 3-28 ITACA 術後試験デザイン

れに，結局捻って考えた試験治療群が，タキサン単剤であったり pemetrexed 単剤であったりして，毒性は低くなるであろうがこれで対照群のプラチナベース治療に「勝てる」のかどうか，かなり疑問である．そのような疑問を，主任研究者の Scagliotti 先生に質問してみたところ，渋い顔して「それが問題だ」と答えられた．

　本来この種のデザインが真価を発揮するのは，「個々の治療法云々ではなく戦略そのものの妥当性が検証されるべきとき」のはずである．具体的にはなかなかピンと来ないが，SWOG の統計家 Crowley は，たとえば化学療法をするにあたって薬剤の感受性試験を行い，その結果に従ってレジメンを決定するという「戦略」を，経験的に「ベスト」である標準的治療を一律に行うのと比べる，というような例を挙げている．確かにこれならば，感受性試験の結果選択されたレジメン 1 つ 1 つの有効性をどうこういうものではなく，かつ，標準治療と数多くの候補薬剤から選択され組み合わされた「試験治療」とに重複は少なかろうと思われる．よって，検証されるのは「そういう（感受性）試験をすることがよいかどうか」という「戦略」の問題になる．

3. 個別化治療について

　実際に，この種のデザインに関する明るい方向性を示しているものの1つに，EORTCによって腋窩リンパ節転移陰性乳癌を対象として行われているMINDACT試験[29]がある．この試験は，補助化学療法の有無を選択するという状況下で，MammaPrintと呼ばれる70遺伝子によって構成される分子マーカーに従う戦略とAdjuvant! Onlineと呼ばれる病理情報等によって構成される従来型マーカーに従う戦略のいずれが優れているかを評価することを主目的として実施されている．この試験では，戦略間で治療選択が異なる症例のみをランダム化することにより，いずれの戦略に従った治療選択を行うかを決めていて，前述したような結果的に対照群と同じ治療になってしまうものが一定数含まれるといったことがなく，この種の検出力の低下を招かずに戦略間の比較を行っている．

3) All-comers design

　このデザインでは，マーカーの状況にかかわらず全員をランダム化して，新治療と標準治療の効果を検討し，マーカーが効果予測因子となっているかどうかを検証する．この場合，マーカー陰性のものについても新治療の効果が一定以上はあることが想定されなければならない．たとえば，現時点でgefitinibをEGFR陰性例に投与することは，上記の知見からすると正当化されないので，そのような治療群を含むものならば不適切なデザインということになる．

　このデザインはさらに，マーカー陽性例と陰性例での治療効果の差をあとでinteraction（交互作用）として検定する方法と，あらかじめマーカーによって層別化し，マーカー陽性例と陰性例のおのおので新治療と標準治療の効果の差を検証する方法（marker-stratified design）とに分かれる[23]．

　後者の例としてよく引用されるのは，（実際には2009年に症例登録が少なくてコケてしまったそうだが）MARVEL trial（図3-29）というもので，NSCLCの二次治療としてEGFR-FISH statusによって層別化し，erlotinibとpemetrexedを比較するというものである．

　仮説としては，FISH陽性例でerlotinibがpemetrexedより勝ってい

3. 個別化治療について

```
Preregistration
(n=1196 with tumor tissue)
    │
Central pathology review and EGFR evaluation
by FISH (FISH status blinded)
(n=956 with assay results)
    ├─────────────────────────────┐
FISH＋                          FISH－
(estimated approximately        (estimated approximately
30%; n=286)                     70%; n=670)
    │                               │
Randomization(1:1)              Randomization(1:1)
    ├──────┐                        ├──────┐
Erlotinib  Pemetrexed           Erlotinib  Pemetrexed
(n=143)    (n=143)              (n=335)    (n=335)
```

図 3-29 MARVEL 試験デザイン

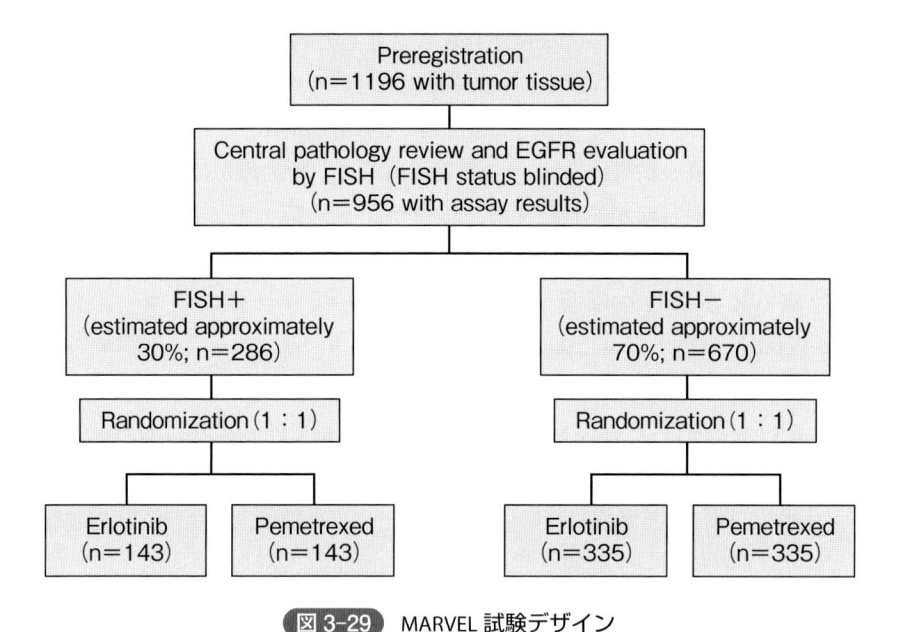

るというものだが，FISH 陰性例でもこの差を検討し，もし FISH の結果によらず erlotinib が pemetrexed に勝ってしまう（帰無仮説が棄却される）ようだと，それは個別化治療したことにならず，一般論として erlotinib が pemetrexed より優れている，という結論になってしまう．「個別化」もしくは予測因子（FISH）の妥当性の検証のためには，FISH 陽性例で erlotinib の勝ち，陰性例では pemetrexed の勝ち（または引き分け）となるべきで，これをおのおのの集団で独立に（それぞれの帰無仮説とサンプルサイズで）検討しようというものであった．

　こういう小難しいものより，我々臨床家にとっては前者の，交互作用を持つかどうかを決めるものの方が分かりやすい．理論的には，別に層別化しなくても，サンプルサイズが十分あれば群間の偏りは最小化されるはずであり，少々偏っていても補正する方法はあるはずである．また，きちんとマーカーが解析されることができるのなら，最初の段階でマーカーが分かってなくても，解析時にデータがあればよいはずである．というわけで，この方法で「prospective に」マーカーをとっていなければいけな

3. 個別化治療について

い，というのは，実際には後からきちんとした解析に堪えられるようにデータが収集されていることを保障する，という意味合いが大きい[23, 24]．

さて，このデザインでは，そもそもが"all-comer"なのであるから，臨床試験の第一義的目的は，「全集団に対して」新治療が標準的治療より優っているかどうかを検証する，ということが多い．こういうときのため，全対象者での群間比較と，マーカー陽性例のみの群間比較にp値を分割して多重性を回避するという方法も採られている[30]．前述のSATURN試験[14]では，primary endpointのPFSについて，全例での解析をp＝0.03で，EGFR陽性（IHCで）例の解析をp＝0.02で独立に行うということになっていた．ただし双方の解析で同じようにpositiveとなったため，個別化という意味では達成されていない．

また，時には試験開始時には有力なマーカーを特定できないこともあろうが，これに対してp値をやはり分割した上で，試験前半症例を用いて予測因子を探索し，後半の症例でp値の一部を使ってマーカー陽性例の群間比較を行う方法（adaptive signature design，図 3-30）[31]や，さらに試験全体の半分の情報しかマーカー陽性例の群間比較に利用できないことで生じる効率低下を改善する方法として全症例を効率的に交互に検証する方法（これをcross-validationという）により改良したcross-validated

- ●マーカーを試験開始前に特定できない場合
- ●全被験者を対象に α＝0.04で群間比較して有意差なしの時
  − 試験前半で登録された被験者を対象として，予測因子を探索
  − 試験後半で登録された（予測因子の探索とは独立な）被験者を対象に，予測因子に基づくサブグループにおける群間差を有意水準0.01で検定

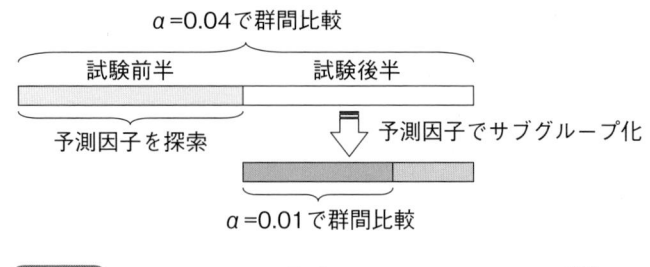

図 3-30　Freidlin & Simonの"adaptive signature design"[31]

adaptive signature design[32]も考案提唱されているが，ここでは省く，というよりもうこうなるとついていけない．

■ レトロの解析ではいけないのか

　上記のように，統計の専門家からみると，いずれにしても個別化治療の検証のためには「prospective randomized trialは必須」ということだが，臨床家の立場からすると，初めからマーカーを設定して，その妥当性を検証するために（のみ）大規模試験を組む，というのは時間もかかるし能率も悪いように思える．とくに，そのマーカーが大規模な検証試験に値するかどうかちょっとまだ怪しい，という場合はそうである．もうちょっと安直に行ける話はないか．

　すでに行われたランダム化試験でサンプルがある場合，それをレトロスペクティブに解析してマーカーの予測因子としての意義を検討する，という方法（上記all-comers designのレトロスペクティブ版）はかなり採られており，実際にこれによって大腸癌の治療にEGFR抗体であるcetuximab[33]やpanitumumab[34]の効果が，腫瘍のKRAS変異がない（変異陰性，つまり野生型の）ものに限られているということが検証されている（図3-31）．このことは複数の試験で独立に確認されており，ほぼ確立

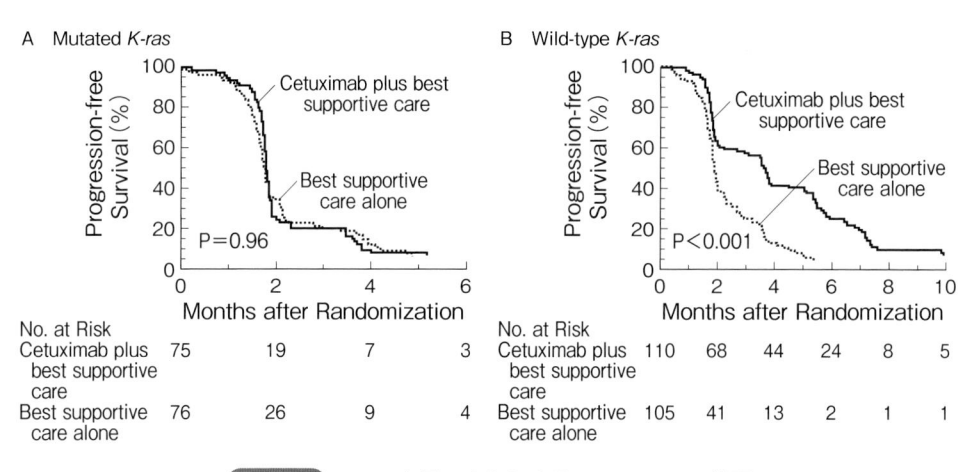

図 3-31 KRAS 変異の有無による Cetuximab の効果

3. 個別化治療について

した予測因子となって個別化治療（KRAS 変異陰性のものにのみ EGFR 抗体を使う）につながっている．

　この方法であれば，確認のためのデータも取りやすい．1 つのデータで，KRAS 変異の腫瘍に EGFR 抗体の効果がなさそうであるという知見が出たとして，それを今更 prospective trial で確認しようとすれば，「たぶん効かないだろう」と思いつつも KRAS 変異陽性の患者にもそういう薬を使わねばならず，実際問題としてそのような試験は上手くいくはずがない．「すでに治療されちゃっている」データでレトロに確認がとれれば，時間も手間も大幅に削減される．

　しかし，統計家は，このようなレトロでの解析にあたって，下記のような条件をつけている（ただ以下の条件は，言われてみるとすべてランダム化デザインの場合にも通じる基本中の基本になるようだが）．

　①正しく施行されたランダム化試験からのデータであること
　②選択バイアスを避けるため，もとの試験に参加した患者の大多数から標本が得られていること
　③臨床仮説，解析方法，患者集団が事前に決められていること
　④マーカーのアッセイ系とスコア化が事前に決められ，標準化されていること
　⑤最初からサンプルサイズが決められ，検出力も十分であること

　実際には，たとえば②については，大腸癌における panitumumab の試験[34]では 92％の症例で KRAS 変異が調べられたそうであるが，肺癌では検体の収集は遥かに難しい．iPASS 試験では EGFR 変異他のマーカーが調べられたのは 30〜40％程度であり[9]，上記の②や⑤を満たさないのは明らかである．しかしそれでも EGFR 変異の有無によって（化学療法に対して）PFS が大きく違う，ということ（図 3-11），また，それまで EGFR 変異と並んで効果予測因子の有力候補だった EGFR の gene copy number が，予測因子とならなかったこと（図 3-32：EGFR gene copy number が高くても EGFR 変異の有無によって gefitinib の PFS は他の集団と同じように規定される）が明らかとなっている[35]．その一方，WJTOG3405[10] や NEJ002[11] 試験では，Marker（＋）design によって，

3. 個別化治療について

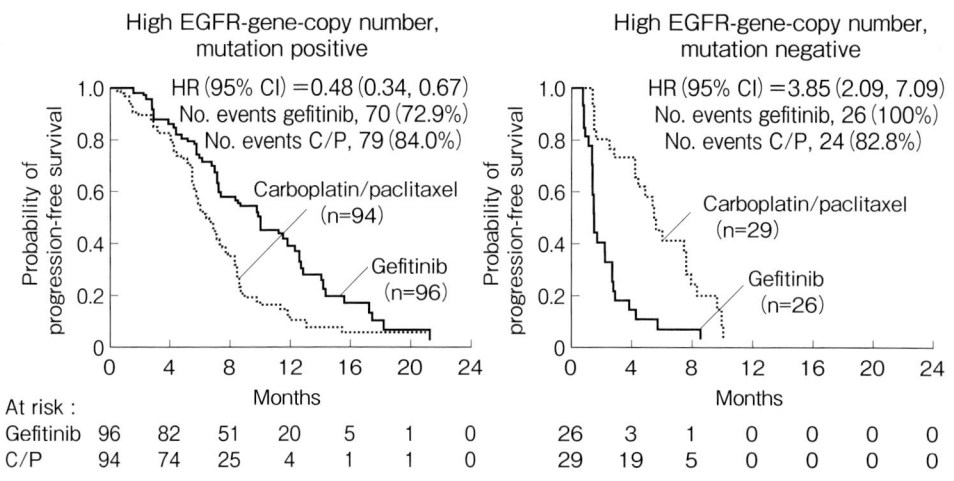

High EGFR-gene-copy number, mutation positive
HR (95% CI) =0.48 (0.34, 0.67)
No. events gefitinib, 70 (72.9%)
No. events C/P, 79 (84.0%)
Carboplatin/paclitaxel (n=94)
Gefitinib (n=96)

High EGFR-gene-copy number, mutation negative
HR (95% CI) =3.85 (2.09, 7.09)
No. events gefitinib, 26 (100%)
No. events C/P, 24 (82.8%)
Carboplatin/paclitaxel (n=29)
Gefitinib (n=26)

At risk:
	0	4	8	12	16	20	24		0	4	8	12	16	20	24
Gefitinib	96	82	51	20	5	1	0		26	3	1	0	0	0	0
C/P	94	74	25	4	1	1	0		29	19	5	0	0	0	0

Cox analysis with covariates; HR <1 implies a lower risk of progression on gefitinib;
Post-hoc analysis in ITT population

図 3-32 EGFR copy number 増加例での，EGFR 変異の有無による iPASS 試験での PFS

EGFR 変異陽性のものに対する効果を検証することはできたが，他の予測因子の妥当性についてはこのデザインでは分からない．

iPASS 試験の「成功」から考えると，上記の①〜⑤をすべて満たすのはちょっと条件として厳しすぎるようである．このため，各種試験では，「マーカー検索のための標本が採れた例」と「採れなかった例」のパラメーターの比較によって，選択バイアスが最小化されている（だろう）ことを「言い訳」として出しているものが多く，このくらいで勘弁してくれないかというのが臨床家の偽らざる心境ではないか．

■ ランダム化しなければ本当に（何も）分からないのか

前述の「レトロの解析」でも，結局のところもとになるランダム化のデータがなければいけないということである．しかし，実際にはランダム化試験それ自体が手間も暇もかかるし，単一施設ではなかなか施行できない．それを（部分的にでも）代用する方法はないか．

3. 個別化治療について

例に挙げるのは，プロテオミクスにより EGFR-TKI の効果を予測するという論文[36]である．この研究では表 3-8 のように，

① EGFR-TKI によって治療された集団を training set (Italian A/Japan A and B) としてプロテオミクスを解析し，MALDI シグニチャーによりマーカーを作成する．

②そのマーカーを，同じく EGFR-TKI によって治療された別の2つの集団 (Italian B, ECOG) に応用し (validation set)，確かにこのマーカーで予後が分かれるということを示す (図3-33).

ここまでだと，このマーカーで予後が予測できることは validate され

表 3-8 プロテオミクスによる EGFR-TKI 治療の効果予測

Outcome	Training set Italian A/Japan A and B (n=139)	Validation sets Italian B (n=67)	ECOG (n=96)	Control sets Italian C (n=32)	VU (n=61)	Polish early stage (n=65)
Classification from MALDI MS algorithm, No. (%)						
Good	105 (75.5)	39 (58.3)	69 (71.9)	20 (62.5)	41 (67.2)	44 (67.7)
Poor	33 (23.7)	27 (40.3)	27 (28.1)	12 (37.5)	20 (32.8)	21 (32.3)
Undefined	1	1	0	0	0	0
Overall survival						
HR (95% CI)	0.45 (0.19 to 0.63)	0.5 (0.24 to 0.78)	0.4 (0.24 to 0.70)	0.74 (0.3 to 1.6)	0.81 (0.4 to 1.6)	0.9 (0.4 to 1.9)
Log-rank P	<0.001	<0.0054	<0.001	0.42	0.54	0.79
Median time to death, days (good/poor)	441/148	207/92	306/107	163/141	729/312	1430/1233
Time to progression						
HR (95% CI)	0.5 (0.23 to 0.74)	0.56 (0.28 to 0.9)	0.53 (0.33 to 0.85)	N/A	N/A	N/A
Log-rank P	0.0031	0.02	0.007	N/A	N/A	N/A
Median time to progression, days (good/poor)	161/63	84/61	98/58	N/A	N/A	N/A
Multivariable analysis of overall survival[†]						
HR (95% CI)	ND	0.74 (0.55 to 0.99)	0.53 (0.30 to 0.94)	ND	ND	ND
Wald P	ND	0.048	0.03	ND	ND	ND

*ECOG: Eastern Cooperative Oncology Group, VU: Vanderbilt University, MALDI: matrix-assisted laser desorption ionization, MS: mass spectrometry, HR: hazard ratio, CI: confidence interval, N/A: not available, ND: not done.

[†] In the multivariable analysis, the cofactors included were performance status (0-5), sex (male/female), histology (adenocarcinoma, squamous cell carcinoma, large cell carcinoma, or not otherwise specified), smoking history (no versus current or former), and MALDI MS classification (good versus poor) in the Italian B set and performance status (0-5), number of involved sites (1-5), prior weight loss (≧5% or <5%), histology, and MALDI MS classification (good versus poor) in the ECOG validation set.

3. 個別化治療について

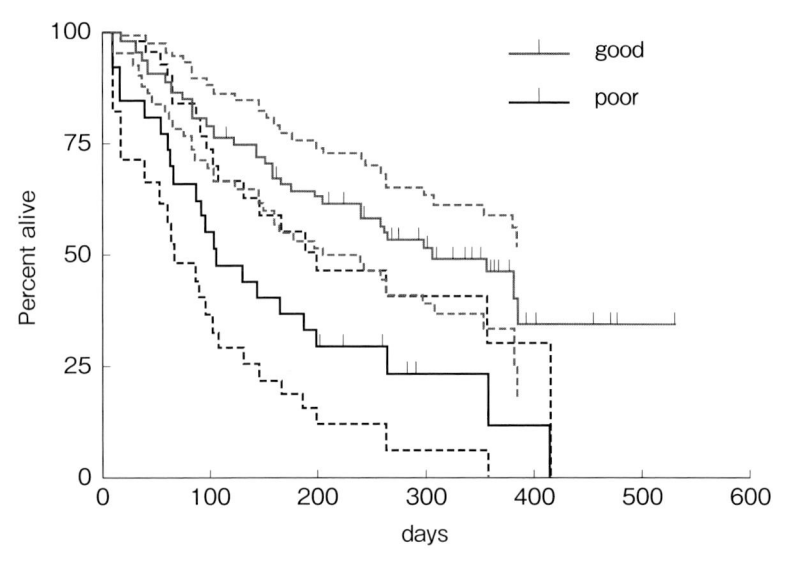

図 3-33 Validation set (EGFR 治療例) でのマーカー別 OS と信頼区間

たが，それが EGFR-TKI の治療効果と関係ある（予測因子）のか，ないのか（予後因子）は判別できない，というのはすでに述べた通りである．そこで，

③このマーカーを，他の，EGFR-TKI で治療されていない他の集団 (control set) に応用し，予後と関係しないことを証明する（図 3-34）．この集団は，EGFR-TKI によらず化学療法のみで治療された 2 つ (Italian C, VU) と，外科的手術で治療された 1 つ (Polish early stage) である．

つまり，EGFR-TKI で治療された時は予後が変わるが，そうでないときには予後は変わらない，だからこの差は EGFR-TKI の効果を反映しているからこのマーカーは効果予測因子である，という論法である．

この論法の問題点として，統計的には次の 2 つが指摘される．

① Control set で，マーカーによって予後に「有意の差がない」ということを示しているが，「有意差がない」イコール「差がない」ということにはならないので，厳密にはマーカー間の差が治療集団間で違う

3. 個別化治療について

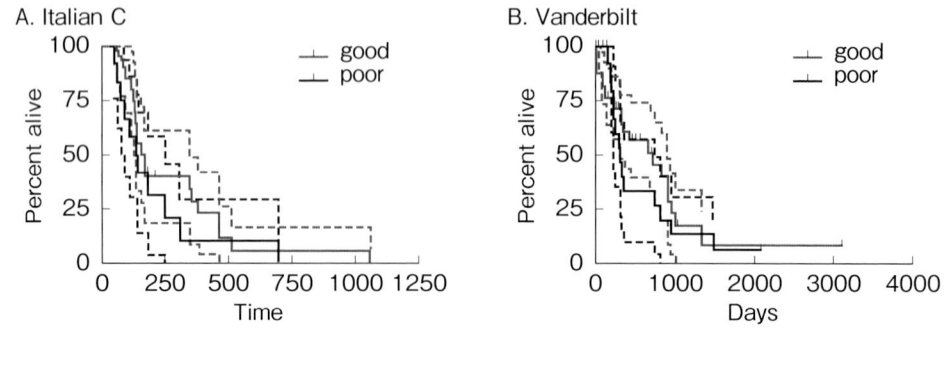

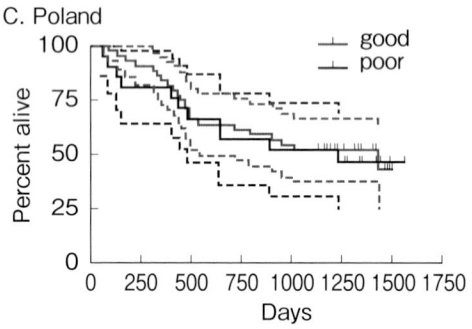

図 3-34 Control set（非 EGFR 治療例）でのマーカー別 OS と信頼区間

ことが（交互作用があることが）示されていない．実際に，図 3-34 を見ると，control set でも，有意差はないかも知れないが，"good group"の方が"poor group"よりもやや上を行っているように見える．

② 意地悪な見方をすれば，EGFR-TKI で治療されたセットの，"poor group"では，治療によって予後が悪化しているという可能性もある．つまり，"good group"の集団で EGFR-TKI の治療効果があることを示せていない．EGFR-TKI で治療していないセットでは，予後も何も変わってくるので，これと比較して EGFR-TKI の効果を云々することはできない．

本論文では，治療集団でのマーカー間の予後の差（ハザード比）と，非

治療集団での予後の差（ハザード比）を比較することによりマーカーと治療効果の交互作用があるかどうかを調べる，という手法をとっているが，上記のごとく統計的には限界があるようである．ただし，この研究が提示したデータに加えて，どこかのマーカー内でランダム化試験を行えば（すべてにでなくても）予後因子か予測因子かが分かるはずなので，臨床家の立場からすると有用性はあるように思われる．

マーカーの探索段階から大規模ランダム化試験を行うのは，どう考えても能率的ではない．ランダム化試験とマーカーの探索試験，検証試験をうまく組み合わせる方法を考えていかなければならない．文献31, 32のadaptive signature designなどはその方向性を示す１つかも知れないが，我々臨床家の理解がなかなか及ばないのがまた辛いところである．

■文献

1) Shiraishi K, Kohno T, Tanai C, et al. Association of DNA repair gene polymorphisms with response to platinum-based doublet chemotherapy in patients with non-small-cell lung cancer. J Clin Oncol. 2010; 28: 4945-52.
2) Sargent DJ, Conley BA, Allegra C, et al. Clinical trial designs for predictive marker validation in cancer treatment trials. J Clin Oncol. 2005; 23: 2020-7.
3) Dowlati A, Gray R, Sandler AB, et al. Cell adhesion molecules, vascular endothelial growth factor, and basic fibroblast growth factor in patients with non-small cell lung cancer treated with chemotherapy with or without bevacizumab--an Eastern Cooperative Oncology Group Study. Clin Cancer Res. 2008; 14: 1407-12.
4) Lynch TJ, Bell DW, Sordella R, et al. Activating mutations in the epidermal growth factor receptor underlying responsiveness of non-small-cell lung cancer to gefitinib. N Engl J Med. 2004; 350: 2129-39.
5) Paez JG, Janne PA, Lee JC, et al. EGFR mutations in lung cancer: correlation with clinical response to gefitinib therapy. Science. 2004; 304: 1497-500.
6) Maruyama R, Nishiwaki Y, Tamura T, et al. Phase III study, V-15-32, of gefitinib versus docetaxel in previously treated Japanese patients with non-small-cell lung cancer. J Clin Oncol. 2008; 26: 4244-52.
7) Shepherd FA, Dancey J, Ramlau R, et al. Prospective randomized trial of docetaxel versus best supportive care in patients with non-small-cell lung cancer previously treated with platinum-based chemotherapy. J Clin Oncol. 2000; 18: 2095-103.

3. 個別化治療について

8) Saijo N, Takeuchi M, Kunitoh H. Reasons for response differences seen in the V15-32, INTEREST and IPASS trials. Nat Rev Clin Oncol. 2009; 6: 287-94.
9) Mok TS, Wu YL, Thongprasert S, et al. Gefitinib or carboplatin-paclitaxel in pulmonary adenocarcinoma. N Engl J Med. 2009; 361: 947-57.
10) Mitsudomi T, Morita S, Yatabe Y, et al. Gefitinib versus cisplatin plus docetaxel in patients with non-small-cell lung cancer harbouring mutations of the epidermal growth factor receptor (WJTOG3405): an open label, randomised phase 3 trial. Lancet Oncol. 2010; 11: 121-8.
11) Kobayashi K, Inoue A, Maemondo M, et al. First-line gefitinib versus first-line chemotherapy by carboplatin (CBDCA) plus paclitaxel (TXL) in non-small cell lung cancer (NSCLC) patients (pts) with EGFR mutations: a phase III study (002) by North East Japan Gefitinib Study Group. J Clin Oncol. 2009; 27 (suppl): abstr 8016.
12) Shepherd FA, Rodrigues Pereira J, Ciuleanu T, et al. Erlotinib in previously treated non-small-cell lung cancer. N Engl J Med. 2005; 353: 123-32.
13) Tsao MS, Sakurada A, Cutz JC, et al. Erlotinib in lung cancer - molecular and clinical predictors of outcome. N Engl J Med. 2005; 353: 133-44.
14) Cappuzzo F, Coudert BP, Wierzbicki R, et al. Efficacy and safety of erlotinib as first-line maintenance in NSCLC following non-progression with chemotherapy: results from the phase III SATURN study. J Thorac Oncol. 2009; 4 (suppl): abstr A21.
15) Kim ES, Hirsh V, Mok T, et al. Gefitinib versus docetaxel in previously treated non-small-cell lung cancer (INTEREST): a randomised phase III trial. Lancet. 2008; 372: 1809-18.
16) Douillard JY, Shepherd FA, Hirsh V, et al. Molecular predictors of outcome with gefitinib and docetaxel in previously treated non-small-cell lung cancer: data from the randomized phase III INTEREST trial. J Clin Oncol. 2010; 28: 744-52.
17) Hidalgo M, Siu LL, Nemunaitis J, et al. Phase I and pharmacologic study of OSI-774, an epidermal growth factor receptor tyrosine kinase inhibitor, in patients with advanced solid malignancies. J Clin Oncol. 2001; 19: 3267-79.
18) Ranson M, Hammond LA, Ferry D, et al. ZD1839, a selective oral epidermal growth factor receptor-tyrosine kinase inhibitor, is well tolerated and active in patients with solid, malignant tumors: results of a phase I trial. J Clin Oncol. 2002; 20: 2240-50.
19) Thatcher N, Chang A, Parikh P, et al. Gefitinib plus best supportive care in previously treated patients with refractory advanced non-small-cell lung cancer: results from a randomised, placebo-controlled, multicentre study (Iressa Survival Evaluation in Lung Cancer). Lancet. 2005; 366: 1527-37.

3. 個別化治療について

20) Herbst RS, Giaccone G, Schiller JH, et al. Gefitinib in combination with paclitaxel and carboplatin in advanced non-small-cell lung cancer: a phase III trial--INTACT 2. J Clin Oncol. 2004; 22: 785-94.
21) Giaccone G, Herbst RS, Manegold C, et al. Gefitinib in combination with gemcitabine and cisplatin in advanced non-small-cell lung cancer: a phase III trial--INTACT 1. J Clin Oncol. 2004; 22: 777-84.
22) Herbst RS, Prager D, Hermann R, et al. TRIBUTE: a phase III trial of erlotinib hydrochloride (OSI-774) combined with carboplatin and paclitaxel chemotherapy in advanced non-small-cell lung cancer. J Clin Oncol. 2005; 23: 5892-9.
23) Mandrekar SJ, Sargent DJ. Clinical trial designs for predictive biomarker validation: theoretical considerations and practical challenges. J Clin Oncol. 2009; 27: 4027-34.
24) Mandrekar SJ, Sargent DJ. Predictive biomarker validation in practice: lessons from real trials. Clin Trials. 2010; 7: 567-73.
25) Freidlin B, McShane LM, Korn EL. Randomized clinical trials with biomarkers: design issues. J Natl Cancer Inst. 2010; 102: 152-60.
26) Paik S, Kim C, Jeong J, et al. Benefit from adjuvant trastuzumab may not be confined to patients with IHC3+ and/or FISH-positive tumors: central testing results from NSABP B-31. J Clin Oncol. 2007; 25 (suppl): abstr 511.
27) Simon G, Sharma A, Li X, et al. Feasibility and efficacy of molecular analysis-directed individualized therapy in advanced non-small-cell lung cancer. J Clin Oncol. 2007; 25: 2741-6.
28) Cobo M, Isla D, Massuti B, et al. Customizing cisplatin based on quantitative excision repair cross-complementing 1 mRNA expression: a phase III trial in non-small-cell lung cancer. J Clin Oncol. 2007; 25: 2747-54.
29) Cardoso F, Van't Veer L, Rutgers E, et al. Clinical application of the 70-gene profile: the MINDACT trial. J Clin Oncol. 2008; 26: 729-35.
30) Simon R. Roadmap for developing and validating therapeutically relevant genomic classifiers. J Clin Oncol. 2005; 23: 7332-41.
31) Freidlin B, Simon R. Adaptive signature design: an adaptive clinical trial design for generating and prospectively testing a gene expression signature for sensitive patients. Clin Cancer Res. 2005; 11: 7872-8.
32) Freidlin B, Jiang W, Simon R. The cross-validated adaptive signature design. Clin Cancer Res. 2010; 16: 691-8.
33) Karapetis CS, Khambata-Ford S, Jonker DJ, et al. K-ras mutations and benefit from cetuximab in advanced colorectal cancer. N Engl J Med. 2008; 359: 1757-65.
34) Amado RG, Wolf M, Peeters M, et al. Wild-type KRAS is required for panitumumab efficacy in patients with metastatic colorectal cancer. J Clin Oncol.

3. 個別化治療について

2008; 26: 1626-34.
35) Fukuoka M, Wu Y, Thongprasert S, et al. Biomarker analyses from a phase III, randomized, open-label, first-line study of gefitinib (G) versus carboplatin/paclitaxel (C/P) in clinically selected patients (pts) with advanced non-small cell lung cancer (NSCLC) in Asia (IPASS). J Clin Oncol. 2009; 27 (suppl): abstr 8016.
36) Taguchi F, Solomon B, Gregorc V, et al. Mass spectrometry to classify non-small-cell lung cancer patients for clinical outcome after treatment with epidermal growth factor receptor tyrosine kinase inhibitors: a multicohort cross-institutional study. J Natl Cancer Inst. 2007; 99: 838-46.

4 臨床試験におけるエンドポイント

　非常に多くの臨床試験の結果，とくに標準治療に何かを上乗せしたデザインでの比較試験において，「PFS（progression-free survival）では有意差あり，OS（overall survival）では有意差なし」という結果が発表されている．同じように「PFS positive, OS negative」が得られたとき，試験の primary endpoint が PFS であればその試験は positive trial，OS であれば negative trial である．「最初の決め事がそうだった」と言われてしまうとそれまでであるが，釈然としないのは筆者だけではあるまいと思う．進行非小細胞肺癌に対して CDDP＋GEM に bevacizumab の上乗せ効果を検証した AVAiL 試験[1,2]では，試験途中で primary endpoint が OS から PFS に変更され，結果は見事に「PFS positive（図 4-1），OS negative（図 4-2）」であって，「Primary が PFS だから positive trial」とされた．全く同じようなことが，2010 年の ASCO plenary session で

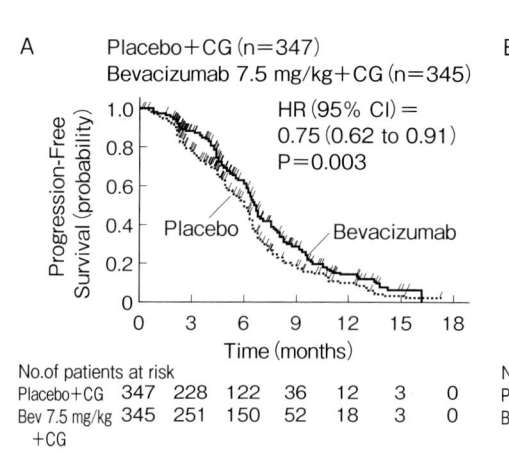

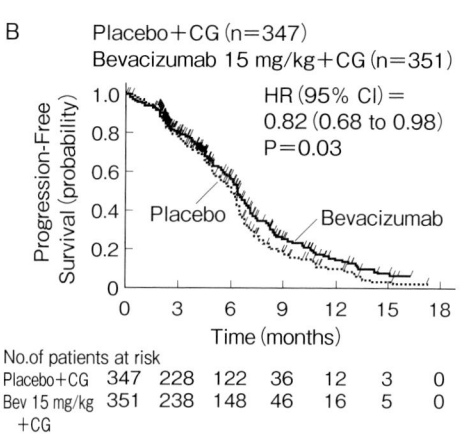

図 4-1 Non-small cell lung cancer に対する AVAiL trial（CDDP＋GEM ＋ bevacizumab 15mg/kg vs bevacizumab 7.5mg/kg vs placebo）の PFS[2]

4. 臨床試験におけるエンドポイント

	Placebo +CG	Bevacizumab 7.5 mg/kg+CG	Bevacizumab 15 mg/kg+CG
ITT	(n=347)	(n=345)	(n=351)
Number of deaths	240	233	242
Median time to event, months (95% CI)	13.1 (11.8-15.2)	13.6 (11.8-15.8)	13.4 (11.1-15.1)
P value		P= 0.420	P= 0.761
HR versus placebo (95% CI)		0.93 (0.78-1.11)	1.03 (0.86-1.23)
PP	(n=271)	(n=307)	(n=285)
Number of deaths	202	207	194
Median time to event, months (95% CI)	13.7 (12.2-16.2)	14.1 (12.3-16.9)	14.5 (13.3-16.3)
P value		P= 0.553	P= 0.750
HR versus placebo (95% CI)		0.94 (0.78-1.14)	0.97 (0.80-1.18)

図 4-2　AVAiL 試験の OS[1]

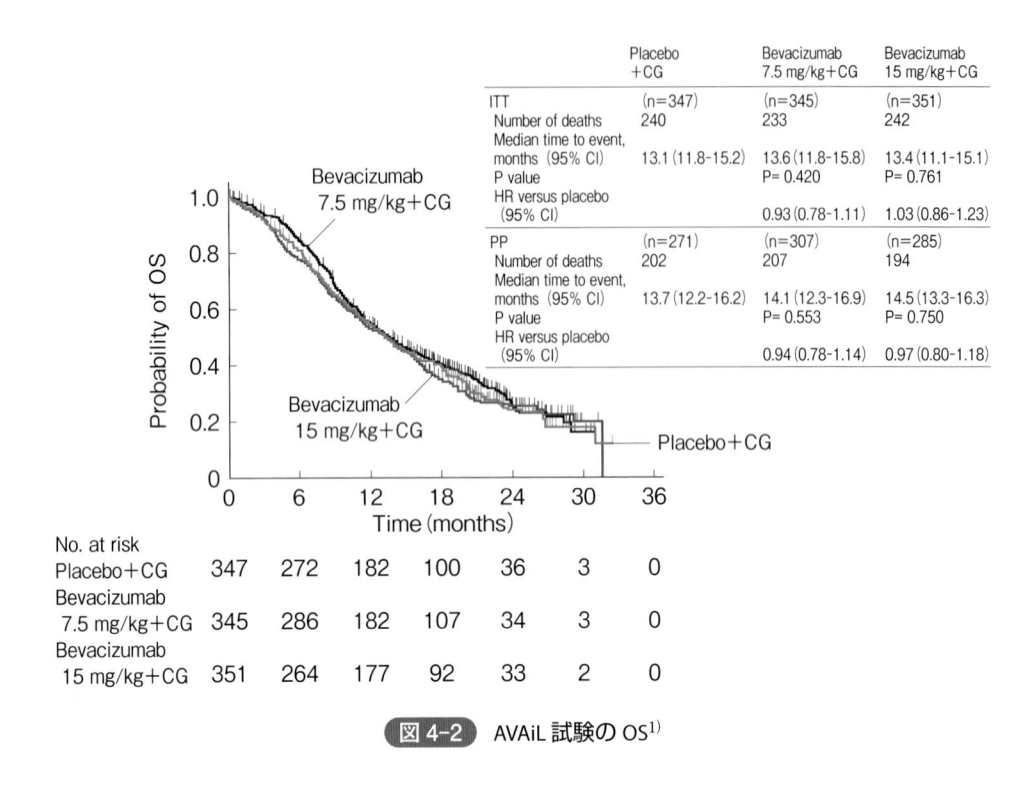

　発表された GOG-0218[3] 試験（卵巣癌などに対する CBDCA+PTX への bevacizumab の上乗せ効果の検証試験）でも行われ，結果も同じく「PFS positive, OS negative の"positive trial"」となっていた．果たしてそのような変更が，また明らかに primary endpoint の変更によって変わった結論が，正当化されるのか？

　わが国で，非小細胞肺癌に対して CBDCA+PTX 療法への bevacizumab の上乗せ効果（すでに米国では ECOG での E4599 試験[4] により PFS および OS での優越性が示されている．ちなみにこの E4599 試験では primary endpoint は OS）を検証した JO19907 試験[5] においては，症例数が少ないながらも primary endpoint の PFS（これは最初からこちらが PFS）では E4599 試験の結果を再現した（図 4-3）が，OS では 2 群間に全く差がなかった（図 4-4）．これはどう考えればよいのか？

4. 臨床試験におけるエンドポイント

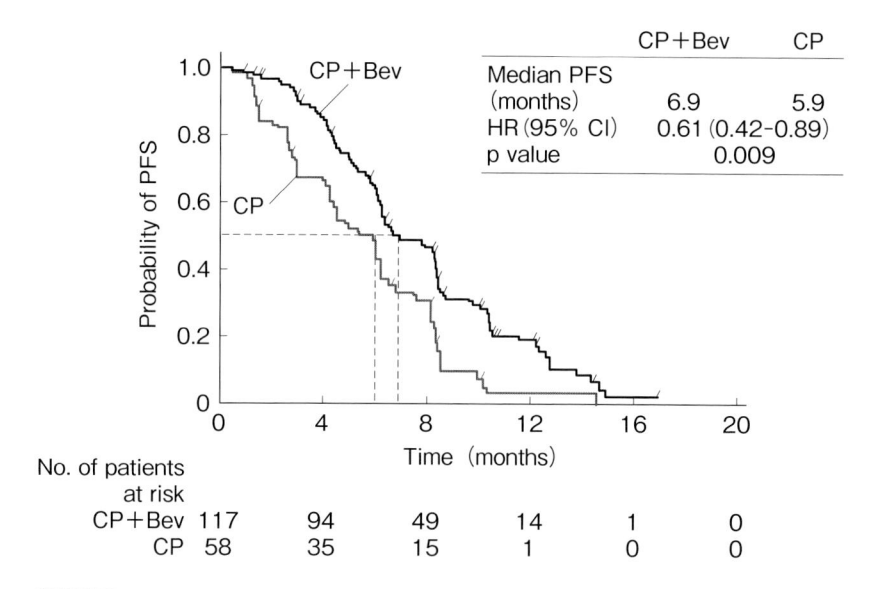

図 4-3 Non-small cell lung cancer に対する JO19907 試験（CBDCA ＋ PTX ＋/－ bevacizumab 15mg/kg）の PFS

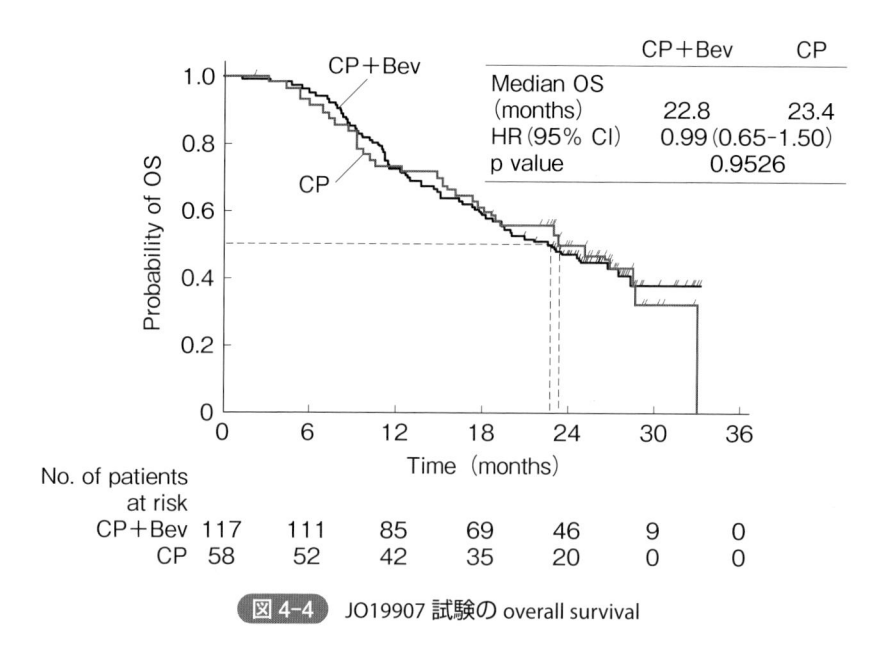

	CP＋Bev	CP
Median PFS (months)	6.9	5.9
HR (95% CI)	0.61 (0.42-0.89)	
p value	0.009	

No. of patients at risk
CP＋Bev 117 94 49 14 1 0
CP 58 35 15 1 0 0

図 4-4 JO19907 試験の overall survival

	CP＋Bev	CP
Median OS (months)	22.8	23.4
HR (95% CI)	0.99 (0.65-1.50)	
p value	0.9526	

No. of patients at risk
CP＋Bev 117 111 85 69 46 9 0
CP 58 52 42 35 20 0 0

4. 臨床試験におけるエンドポイント

　本章では癌の臨床試験において，PFS を OS のサロゲートエンドポイント（surrogate endpoint，代替指標）にすることの長所と短所を臨床家の立場より検討し，その是非について考察する．また，これに付随して，各種のエンドポイントについて検討する．上記3試験の解釈は後半に述べることとする．

■「真の」エンドポイントとそのサロゲート

　そもそも endpoint とは日本語にしにくい言葉であり，しばしば試験の目的と混同される．やや手前味噌になるが，筆者が Editor を務める Jpn J Clin Oncol 誌（JJCO）の統計ガイドラインから引用すると，

> "Endpoint"は，研究の対象となる個人単位で観察された結果の指標として用いられる場合（individual endpoint）と，研究全体での結果を評価する上での指標（study endpoint）として用いられる場合がある．たとえば個々の患者の「死亡」が前者であり，これをまとめた「何年生存率」が後者である．"Endpoint"が「目的」の意味で誤用される例を多く見かけるが，臨床研究の領域では，元々の「終点」すなわち目的やゴールという意味ではなく，「結果の指標（outcome measure）の意味で用いられることが一般的である．

　以下，本稿では主に「エンドポイント」を上記の study endpoint の意味に用いる．エンドポイントとはその試験の目的（たとえば，これこれの新治療法が従来の標準治療より勝っているかどうかを検証する，とか，これこれの新薬の毒性と至適投与量を決定する，など）そのものではなく，その目的を達成するための評価項目になる．

　臨床試験において究極のところ目指すのは患者の利益であるので，評価すべきはそれに直結するものであるはずである．「…そう考えていくと，本物のエンドポイントは，三つしか残らない：生存期間，QOL（quality of life），そしてコストである．…（中略）長生きできる方がよく，同じ寿命なら症状がない方がよく，同じ寿命と生活なら金がかからない方がよい，ということになる」（里見清一著，「偽善の医療」新潮新書より引用）

　PFS などは，腫瘍縮小効果（奏効率として表されることが多い）など

4. 臨床試験におけるエンドポイント

とともに，その治療が病気および病人に与える影響の度合いの指標で，必ずしも clinical benefit とイコールではない．したがって，むしろバイオマーカーの1つとして捉えるべきであり，測っているのが別物なので，本来その治療の臨床的な有用性を評価するものではない[6]．よってこれを surrogate endpoint にしてよいかどうかという問題は，真の臨床的エンドポイントである OS と「同じものを違う方法で評価している（これであれば話は簡単）」のではなく「異質のものを測っている」PFS を，OS の「代わり」に据えて良いのかどうか，ということになる．もしくは，「代わり」にならないとすれば，異質なものである PFS を評価することによって，その試験では何が達成されているのかを考えねばならない．

■ PFS などの指標の定義

OS, PFS などの指標は，当然のことながら起点と終点を定めなければならない．この起点と終点の期間をもって定義することになる．従来は起点については治療開始日とすることが多かったが，最近は圧倒的に「試験登録日」になっているようである．起点はほとんどのエンドポイントで共通である．それ以外の起点を設定する場合にはプロトコールまたはレポートに明記する必要がある．

さて，終点はどこか．OS については死亡日であるのは当然で，死亡した日をもって event とされる．観察期間が終了しても生存していたり，また死亡が確認されないまま行方不明になったりした場合は，最終的に生存が確認されたところで打ち切り (censor) とされる．ところで「打ち切られた」症例 (censored case) については，生存曲線の上で「ここで観察が censor された」ことを表すための目印として「旗が立てられる」のは周知のとおりである．

PFS については，event は原病の増悪または死亡（死因を問わない）である．死亡は明らかとして，「原病の増悪」は RECIST 基準によるのが一般的であるから，新病変の出現もしくは測定病変の 20% 以上の増大をもって event とする．換言すれば，測定病変がたとえば 10% 増大しただけでは event にならない．ここに観察者による判定の相違やバイアスが入る

余地が出てくる．このような事情で PFS は OS に比べ「ソフトな」エンドポイント，と称される．PFS と同種のエンドポイントに DFS（disease-free survival）があるが，これは通常，いったん完全に消失した（CR）病巣が再発する（もしくは患者が死亡する）までの期間を指す．固形癌での進行例では CR はきわめて少ないので，DFS は術後治療などにおいて，完全に取りきった（と思われた）腫瘍が再発するまでの期間を表す．この場合，RECIST では「新病変の出現」のみを見ていればよいので，この判定は 20％の増大云々よりも容易であるのは明らかである．したがって，PFS は，DFS よりもさらにソフトなエンドポイントといえる．

　TTP（time to progression）という，非常に紛らわしい指標もよく用いられる．TTP の event は，増悪または原病による死亡で，他病死は censor として扱われる．しかし，進行癌症例での「他病死」が原病と無関係に起こったことを証明するのはきわめて困難であり，また治療関連死亡を含め治療の毒性が「他病死」に関係した時でも censor になってしまうので，この指標は治療の有用性を表すものとしては必ずしも推奨されていないとされている．にもかかわらず実際には，たとえば進行乳癌の臨床試験では，TTP は PFS 以上に primary endpoint として使われていると報告されている[7]．もっと問題なのは，本来こういう紛らわしい指標を使う場合は論文中にその定義を明記しておくべきであるのに，その記述が欠けているものが相当数あり，さらに，記述されているものでも TTP と PFS を混同しているものがかなり見られるということであった[7]．ただ，この論文自体，どうも TTP の定義を通常のものと違って，死因を問わず死亡を打ち切りとして扱うように考えている節がある．もともと「死因」は癌死とそうでないものとを分けることが困難な場合が多いのは上記のごとくであり，結局のところ TTP は使わない方が賢明のようである．ついでに蛇足を加えると，雑誌側も，たとえば JJCO の統計ガイドラインでも，現在のところ "censor" についての詳細な定義の記載は求めていない．これは J Clin Oncol のような「一流誌」でも事情は同じようなものであるようだ．

　さらにややこしいことに，もう 1 つ，TTF（time to treatment failure）

という指標がある．これは，死亡（すべての死因を含む），原病の増悪のほか，治療の早期中止や他治療の開始（たとえば骨転移に対する照射など）をすべてeventに含む．ここで問題は，「治療の早期中止」には，毒性によるものの他，担当医や患者の判断なども含まれることである．たとえば，本邦で行われたdocetaxelとgefitinibの比較試験[8]では，プロトコールに「治療は増悪または許容できない毒性まで（無限に）続けられる」とあったため，通常の臨床的な判断でdocetaxelを（増悪がないにもかかわらず）中止するという決定が担当医と患者でなされたときにはTTFのeventとなってしまう．このようなことはgefitinib群では起こりにくいのでバイアスがかかり，よってTTFではgefitinibが「有意に」良かった，という，臨床的に明らかにそぐわない結論が出ている．治療の性質が違うときには特に注意しなければならない．

表4-1に各エンドポイントのeventを示す．なお，治療の早期中止が（増悪を観察することなしに）なされ，かつ，その後のフォローがされなくなった（ドロップアウト）場合には，PFSやTTPはその時点でcensorとなってしまう．これがバイアスとなることを防ぐために，可能な限りその後も観察を続けるべきである．

さて最近になって，たとえば大腸癌におけるoxaliplatin-based therapyのように，治療遂行の途中で毒性のために休薬期間（"drug holidays"）をおき，病気再燃の兆候があったときにまた再開する，というような治療戦略では，一度PDになったら終わり，というようなPFSなどではそぐ

表4-1 各エンドポイントのイベントと打ち切り

	原病死	他病死	治療関連死	再発/進行	治療中止	他治療
OS	E	E	E	I	I	I
PFS	E	E	E	E	I*	I*
TTP	E	C	C	E	I*	I*
TTF	E	E	E	E	E	E

E: Event, C: Censor, I: Ignore
*: Drop out 扱いにされるとCになる

4. 臨床試験におけるエンドポイント

わないという見解も出ている．このため，同じ薬を続けるにせよ休薬後別の薬を入れるにせよ，プロトコールで規定されたすべての治療の継続が臨床的に不適切と判断される（規定どおりを使い切った後に PD となる，または規定以外の治療へ切り替える）までの期間を TFS（time to failure of strategy）として定義しよう，などと提唱する向きもある[9]．実地臨床により適合していると主張したいのであろうが，こういう急ごしらえのエンドポイントはいい加減に評価してしまうとどうにでもなるような気もする．

その他，二次癌の発生を event に含めた event-free survival などのエンドポイントもあるが，ここでは省く．

■■ PFS 評価における欠点

PFS などのエンドポイントが OS と決定的に違うのは，OS については死んだ時が event 発生時なので「いつが event か」について通常日付まではっきりしているのに対し，PFS は，progression が観察された日が「event が発生した時」ではない，ことである[10]．図 4-5 において，visit 1

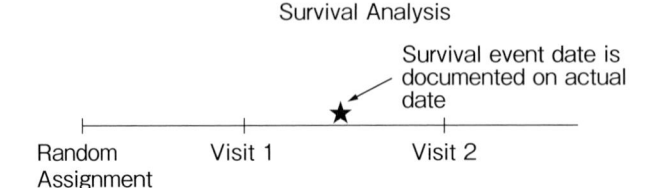

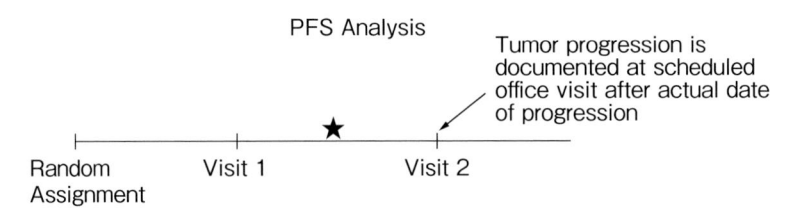

Survival Analysis

Survival event date is documented on actual date

Random Assignment — Visit 1 — ★ — Visit 2

PFS Analysis

Tumor progression is documented at scheduled office visit after actual date of progression

Random Assignment — Visit 1 — ★ — Visit 2

★ Actual date of death or tumor progression

図 4-5 PFS と OS の根本的な違い[10]

4. 臨床試験におけるエンドポイント

と visit 2 の間に発生した event の時期は，OS の場合は特定可能であるが PFS はこの期間内のいつなのか分からない．これを「区間打ち切りの問題」という．圧倒的多くの場合，event 発生はこの区間の右側（visit 2, つまり progression が判明した日）をもって定義することが慣習になっている（右側補完）．統計学の分野では，右側補完よりも区間打ち切りに対する性質が良くなる解析手法も既に多く提案されているそうだが，解析が難しい，仮定が多くなる，あるいは結果が解釈しづらいなど，どれも一長一短であって現実的にはあまり用いられていない．

PFS にはこのような大きな問題があるし，またそうでなくても既述のように progression の「判定」（RECIST で 20％の増大，など）において観察者の判断に依存するソフトなエンドポイントであるので，どうしてもバイアスの入り込む余地が出る．バイアスを極力除くためには，プラセボ対照のデザインが最適とされる[11]が，実際には不可能なことが多い．また，プラセボ対照のデザインを採用しても，実際には毒性（たとえば，EGFR 阻害剤の皮疹）などから，患者にも医者にも「ばれて」しまうことが多い（ただしこの場合も，全員について投与群が明らかになるわけではないので，プラセボ対照によるバイアスの軽減には役立つという説もある）．

1）研究者による評価バイアス

Assessment bias：実薬と無治療の比較試験で，プラセボ対照になっていない場合を考える．研究者（担当医）も患者も治療群を知っているので，同じくらいの悪化の程度なら，実薬群では「これからの効果に期待」して PD 判定をせず，無治療では「早めに PD 判定して次へ進みたい」と考えるのは人情である．とくに，PD 判定後にクロスオーバーで無治療群にも実薬の使用が可能という規定になっている場合（逆にこういう規定がないと，試験参加への同意取得が困難になることも予想される），無治療群で PD 判定が早くなり，PFS が短くなるというバイアスが発生する[12]．これについては，第三者による評価によってある程度バイアスの補正は可能であるが，それ自体にまた問題がないわけではない（144 頁 2 参照）．

4. 臨床試験におけるエンドポイント

　とくに，実薬が cytostatic agent であると推測される場合，PD によって治療を中止した途端に「多少とも抑えられていた」腫瘍が急速に増大するのではないか，という懸念を担当医も抱く場合がある．こうなると，「治療を中止するのが嫌さに」PD 判定をせず治療を引っ張る，ということもありうる．したがってこのような場合は，PD 判定後も臨床的な判断で投与継続を可能にするような規定をあらかじめプロトコールに作っておくことが望ましい．

　Evaluation-time bias：通常のプロトコールには，効果判定のための CT など画像チェック（「スキャン」と称されることが多い）が，2 コースごとか 3 カ月ごととかに行うべし，と規定されている．このため PFS のカーブは段々になっていて（特定の時期に PD 判定が集中するから），その一方 OS のカーブはなだらかになるのである（図 4-3, 4-4）．この間隔が違っていると，当然 PD 判定する機会に多寡が出てくるので，PFS に差が出る（頻回にスキャンすればするほど，より早期に PD 判定される確率が高くなる）．さて，規定されていないところでも，患者が来院したときに担当医が診察してあれ？　と思ったり，また患者の側で自覚症状の変化などによって予定外に来院したりして，予定のスキャンを繰り上げて行ったり，または予定と予定の間に追加で検査を行ったり，ということは当然ありうる．この場合，どちらかの群でそういう時により検査をオーダーする傾向にある，ということも，当然あるだろう（これは，臨床的な判断によるものであるから，一律に禁止することはむしろ good clinical practice に反する）．一般的には，「治療として弱いのではないか」と懸念されている対照群（とくに無治療対照群）で起こりやすいが，逆に，毒性が強くて「早くやめたい」と患者や担当医が思っているような場合は試験治療群でより起こることもありうる[12]．これはつまり，上述の，区間打ち切りの問題が顕在化しているわけで，すでに progression つまり event は起こっているのだが，どの時点で「判定」するか（右側補完をするか）によって見かけ上の event 発生時点が変わってくるのである．

　この影響を少なくするためには，予想される PFS に比べてプロトコール規定のスキャンの間隔を狭める（より頻繁にスキャンを行う）ことが有

4. 臨床試験におけるエンドポイント

効であるとシミュレーションにて示されている[12]．また，PFS 全体のカーブを比較するのでなく，一定のところ（たとえば 6 カ月，などと規定する）の無再発生存の「割合」をもって比較する，という解析方法もありうるが，統計学的な検出力が落ちるのが欠点である[12]．さらにその欠点を補うため，単一でなく複数のポイントでの無再発生存の割合を比較し，その場合予定されたスキャンとスキャンの間に「予定外の」検査で PD 判断された例は，その event を次の予定スキャンの時点に組み込む（たとえば，4 カ月および 8 カ月の時点での予定検査が入っていたとして，4 カ月の時点で non-PD，6 カ月に予定外検査で PD とされた例では PFS は 8 カ月として計算する）という方法も提唱されている[12]．こういう方法はわが国ではまだほとんどお目にかかったことがないが，少なくとも知っておけば出くわした時に驚かずにすむのではないか．

なお，このバイアスの一亜型として，術前化学療法と手術単独（もしくは術後化学療法）の比較試験設定では，後者が先に手術してしまうので event が早期に分かってしまう，というような状況がある．有名なのが大腸癌肝転移に対する手術と術前化学療法の比較試験 EORTC40983[13]で，大腸癌領域での議論の元となった．

Attrition bias：一定の割合で，PD 判定する以前に患者は試験から脱落し，後治療を受けたりするようになる．この場合，OS が primary であれば，治療の有無や内容にかかわらず死亡までフォローすればよいのだが，PFS の場合は，仮にフォローされたとしても PD 判定のためのスキャンが（当初のプロトコールから外れているのだから）あまりされず，結果的に脱落になった時点で censor とするしかない場合も多い．このような脱落例の割合が群間で異なると（対照群で多くなることが一般的には予想される），バイアスのもとになる[12]．これが attrition bias で，「目減り」というような意味だそうだ．脱落を防止するためには PD 判定後には試験治療へのクロスオーバーを許容するのが有効であろうが，そうなると最初の assessment bias を作ってしまうことになる．

2) 第三者評価によるバイアス

　前述のように，研究者（担当医）自身が観察者となり病巣の観察評価が行われる場合，どうしても PFS 評価にバイアスが入ってくる．そこで第三者によって判定を行うこと（Blinded Independent Central Review: BICR）によりそのバイアスを除去しようということになる．しかしこの BICR によって部分的には（たとえば assessment bias を除くためなどには）有効であるが，それですべてが解決，とはならない．どころか新たなバイアスを生む余地が出る．

　まず，第三者の判定（BICR）をリアルタイムで行うのは非常に困難であり，実際には担当医によって PD なら PD，そうでないならそうでないとすでに臨床的な判断がなされ，次の治療へ進んでしまっていることが圧倒的に多い．そうなると，「いまさら違うといわれても」もとに戻すことはできない．

　担当医は PD 判定したのだが，第三者が「これはまだ PD ではない」と評価する，ということも当然ありうる．そうした場合，すでに臨床的には PD として治療中止となっている．後治療に入っているなどでフォローがされている場合はまだましであるが，それでもその後の経過はプロトコール通りにフォローされてはいないし，また別の治療によって修飾されていることもありうる．いずれも PD 判定ができないまま，censor となってしまう可能性が高い．最悪の場合，フォローそのものが打ち切られて転院，となっているかも知れない．

　こうした場合，実際には担当医が PD 判定したのにはそれなりの理由があって，実際に腫瘍は増大してはいるのだが，第三者評価で「まだ＋20％になっていない」と判断されただけのことが多い．そうなると，本当なら次に画像を，たとえば 1 カ月後にとっていれば第三者的にも PD であった，という censor であり，これからどうなるかわからない，という意味での censor ではない．こういうのを informative censoring という[11]．

　実際に，ある試験で，こういう informative censoring が起こった症例を含め，すべての患者で PD 後も定期的なフォローを継続したところ，そうした例では第三者的にも PD となるまでの PFS は図 4-6 の observed

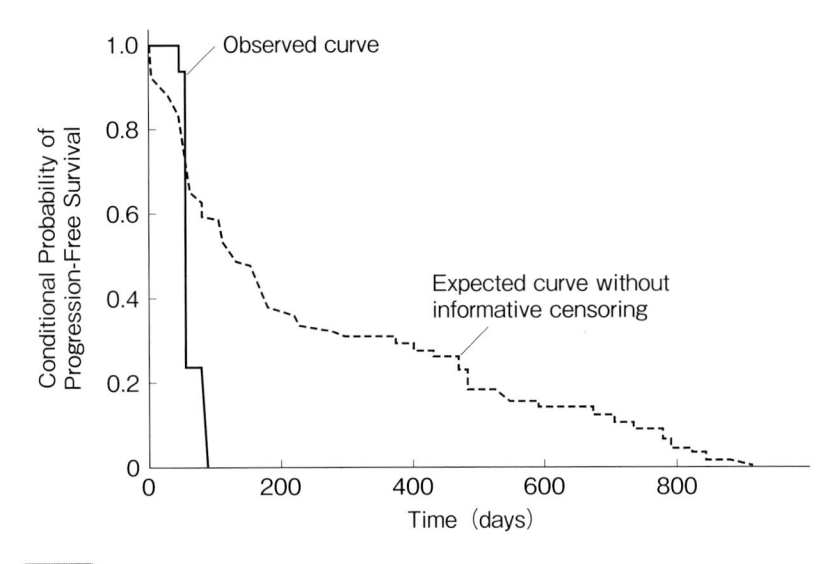

4. 臨床試験におけるエンドポイント

図 4-6 Informative censoring 後の PFS（observed curve）と informative censoring でない場合を想定した expected curve[11]

curveのようなもので，要するに間もなくすべてが本物のPDになったのである．しかし，これを，普通のcensorのように，「その後どうなるか分からない」ものとして扱うと，その後PD判定するまでの期間が図4-6のexpected curve without informative censoringのような曲線で描かれる．明らかに，この informative censoring は，他の censor と別物である．

図4-7および4-8に，仮想的な例を示す．4人の患者で，1人が時点Aで PD 判定，次が時点Bで死亡，3人目がCでPD，残る1人はDまで生存，だったとする．ところが第三者判定では，AとCは「まだPDではない」とされた．実際にはAはA'の時点で，CはC'の時点で（真の）PDとなったと推定されるので，この担当医判定のPFS曲線は，点線で表される真実のものに非常に近い（図4-7）．ところが，AとCのそれぞれがcensorになってしまうと，PFS曲線は図4-8の実線のように変化する．星印が1年とすると，真の1年無再発生存率は25％，担当判定のPFSでも同じく25％，しかし第三者が入ったために67％になってしまっ

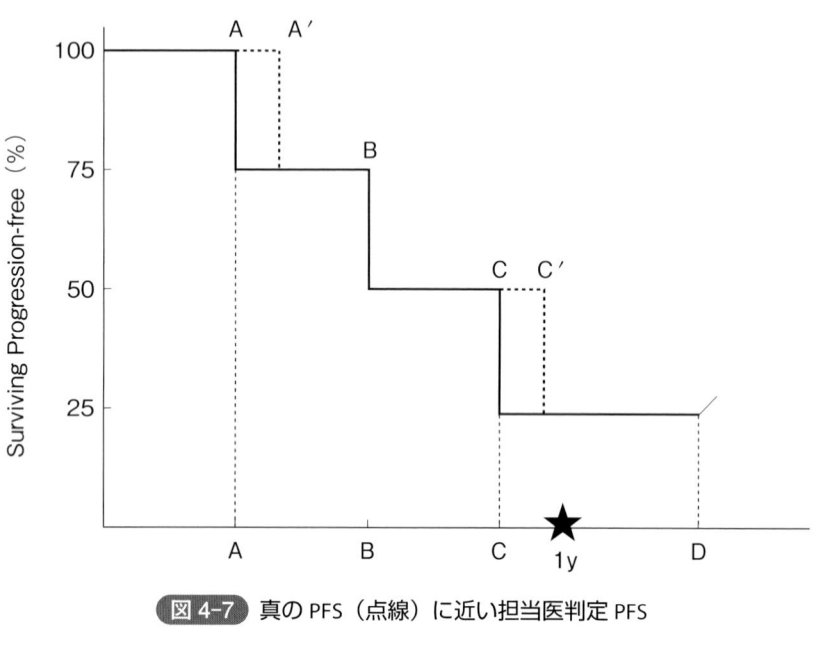

4. 臨床試験におけるエンドポイント

図 4-7 真の PFS(点線)に近い担当医判定 PFS

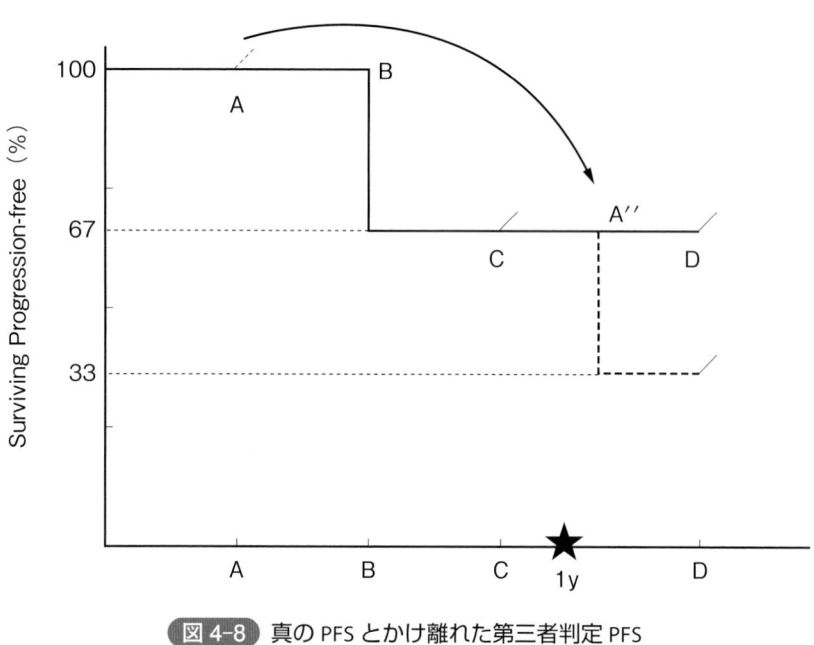

図 4-8 真の PFS とかけ離れた第三者判定 PFS

4. 臨床試験におけるエンドポイント

た．さらに，たとえば，Aで担当医判定「PD」（BICR判定でcensor）であった患者がその後（担当医はPDと判定してしまったので）あまりフォローされず，しかし時点A″で死亡したということが判明したとする．これを情報に入れると，Aの時点でcensorではなくなりA″の時点までフォローされていたことになってしまい，1年無再発生存率は75％で，その上，生存曲線のはじめのころに立っていた「旗」（censorを示す）は消えてしまうので，もっと「確からしい（きちんとフォローされた，ように見える）」もしくは「"mature"になった」データが出来上がってしまう（図4-9）．いずれもなまじ「公平な」BICRの結果，バイアスが生じたのである．これらを重ねた図4-10をみると，担当医判定とBICR判定のどちらが「真に近い」か一目瞭然である．もちろんOSであればこれらの判定には影響されない．

これを除くためには，担当医のPD判定のすぐ後（1カ月後くらい？）に，「確認のための」スキャンをもう1度入れておけば，上記のA′やC′できちんとPDがとれるということになる．しかしながら，無効と判定されたものをもう1度間をおいて，わざわざ「ダメだった」ことの確認のため取り直す，というのは臨床的には抵抗があるだろう．

このように，BICRにはまたそれに伴うバイアスの問題がある．加えてもちろん，ただでさえ金が掛かる臨床研究に，さらにコストを高くしてしまうという欠点もある[11, 14]．しかし，研究者判定とBICRの双方で有意差が認められれば，それは本当に差があるのだと考えて間違いなさそうである[14]．現時点では，プラセボ対照の二重盲検が行われている場合，BICRは不要であるが，オープンラベルの試験ではPFS判定のためにはやはりBICRがあった方がよい，ということになっている．しかしそれはBICR「によって」判定されるのではなく，研究者の判定の確認をする目的であるので，全例に行う必要はないのではないか（どのくらいのサンプル抽出で十分かは検討中だそうだ）と指摘されている[14]．

4. 臨床試験におけるエンドポイント

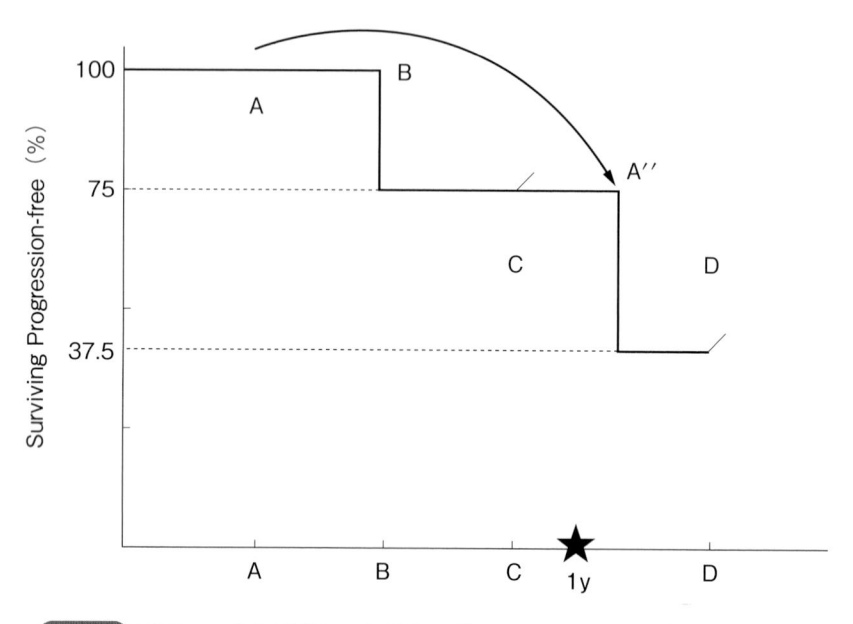

図 4-9 真の PFS とかけ離れ，なおかつ「mature になった」第三者判定 PFS

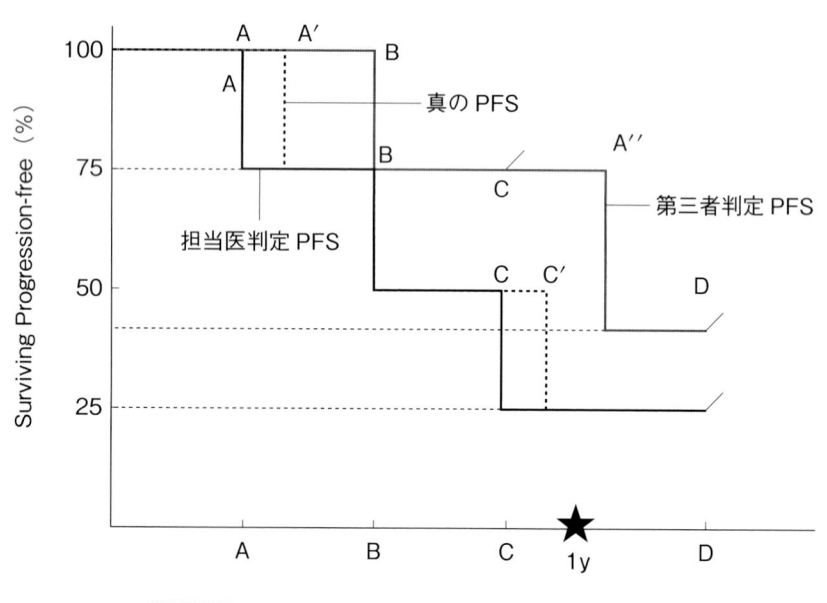

図 4-10 真の PFS，担当医判定 PFS と第三者判定 PFS

4. 臨床試験におけるエンドポイント

■ PFSとOSとの相関

さて実際のところ（理屈はどうあれ）バイオマーカーである PFS は臨床指標 OS の代替指標となりうるのかどうか，は，実際にこの 2 つが acceptable であるほど相関しているのかどうか，に依存するところが大きい．問題としてはずっと昔からあるはずなのであるが，この種の検討は案外少ない[15, 16]．

最も検討がなされているのは大腸癌[17-21]であり，まず術後化学療法の試験において DFS（前述のように，PFS よりもエンドポイントしての評価の問題が少ない）が OS とよく相関する[17, 18]，具体的には 2～3 年時点での DFS が 5 年 OS をよく予測できるという報告がなされた．その後，進行大腸癌の化学療法においては，奏効率（一次的腫瘍縮小効果）は OS との相関が乏しく代替指標として不適切という報告がなされた（これはきわめてリーズナブルであり，「強い」治療の効果が毒性によって相殺されるのはむしろ当然であろう）が，PFS は OS とよく相関[19, 20]し，PFS は OS

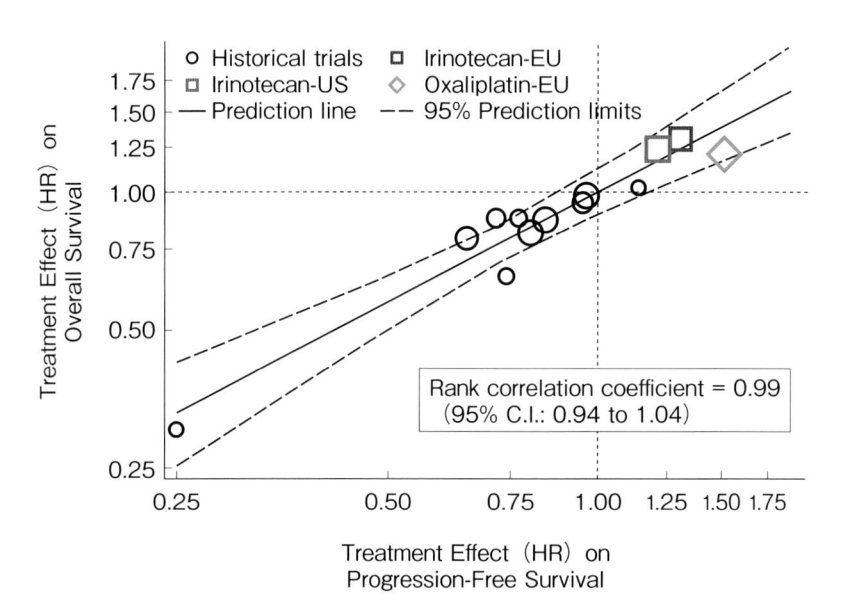

図 4-11　進行大腸癌の化学療法比較試験における PFS と OS[19]

4. 臨床試験におけるエンドポイント

の代替指標として acceptable であると報告されている（図4-11）.

蛇足ながら追加すると，上記はあくまで，第三相比較試験でのPFSのHRがOSのHRをよく予測するということであり，単アームの第二相試験で良好なPFSを示した治療法がよいものであると結論付けていいというようなものでは，もちろんない．

また，そもそもOSは他病死というような「関係のないイベント」の影響が相対的に高くなり，かつ，後治療により影響されるのだから，PFSの方がよりよい指標と提唱する向きもある[21]が，これは勇み足というものだろう．当該プロトコール治療が他病死や後治療に影響を与えないという保証もないので，後二者を完全に無視することが「臨床的に」正しいとは思えない．

その一方，乳癌では，PFSは汎用されてはいるが，奏効率，PFS，TTPいずれもOSの代替にはならない[16, 22, 23]ということである（このうちPFSについて図4-12に示す）．

さて，PFSがOSの代替となるという場合でも，（後治療などの影響に

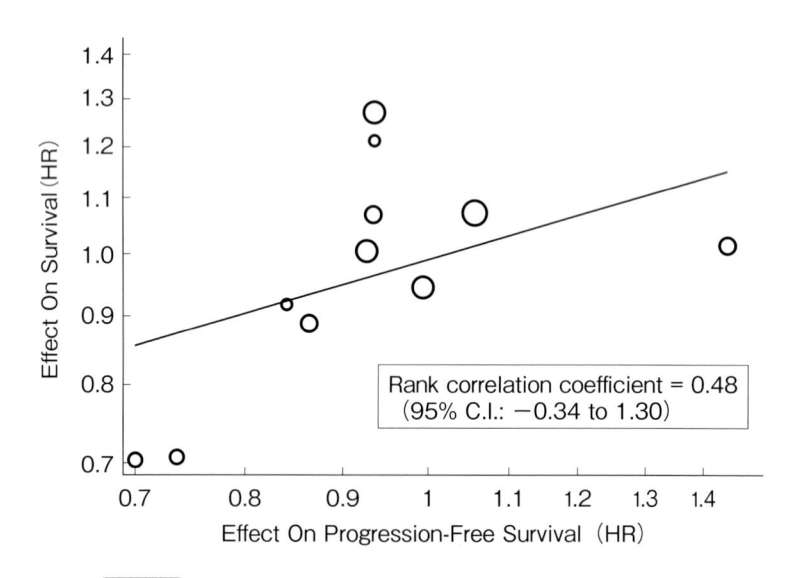

図 4-12 進行乳癌の化学療法比較試験における PFS と OS[23]

4. 臨床試験におけるエンドポイント

よって）PFS の差（HR）よりも OS の差が小さくなるのが普通である．また，仮に OS は「僅かの差」でも臨床的に意義があると看做される場合が多いのに対して，PFS は本来「臨床的指標」ではないので同等には扱えない．最近の ASCO での発表でも，研究者が数カ月の PFS の「有意な」差を positive としてレポートしたのに対し，discussant が「PFS でのそのくらいの差は臨床的に無意味である」と一蹴した例もあった．よって，PFS で臨床的な効果云々を言うためには一定以上の差が必要と思われる．

Fleming は，PFS を primary とする場合，「有効」と判定するハードルを高くする方法を提唱している（表 4-2）[6]．1 つの方法としては有意水準を両側 α 0.01 と厳しく設定すること，もう 1 つの方法としては帰無仮説を HR 1.0（全く差がない）ではなくたとえば HR 0.75 などとし，対立仮説には HR 0.5 を設定して，この帰無仮説が有意に棄却されてはじめて

表 4-2 帰無仮説を HR 1.0 とせずに PFS を primary endpoint におく計算[6]

Ⓡ＜ EXP / Control ⇒	Biomarker Outcome	⇒	Clinical Outcome
Outcome:	PFS		Survival
Median on control:	2 months		10 months
90% power to detect:	Δ＝1 month		Δ＝3 months
Targeted S.O.E.	2 α＝0.01		2 α＝0.04
Assume PFS objective is: Rule out HR＝1.00（ie, 2 v2 mo）			
Required no. of events:	L*＝362		L＝647
(Estimated median Δ	(2.7 weeks)		(8 weeks)
for a positive resuit)	（PFS HR ＝ 0.763）		（OS HR＝0.851）
Assume PFS objective is: Rule out HR＝0.75（ie, 2 v 2.67 mo）			
Note: L*＝362 provides 90% power if true PFS HR＝0.5（ie, 2 v4 mo）			
(Estimated median Δ	(6.5 weeks)		
for a positive resuit)	（PFS HR＝0.572）		
Estimated PFS Δ＝6.5 weeks rules out HR＝0.75（ie, 2 v2.67 mo）			
at 2p＝0.01			
Estimated PFS Δ＝6.5 weeks also rules out HR＝1.0（ie, 2 v2 mo）			
at 2p ≈ 0.00001			

4. 臨床試験におけるエンドポイント

「有効」とする，というものである（表 4-2）[6]．後者の方法を MST に置き換えて考えると，MST 1.33 倍延長の時点が帰無仮説（HR 0.75）に相当するから，対照群に 1.33 倍の下駄を履かせて（試験治療群にその分のハンデを与えて）スタートし，このハンデを乗り越えて（そのためにはHR 0.5 つまり MST が 2 倍くらいでないと厳しい，ということになる）なおかつ「有意に」優ることを要求することになる．

この方法では，その後のフォローによって実際に OS の「有意差」による validation が確認できるという長所があるが，症例数はかなり多くなり，また，そもそも上記の大腸癌のごとく PFS と OS の相関の程度がそれなりに分かっていないと，PFS の帰無仮説の HR がうまく設定できないという欠点がある．

■ PFS のメリット（OS 評価の短所）

以上つらつらと PFS 評価の問題点を並べてきたが，そのメリット，もしくは OS ではいけないところ，というのを挙げないと不公平であろう．OS は本来，臨床的な有用性をもつ「真の」エンドポイントであるが，いくつかの短所があり，それを補うということで積極的に PFS を推奨する意見もある[9, 21]．

第一に，当然のことながら OS よりも PFS の方が event は多い（早く起こる）ので，OS での試験結果を観察し，また公表するまでには時間がかかる．

また，当該プロトコール治療の終了（腫瘍増悪）が起こった後も，患者は医療者のケアを受けるのが通常であり，後治療として積極的な抗癌療法がなされることも多い．場合によってはそれがかなり有効で（当該プロトコール治療と全く独立に）OS を延長することも当然ありうるので，OS に対する当該プロトコール治療の影響は薄まることになる[24-26]．逆に，後治療の毒性の直接間接の影響で死亡にいたることもあるので，こういう場合は当該プロトコールと無関係に OS が短くなる（この場合，PFS を使えば，すでに event が起きた後なのでその後どうなろうとも影響はされない）．加えて，経過が長くなると，原病と全く関係のない合併症での他

病死も無視できなくなり，さらに臨床試験での治療の効果は「薄まって」表れることになる．統計学ではこういう，後治療も含めた全体としての治療を考えた場合，それが両群間で似てくることによって群間差が縮まることを，attenuation の問題と呼んでいる．

最近では特に試験段階も含めて有効な薬剤が多く開発され，初回治療の失敗（PD）は必ずしもその患者への治療の「終わり」を意味しなくなった．また，二次治療以降の試験に登録されるような患者は，もともと初回治療によって選択されている（初回化学療法が無効になってなお，良好な全身状態と十分な臓器機能を保ち，二次治療のトライアルにも入ろうかという状況）ので，その OS は PD となった後，仮に有効な治療法が乏しくなってからでもかなり長くなることが多い．

こういう PD 後の生存期間（post-progression survival：PPS）は，乳癌などでは OS の約 2/3 を占めると報告されている[24]．そこで，標準治療で PFS 1 年，PPS 2 年で OS 3 年のものを対象とした比較試験を考える．プロトコール治療での PFS が仮に 50％延長した（HR 0.67）として 1.5 年となるが，もともと 2/3 を占めていた PPS 2 年が同じだと OS は 3.5 年対 3 年で，そのインパクトは HR 0.86 まで薄まってしまう計算になる．これでは事実上，OS を検証するのは非常に困難になる（underpowered trial になる）のはやむを得ない．

実際，PPS が 1 年を越えるような状況では，OS での差を検証するのは非現実的なほど困難であり（図 4-13 のシミュレーション参照），「OS に有意差がない」ことはすなわち「OS に対する効果がない」ことを意味しない，ということに留意すべきであると指摘されている[26]．

上記のようにこうした attenuation の問題は経過が長くなるほど顕在化しやすいので，「なんだかんだで長くなる」大腸癌や乳癌のような腫瘍の試験で PFS が好んで使われる要因となっている．このような腫瘍系では，PFS が OS のサロゲートになるかどうか以前に，PFS でなければ現実的に試験が組めないという議論になってしまっている[16, 25]．

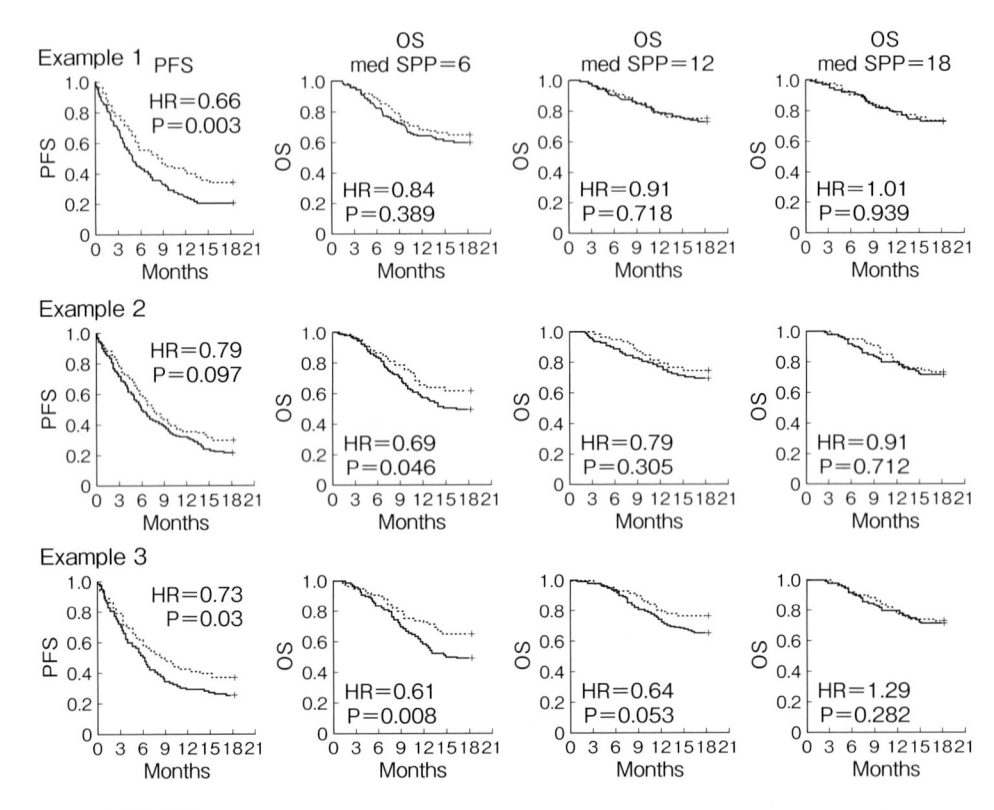

4. 臨床試験におけるエンドポイント

Example 1
PFS: HR=0.66, P=0.003
OS med SPP=6: HR=0.84, P=0.389
OS med SPP=12: HR=0.91, P=0.718
OS med SPP=18: HR=1.01, P=0.939

Example 2
PFS: HR=0.79, P=0.097
OS med SPP=6: HR=0.69, P=0.046
OS med SPP=12: HR=0.79, P=0.305
OS med SPP=18: HR=0.91, P=0.712

Example 3
PFS: HR=0.73, P=0.03
OS med SPP=6: HR=0.61, P=0.008
OS med SPP=12: HR=0.64, P=0.053
OS med SPP=18: HR=1.29, P=0.282

図 4-13 PFS 6 カ月対 9 カ月の試験において，PPS が長くなると OS はどのように観測されるかのシミュレーション[26]

■ クロスオーバーデザインの問題

　後治療の中でとりわけ重大なのは，対照群に対して増悪判定（PFS 観察終了）後に試験治療がクロスオーバーで入ることである．多くの新薬の比較試験で PFS が positive，OS が negative（有意差なし）という結果になるのも，「後治療としてクロスオーバーで試験治療が対照群にも入ったため」とされている（少なくともそういう言い訳がなされている）．

　しかし考えてみると，後治療のクロスオーバーは，すべての症例に入ることは通常ではない．仮に半数の患者に，PD の後で入ったクロスオー

4. 臨床試験におけるエンドポイント

バー治療によって初回プロトコール治療の OS への影響が完全に「相殺」されて OS が重なってしまうようだと，そもそも最初の試験治療が果たしてどれだけの意義があるのか，疑問である．特にそのクロスオーバーの後治療の OS に対する寄与が明らかではない場合（多くの新薬の試験ではそうである），セカンドラインとしてのその治療の有効性の証明なしに，「初回治療で（PFS 延長したから）有効，セカンドラインでも（OS が追いついたから）有効」と結論付けてしまうのは確かに我田引水の結論のようにも思われる．したがって，統計家の中には，どちらかというと承認審査の観点に立場をおいて，セカンドラインでの有効性が証明されていない場合はこのようなクロスオーバーは避けるべきと主張する見解もある[6]．

その一方，クロスオーバーデザインにすることによって，とくに対照群が無治療であるような場合には，「試験に参加する患者のメリット（有望な新薬を使えること）」を強調して症例集積が早まるという利点はある．また，CML に対する imatinib のような画期的な薬剤が開発された場合は，初回治療の PFS の差が非常に大きく，かつクロスオーバーで対照群が受けた試験治療への response がきわめて良好，ということになり，そうそう野暮なことを言っていても始まらない．結局のところは「程度問題」ということであり，FDA の許認可にあたっても個別に検討されるようである．

■ FDA の認可状況

何はともあれ規制当局はどういう試験結果をもって承認を与えているのか，ということがより切実な問題としてある．米国 FDA の基本姿勢としては，原則 OS で優っていないと承認しないとよく言われる．しかし明文化された承認条件は「Regular approval is based upon end points that demonstrate that the drug provides a longer life, a better life, or a favorable effect on an established surrogate for a longer life or a better life」だそうで，実際には OS のほか，PFS や奏効率，また症状緩和効果などの「代替」指標でも承認はされているようである[27]．

注：代替指標での承認はその後に臨床的ベネフィットの確認が義務付け

4. 臨床試験におけるエンドポイント

られる accelerated approval になることが相対的に多いようであるが、文献 27 によると通常承認（regular approval）でも 68％が代替指標での承認になっているようである．ということは、FDA でも、OS でのベネフィットを示して「堂々と」承認されているものは 1/3 に満たないということで、本邦で gefitinib の承認の時などに提起された「日本では奏効率でしか有効性をみていないから云々」という批判は、良いとか悪いとかの判断は措くとして、必ずしも「日本だけの問題」ではないようである．

この場合、いかなる場合に代替指標で OK かということについてははっきりした基準はなく、上記のように有効性指標の差や毒性などを勘案した「程度問題」で決まるようである．なお、QOL は OS と並ぶ「真のエンドポイント」で、上記の承認条件の "better life" の指標であるはずだが、現実には症状緩和効果での承認がある一方、QOL データそのもので認可された薬剤はない（175 頁「QOL」参照）[27]．

■ PFS の意味するもの

今更であるが、ここで PFS が意味するもの、換言すると、PFS は何を表していると思われた場合に臨床試験のエンドポイントとして accept されるのか、について考える．もちろんその①は、OS の surrogate である場合、であるが、これは前述のように、今のところ大腸癌でしか証明されていない．

その②は、PFS そのものが "better life" を表している場合であるが、通常、化学療法に 1 剤（たとえば bevacizumab を）加えるというような場合、追加される薬剤によってまた毒性が出たりするので、これはむしろあてはまらないことの方が多い．これに相当する（厳密には PFS ではないが）ものとしては、たとえば骨転移のある患者で bisphosphonate を投与することにより skeletal-related event（SRE）-free survival が延長する、というような場合がある[28]．具体的な事象にもよるが、SRE たとえば圧迫骨折が出ること自体、QOL を大きく損ねることは自明であり、これが出ない期間が長いということはすなわち「良いこと」である．これは OS とは独立の、patient benefit に直結する "true endpoint" としても

差し支えないだろうと思われる.

もう1つ,その③として,PFSの延長は,臨床的な意義がどうかは別にして,proof of principle の証明,すなわちその試験治療がなんらかの(positive な)生物学的意味ないし活性をもつことを証明している,という場合がある.逆に言えば,PFS が全く延長しない場合は生物学的に完全に「無効」であると言える.この1つの例は,EGFR 遺伝子変異陰性例に対する gefitinib などである(これについては個別化治療を扱った第3章を参照).

PFS が「有意に」良かった場合,上記のいずれに該当するかを考えると,その試験の性格が決まってくる.

初回化学療法と分子標的治療など異質の治療の比較

あらためて2つの治療法 A と B を比較する場合を想定する.PFS が OS の代替指標となる前提の1つとして,次のことが成り立たないといけない.すなわち,治療法 A を選択するのであれば,治療法 B の選択肢は事実上失われる,仮に A の後であらためて B を行ったとしても,「A の代わりに」B を行うのと同等の効果は期待できない(この例外として,A を

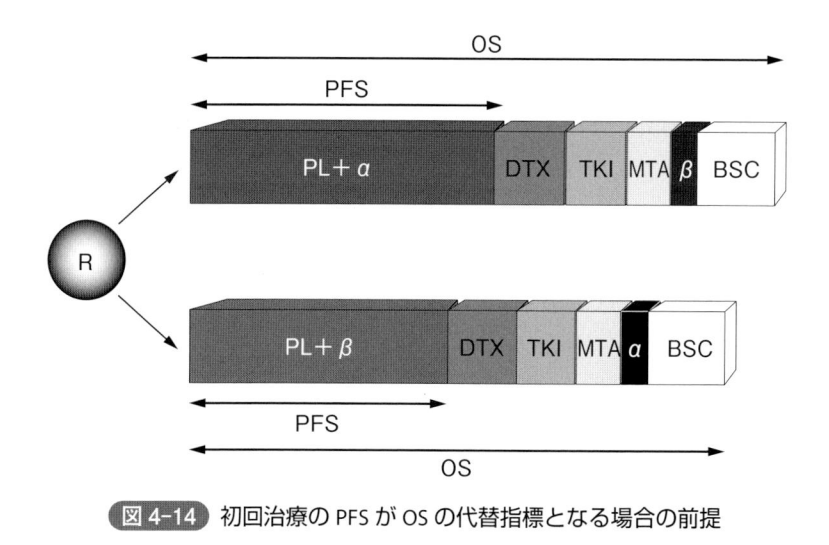

図 4-14 初回治療の PFS が OS の代替指標となる場合の前提

4. 臨床試験におけるエンドポイント

投与しようとした途端にアレルギー反応が起こって，すぐに B に切り替えた，というような場合はありうるだろうが）．

　お分かりになりにくいだろうか？　たとえば図 4-14 のように，非小細胞肺癌に対して，プラチナ＋α とプラチナ＋β を比較する．プロトコール終了後の治療はそのときの臨床状況に基づいて行われるだろうが，初回のプラチナ＋α または β と同等以上の効果（PFS で表しても良い）はまず期待できず，また初回にプラチナ＋α を行った症例にはプラチナ＋β は行わない（強行しても効果は期待できない）．いよいよ治療法に窮したときに，初回にプラチナ＋α を行った患者に β 単剤をクロスオーバーとして使うことはあっても，意義はきわめて乏しく（ごく稀にまぐれ当たりがあるかも知れないが，少なくとも集団としてはほとんど効果がなく），初回の「プラチナ＋β」に期待するだけのものは決して得られない．この前提があるからこそ，治療法 A と B の PFS の差が，後治療で薄まるにせよ，最終的に OS の差につながると考えられるのである．

　ところが，全く異質の治療法の比較では，この前提が成立しないこともある．たとえば，EGFR-TKI（試験治療）とプラチナ＋α（標準治療）の比較を考える．プラチナ＋α の標準治療終了後 PD になったところで，EGFR-TKI を使うことは普通に行われ，その場合，たとえば EGFR 変異陽性のような EGFR-TKI の効果が非常に高い腫瘍であれば，初回の標準治療の後でも十分に高い効果が期待できる．逆もまた然りである．EGFR-TKI 後にプラチナ治療をあらためて行ったとして，効くときには効く．少なくとも，初回よりも二次治療の方で効果（PFS）が減殺されるという証拠はなく，また仮にそうであったとして，どの程度かという情報は全くない．これは上記の，古典的な 2 つのプラチナダブレットの比較だと，クロスオーバーしたセカンドラインだと効果はほとんど期待できない，という情報が既知として与えられているのと対照的である．

　この状況では，仮に初回治療としての EGFR-TKI（試験治療）の PFS が勝ったとしても，標準治療群で二次治療としてのクロスオーバー EGFR-TKI の効果で「追いつかれて」しまえば，初回の PFS が OS の代替にならないことは明らかである（図 4-15）．さらに言えば，もし初回試

4. 臨床試験におけるエンドポイント

験治療の EGFR-TKI を「引っ張りすぎて」しまって（この場合は「長い PFS」として positive result になることになってしまう！）標準治療への移行が遅れてクロスオーバーされたプラチナ標準の効果が短くなってし

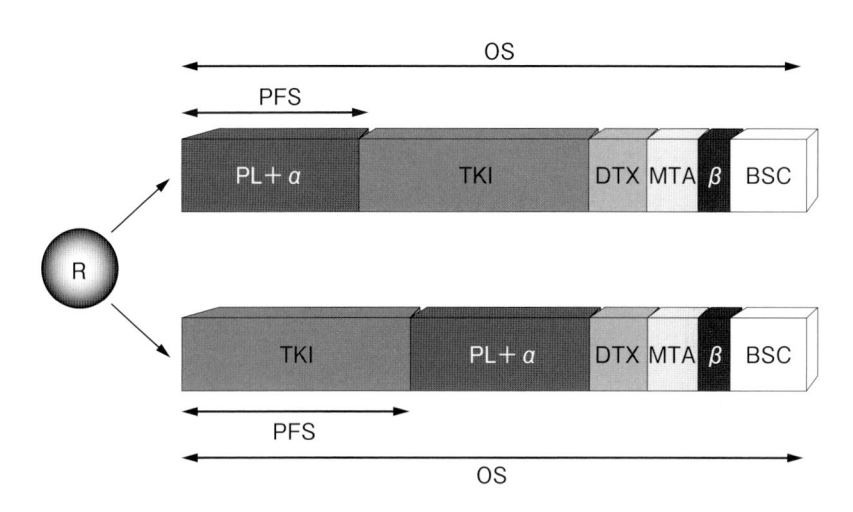

図 4-15 初回治療の PFS が二次治療で相殺されると，OS の代替指標とならない

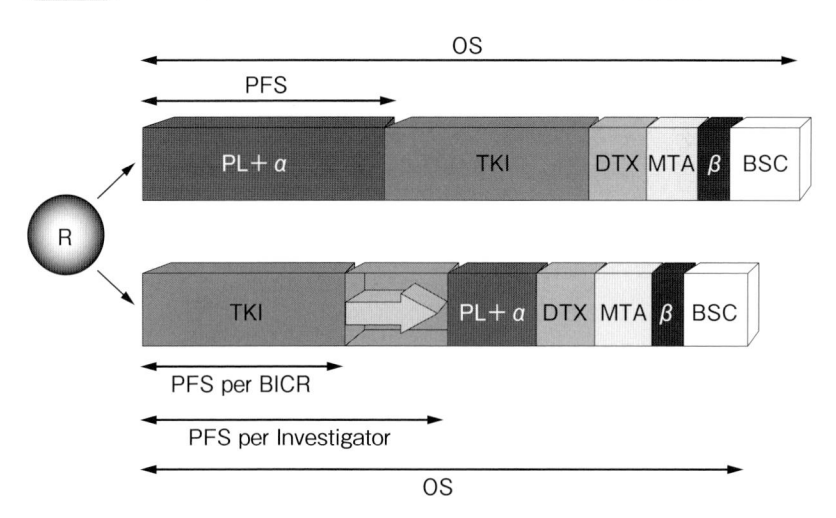

図 4-16 初回治療の PFS を長くとったため二次治療に影響が出て OS が「逆転」される

4. 臨床試験におけるエンドポイント

まうと（図4-16），むしろOSで追い抜かれてしまうこともありうる．

この場合，仮に初回治療のPFSで試験治療が勝って，OSで「逆転」されたとしても，EGFR-TKIが無効であるということには，もちろんならない．しかし，証明されたのは，EGFR-TKIが「生物学的に」有効であるということがPFSで示されたのであって，EGFR-TKIでの初回治療が「臨床的に」ベターであることはOSで示されていない．PFSがOSの代替指標になっていないのだから，PFSで示された「生物学的効果」を臨床的な結論に直結させるのが誤りであるのは明らかである．

このような場合，EGFR-TKIは，明らかに有効なのであるから，このような患者に「いずれかの時点でEGFR-TKIを使うべき」と結論するのは正当化されよう．しかし，「初回治療で使うべき」という結論まで持ち込むには，OSか，最低限プラチナとEGFR-TKIをあわせたPFS（前述のTFS: time to failure of strategyに相当する）での比較で検討されなければならない．

さらに言えば，この場合，EGFR-TKIの生物学的な効果を証明するには，EGFR-TKIによるPFSが，標準的プラチナ治療を上回っている必要はない．それよりも低かったとしても，BSC（もしくはプラセボ）より長ければ効果はあることになり，それが付け加わることによって（EGFR-TKIが使えない状況よりも）そのPFSの分だけpatient benefitつまりOS延長につながるはずである（図4-17）．よって標準プラチナよりもEGFR-TKIのPFSが長いということは「既知のものに比べてこのくらい」という目安に過ぎず，もちろん長ければそれだけ良いことには違いないが，本質的な問題ではないことを認識すべきである．

実際に，第3章でとりあげた，EGFR遺伝子変異陽性例を対象とした2つの試験（NEJ002[29]，WJTOG3405[30]）では，EGFR-TKIであるgefitinibのPFSが対照群の化学療法のそれを有意に上回ることが証明された．もちろん双方の試験において，両群とも治療のクロスオーバーは行われており，OSはいずれでも有意差は認めていない．この試験は2つとも，中間解析でprimary endpointであるPFSに差がつくことが明らかとなって有効中止となっている．これらへの批判として，途中で止めるのではなく

4. 臨床試験におけるエンドポイント

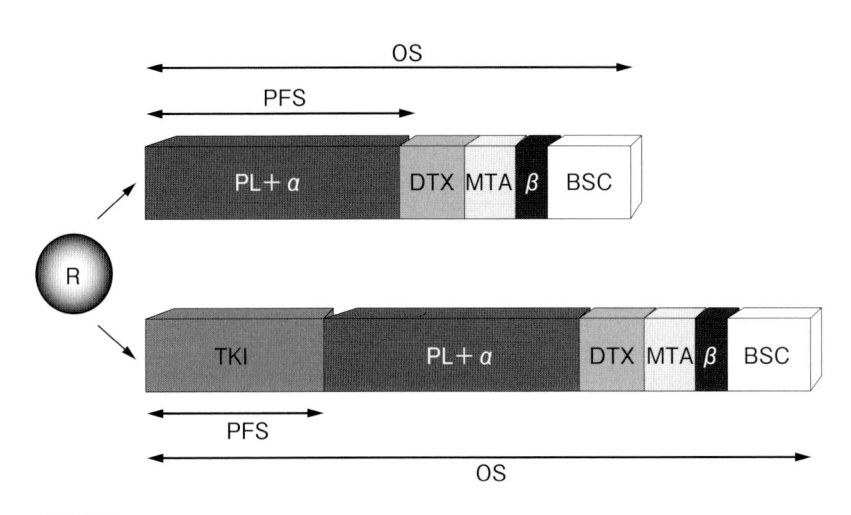

[図: PL+α → DTX → MTA → β → BSC (PFS, OS)
R
TKI → PL+α → DTX → MTA → β → BSC (PFS, OS)]

図 4-17 クロスオーバーがない場合，初回治療 PFS が短くてもその分 OS が延長し，TKI は有用である

て予定通り症例を集積し，OS まで観察すべきであったという意見が出されたが，妥当な見解ではない．

2つの試験は，EGFR-TKI の生物学的な効果 A を検証するものである．一方，化学療法の効果 B は既に検証されている．この場合 A＞B であることは分かった．その上で，A を先に投与するか，B を先に投与するかという臨床的な戦略を検討するのは全く別の問題である．NEJ002 も WJTOG3405 も，そういう順序（治療戦略）を問う試験ではない．それをするには初めから underpowered であるのは明らかなのだから，つまり，「同じ治療を使って順序を変えるというような治療戦略間の差は当然はるかに小さくなり，それを検出するのを目的とするには症例数が足りるはずがない」のだから，どうせできもしないことのために「最初の予定症例数だから」という理由だけでダラダラと続けるのでなく primary を met したところで試験を止めたのは正しい．

巷でよく，「OS で差が出ないから PFS で代用するしかない」という話を聞くが，本来別の指標（バイオマーカーとしての PFS と臨床のベネフィットを表す OS）を使うわけであるから，その結果から何が言えて何

が言えないのかをよく考える必要がある．残念ながら，内外を問わず，これらのことを考察した議論にお目にかかることは少ない．

■■ 治療戦略の比較

ある程度有効な治療法がいくつか確立されたとして，その，個々のピースとしては同じような治療法を用いて，いかにして patient benefit につなげるかという至適戦略とでも言うべきものを考える必要がある．最も分かりやすい例は，同じ化学療法を術前治療として使うか，術後治療として使うか，というようなものであろう．この場合，OS を primary endpoint とすれば間違いはないが，PFS では場合によっておかしなことになる．

以下は「2. 中間解析と試験の中止，結果公表」の章でも出した例で，重複して恐縮だが，もう1度「治療戦略の比較と至適エンドポイントの選択」の復習のために取り上げる．

HERTAX 試験[31] は，HER2 陽性乳癌に対して，trastuzumab（T）＋ docetaxel（D）併用を最初から行うか，最初 T 単剤，PD となった後に D 単剤に切替をするかという比較試験である（図 4-18）．Primary endpoint は PFS，ただし T→D 群では切り替えた D の治療が PD となったところ，という定義になっているので，既述の TFS（time to failure of strategy）に相当するものと思われる．

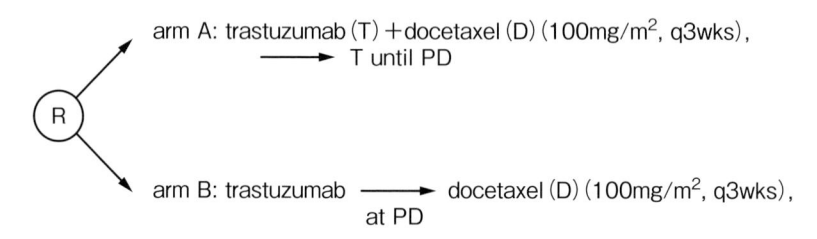

arm A: trastuzumab（T）＋docetaxel（D）（100mg/m^2, q3wks），
⟶ T until PD

R

arm B: trastuzumab ⟶ docetaxel（D）（100mg/m^2, q3wks），
at PD

・loading dose trastuzumab 4mg/kg, thereafter weekly 2 mg/kg
・Docetaxel: at least 6 cycles
・no routine use of hematological growth factor support

図 4-18　HERTAX 試験デザイン

4. 臨床試験におけるエンドポイント

初回治療（T+D vs T）の PFS は大きな差があった（図 4-19）が，この切り替えた後の治療まで入れた PFS（TFS）は大差なく（図 4-20），

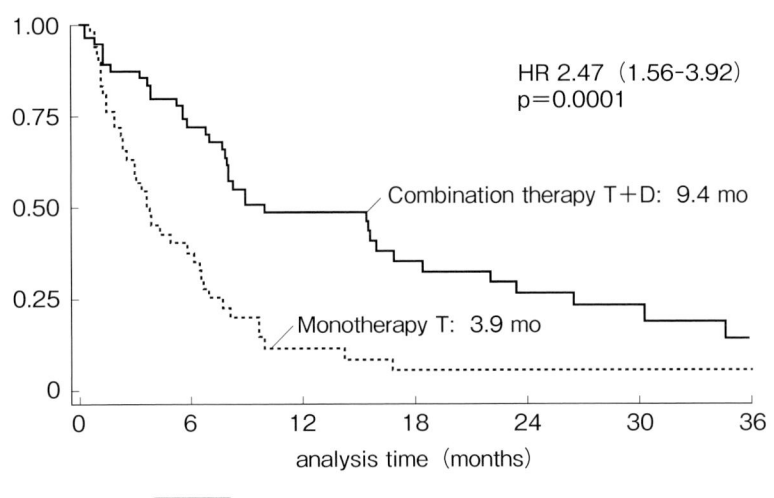

図 4-19 HERTAX 試験での初回治療に対する PFS

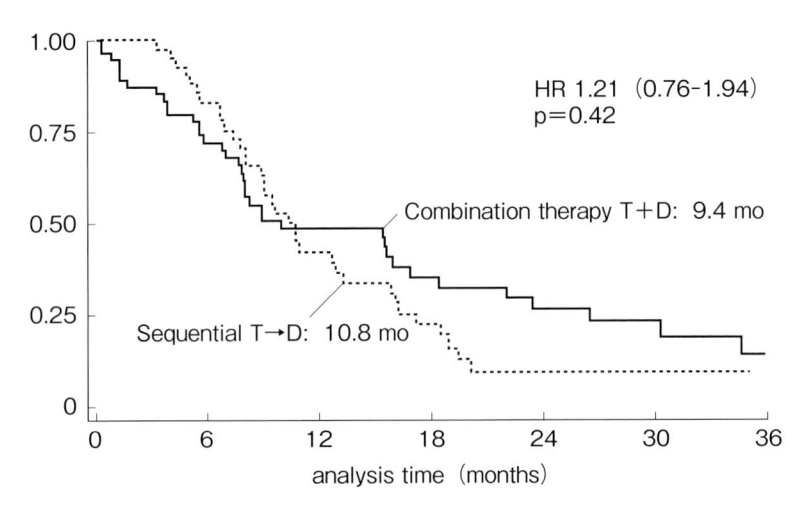

図 4-20 HERTAX 試験でのプロトコール治療全体に対する PFS（time to failure of strategy: TFS）

```
1.00
0.75                        Combination T+D: 30.5 mo
0.50   Sequential T→D: 20.2 mo
0.25
   0   HR 1.45 (0.87-2.41), p=0.15
       0    6    12   18   24   30   36
                analysis time (months)
```

図 4-21 HERTAX 試験での OS

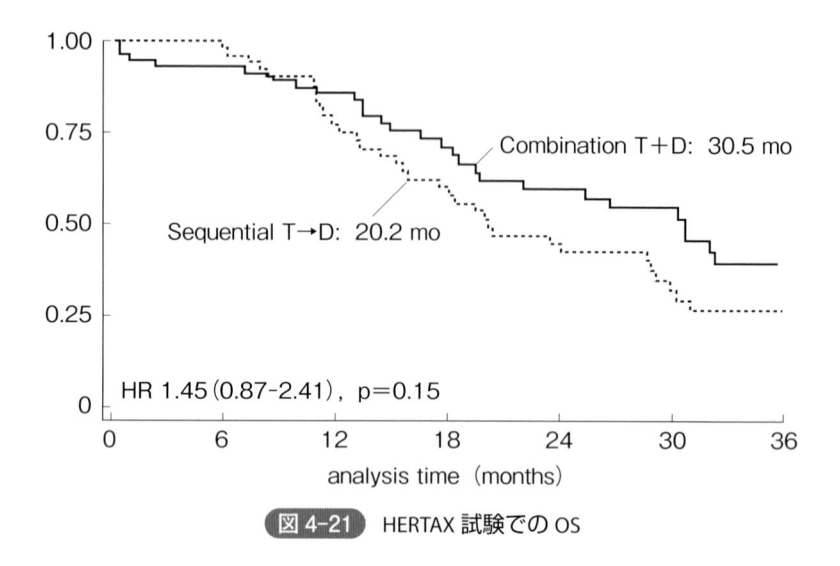

またOSも大きな差はなかった（図4-21）．この場合，検証すべき命題は，最初から併用などというきついことをすべきかどうか，であり，OSのsurrogateとしては初回投与されるもののPFSではなく，TFSに相当する「T→D群ではDの治療もPDとなったところ」の方が妥当であるのは明らかである．この試験はunderpoweredではあるが，「無理してT＋Dを最初からやらなくても良いのではないか」という結論になった．

これを「追試」したのがJO17360試験[32]であり，同じくHER2陽性乳癌に対して，trastuzumab（T）+docetaxel（D）併用を最初から行うか，最初T単剤，PDとなった後にT＋D併用（D単剤でなく）に切替をするかという比較試験である（図4-22）．この試験ではprimary endpointは初回治療の（T+D vs T）PFSとOSの「両方」であるとされているが，「ダブルプライマリ」のはずのOSは症例数で考慮されていないようである．症例数設定は，単剤がless-toxicとしての非劣性のようで，非劣性マージンHR=1.6，片側α0.13（よってphase IIレベルと解釈できる），双方の曲線（PFS）がぴったりくっついていると期待した場合の検出力93％ということのようである．

4. 臨床試験におけるエンドポイント

Target patients: HER2(+) MBC patients with no prior chemotherapy for MBC

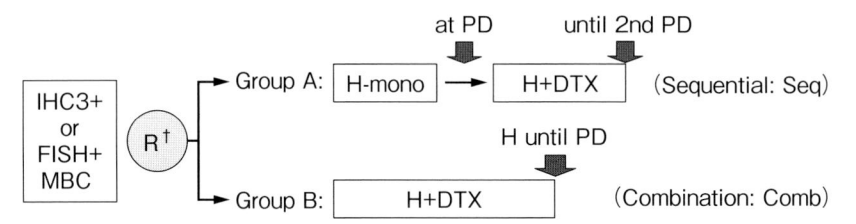

```
                                at PD        until 2nd PD
                          ┌─────────────┐   ┌─────────────┐
              Group A:    │   H-mono    │──▶│   H+DTX     │   (Sequential: Seq)
 ┌────────┐  ╱            └─────────────┘   └─────────────┘
 │ IHC3+  │ ╱                            H until PD
 │  or    │(R†)                        ┌─────────────┐
 │ FISH+  │ ╲                          │             │
 │  MBC   │  ╲           ┌─────────────┐
 └────────┘   Group B:   │   H+DTX     │              (Combination: Comb)
                         └─────────────┘
```

† Stratification factor: Liver Metastasis, Prior Paclitaxel and/or Anthracycline
・Trastuzumab (H): 4 mg/kg → 2 mg/kg, weekly, until PD
・Docetaxel (DTX) 60 mg/m², q3w; (until PD)

図 4-22 JO17360 試験デザイン

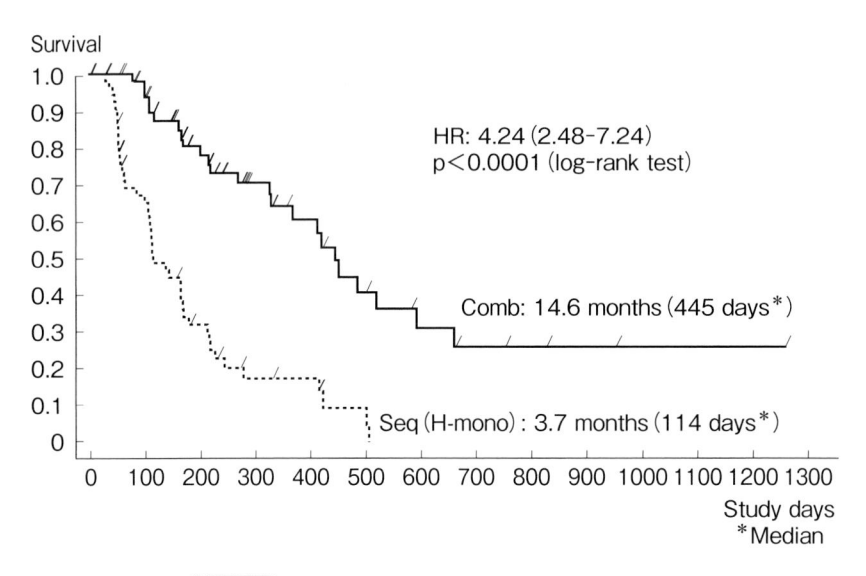

HR: 4.24 (2.48-7.24)
p<0.0001 (log-rank test)

Comb: 14.6 months (445 days*)

Seq (H-mono): 3.7 months (114 days*)

Study days
*Median

図 4-23 JO17360 試験での初回治療に対する PFS

　結果は，当然のごとく T+D 併用で PFS が大幅に勝っていて，中間解析で試験は「有効中止」となった（図 4-23）．有効中止となったもう1つの根拠は，OS でも差がついていたというものである（図 4-24）が，OS はこの時点であまりに event が少なく（両群合わせてわずか 19

4. 臨床試験におけるエンドポイント

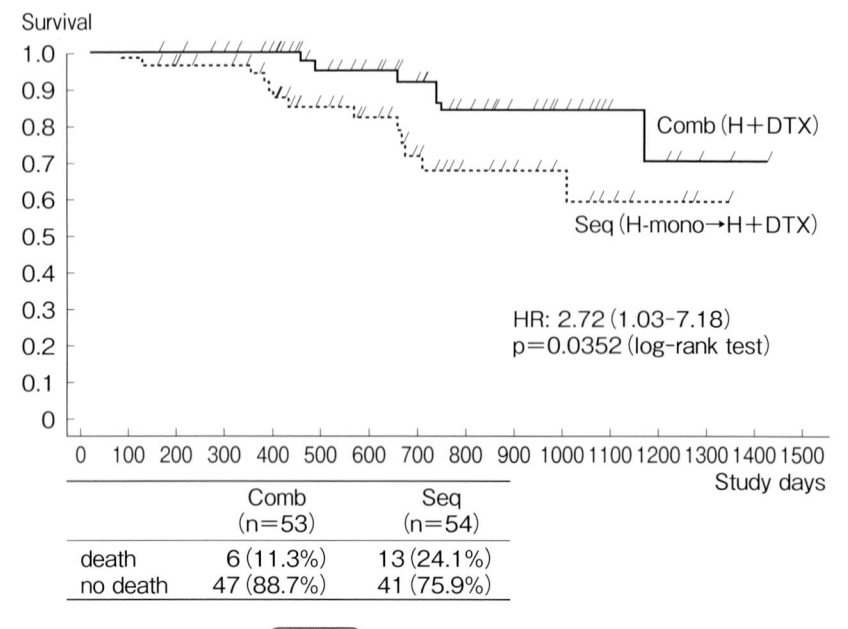

図 4-24 JO17360 試験での OS

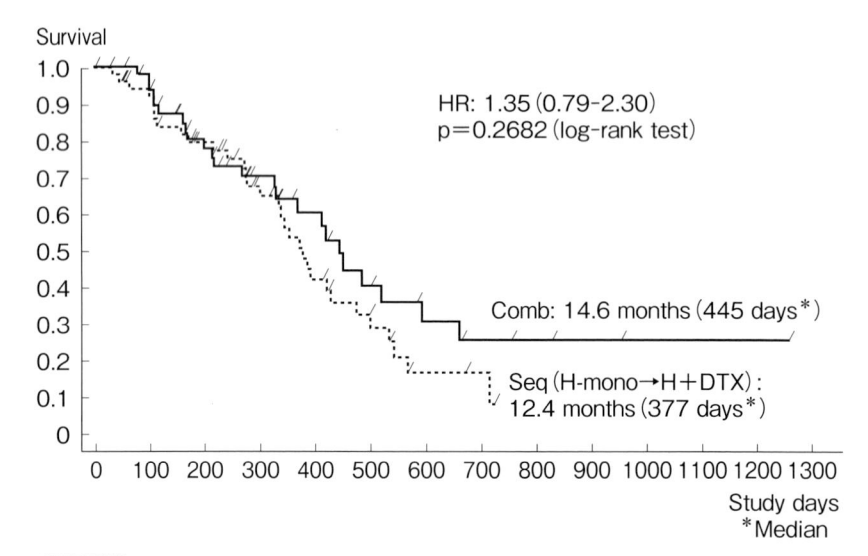

	Comb (n=53)	Seq (n=54)
death	6 (11.3%)	13 (24.1%)
no death	47 (88.7%)	41 (75.9%)

HR: 2.72 (1.03-7.18)
p=0.0352 (log-rank test)

Comb (H+DTX)
Seq (H-mono→H+DTX)

図 4-25 JO17360 試験でのプロトコール治療全体に対する PFS (time to failure of strategy: TFS)

HR: 1.35 (0.79-2.30)
p=0.2682 (log-rank test)

Comb: 14.6 months (445 days*)
Seq (H-mono→H+DTX): 12.4 months (377 days*)

*Median

events），p=0.04であるので中間解析での中止としては明らかに不適切である．上記のTFSに相当する，「治療戦略全体としてのPFS」にはほとんど差がなく（図4-25），おそらくは今後OSは2群でくっついてくることが予想される．

　本試験は上記HERTAXと逆の結論になってはいるが，HERTAXで提示された，「最初からきついことをやらなくても（有効な治療法をきちんと使えば）結局は同じではないか」という命題に対して明確な反駁になっているとはいえない．T+D vs TのPFSの差に目が眩んだような印象を拭えないのは残念である．付け加えると，非劣性試験の設定のはずだったが中間解析で計算提示されているのは優越性検定の結果のようであり，その意味からもdecisionとして適切だったかは疑問である．

　治療戦略が異なると，「最初にPDとなる点」の判定が違ってくることは往々にしてある．PFSは「復活」がないので，いったんPD判定されてしまったらその後患者の経過がどんなに良くても試験としては終わりになる．この種の研究は，生物学的効果云々よりも臨床的な妥当性を問うものが圧倒的に多いはずなので，「本来の」「真の」エンドポイントOSのsurrogateとして，本当にそこで規定されている"PFS"が適切かどうかはよく検討する必要がある．

■■ 「PFS positive, OS negative」試験の評価

　以上を念頭におき，AVAiL試験[1,2]（図4-1，4-2）でprimary endpointが変更されたことについて考えよう．まず，PFSの評価だが，プロトコールには何コースごとのスキャン，というのが当然明記されている．ここでPFSがprimaryであるときとsecondaryであるときの評価の厳密性（assessment bias）については，「これで試験の結論が出る！」時と「どうせsecondary」の時とでは「気合」によって差が生じる，という懸念はある．しかし，AVAiLはplacebo-controlledだったからこのバイアスの懸念についてはOK，のはずであった．ところがところがJCOの報告[2]を見ると，プロトコール改訂前（primaryがOSであったとき）は，化学療法終了後に，実薬bevacizumabはPDでなければ継続，プラセボは中止と

4. 臨床試験におけるエンドポイント

key open がされている．改訂後は，おそらくはバイアスを避けるため，key open せず，プラセボ群でもプラセボ単剤が継続，ということになっている．実際には key open された患者の方が多数派であったため，評価にバイアスがかかった懸念は結局のところ拭えない．

　それはさておき，本質的には，primary が OS から PFS に変更されたことによって，この試験は，進行非小細胞肺癌患者の標準治療を決める（従来のものから変更する），という目的から，bevacizumab の生物学的活性を確認する（一次的な検証はその前の CBDCA-PTX をベースにした試験でなされている[4])ので，化学療法を変更して確認，という表現がふさわしいと考える），というものに性格が変わった，と考えるのが最も妥当であろう．一次的な評価指標が，臨床的ベネフィットからバイオマーカーに変更されたのであるから．お断りしておくが私はそのことについて，良いとか悪いとか論評しているのではない．

　したがって，「(primary の) PFS positive, OS negative」という結果は，bevacizumab は確かに非小細胞癌で active であり，今後の更なる評価検討（たとえば術後治療などにおいて）は正当化される，もしくは理論的根拠はさらに強化された，というべきであろうが，CDDP + GEM + bevacizumab は，進行非小細胞癌の，さしあたりここに，私の目の前にいる患者さんに対しての，標準的治療ではない，ということになる．

　この解釈に対しては，AVAiL 試験の OS が各群で（対照群でも）良好であり，上記のごとく PPS が長かったので OS を見るには under-powered trial であり，「有意差がないから差がない，とは言えない」という批判もあろうかと思われる．しかし試験の primary を PFS に変更した時点で試験の性格が変わったのであるから，少なくとも，CDDP+GEM+bevacizumab を標準的治療と言うほどの根拠はない（本試験ではそこまで検証できなかった）ということは結論付けられよう．同様の議論は GOG-0218 試験[3])にも該当する．

　もう1つ，たとえば bevacizumab の化学療法の上乗せ効果の試験では多くが "PFS positive, OS negative（not significant)" に終わっている（表4-3)[33])．これを「Negative study でも underpowered のため OS も

4. 臨床試験におけるエンドポイント

表 4-3 各癌腫に対する化学療法への bevacizumab の上乗せ効果

First Author	Journal	Disease	Line of therapy	HR PFS	HR OS
Saltz	J Clin Oncol 2008	CRC	1st	0.83*	0.89
Giantonio	J Clin Oncol 2007	CRC	2nd	0.61*	0.75*
Hurwitz	NEJM 2004	CRC	1st	0.54*	0.66*
Miller	NEJM 2007	Breast	1st	0.60*	0.88
Van Cutsem	J Clin Oncol 2009	Pancreas	1st	0.73*	0.89
Rini	J Clin Oncol 2008, 2010	Renal	1st	0.71*	0.86
Escudier	Lancet 2007, J Clin Oncol 2010	Renal	1st	0.61*	0.86
Reck	J Clin Oncol 2009, Ann Oncol 2010	NSCLC	1st	0.75* 0.85*	0.93 1.03
Sandler	NEJM 2006	NSCLC	1st	0.66*	0.79*

Notes: Renal cell trials used interferon as standard, not chemo
*denotes statistical significance

実は改善しているのだ」と主張することもできるが，bevacizumab の生物学的効果のため，PD 後の OS つまり PPS が（腫瘍増殖のリバウンドなどにより）negative に影響を受けた可能性を否定できない．出されたデータのみからはいずれか（もしくはその両方か）の判断はつかない．

ここから先，解釈は分かれる．実際問題として，FDA は，"PFS positive, OS negative" trials の結果から，乳癌に対する bevacizumab の承認（初回化学療法への併用）を取り消した．これは「OS も実は良くなっている（が証明できなかっただけだ）」という理屈に納得できなかったからであろうが，正しいか正しくないかというより，それも 1 つの見解，というしかない．事実，この決定については異論も多い．興味のある方は下記の，乳癌初回化学療法への bevacizumab の上乗せ効果検証の一連の試験，およびそれに基づく ODAC の取り消し勧告に関して ODAC の FDA での提示資料をご参照いただきたい．http://www.fda.gov/downloads/AdvisoryCommittees/CommitteesMeetingMaterials/Drugs/OncologicDrugsAdvisoryCommittee/UCM219978.pdf

さて，では本邦の "PFS positive, OS negative trial" である JO19907

4. 臨床試験におけるエンドポイント

試験（図 4-3, 4-4）[5]はどうか．これは最初から E4599 試験の PFS を再現するという目的で，OS については明らかに検出力不足の研究であった．その上，PFS が 6 カ月ちょっとであるのに OS は 2 年と，明らかに PPS が非常に長く，OS に対する効果は「薄まって」いると思われる．加えて，AVAiL 試験では化学療法が E4599 と異なっていたが，JO19907 試験では同じ CBDCA+PTX であるので，その意味でも当初の目的を達成した positive trial とみなしてよかろうと思われる（ただし私自身，この試験の研究者の 1 人であるので，conflict of interest はあることを付記する）．

　以上つらつら書いてきたがこの類の試験結果は，①他の試験との整合性はどうであるか，②生物学的に PPS への影響がありそうかどうか，などを勘案して「総合的に」解釈するしかなかろうと思われる．もう 1 つ，甚だ原始的ではあるが，どのみち有意ではないにしても，③ "OS negative" の中身が，「有意差はないが，ちょっとは良い」場合と「試験治療が OS において下を行っている」場合とではやはり違うように思う．後者であれば相当慎重に検討すべきではないかと考える．

■ PFS の意義のまとめ

　もし PFS が，OS の完全な surrogate であるのなら，逆に progression になったあと，対象症例が亡くなるまで待っていればよいのだから，時間はかかっても OS を見ていればいずれ「正しい」結論に到達するので，PFS の「生物学的」意義は乏しくなるとも言える（もちろん，PFS 結果によって数年早く結果を出し，それによって有効な新薬が世に出て患者さんの利益につながることは重要なことなので，臨床的もしくは社会的意義は大きい）．おそらくは，PFS は OS と違うものを見ているのであって，それがおのおのの状況でどのくらい，どのような意義を持つのかを考えないといけない．そのためには，OS の surrogate になるか云々のほかに，きちんと PFS を定義することも重要であると指摘されている[16]．

　何度も繰り返しになるが，何を見ているのか，によって，何が言えるのか，が変わる．このような考察ができなければ，臨床試験のデザインや結

4. 臨床試験におけるエンドポイント

果の解釈をする資格を問われることになりかねない．

■■ "OS positive, PFS negative" trials について

さて，時々，これまで述べてきたこととは逆に，OS では差がついたが PFS ではつかなかったというデータにお目にかかることがある．これはどう解釈すべきか．今までの議論をそのままあてはめると，「生物学的効果は分からないが，臨床的には差がある」という，ヘンテコな話になる．

非小細胞肺癌を対象にした CDDP＋GEM と CDDP＋PEM の比較試験にて，非扁平上皮癌サブセットでは CDDP＋PEM が，PFS（図 4-26）では有意差はなかったが OS（図 4-27）では有意に（サブセット解析なのでこの言葉は本来不適切だが）CDDP＋GEM を上回っていた[34, 35]．これは，毒性が CDDP＋PEM 群で低かったので，その分だけ「臨床的なベネフィット」があったのだろう，ということになっている[36]．また，この場合，PEM 群は「有意差なし」とはいいながら PFS でも GEM 群の上を

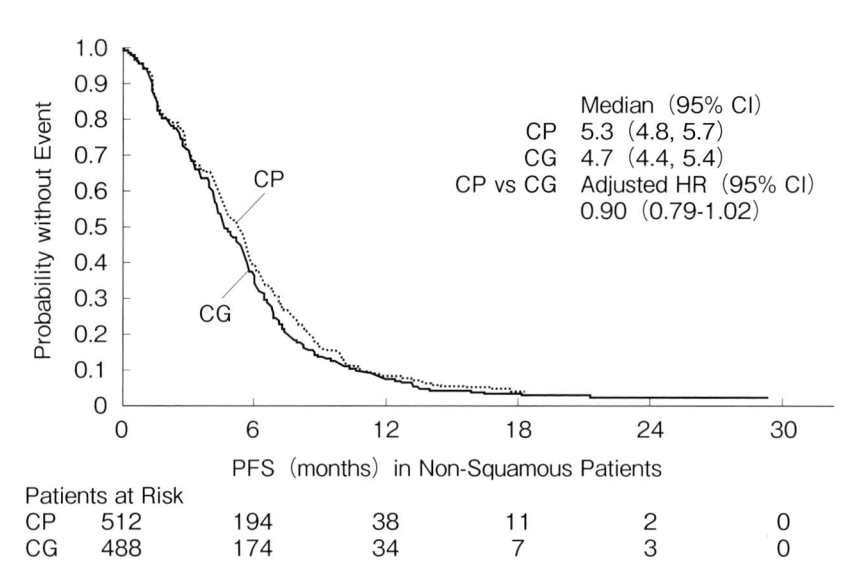

図 4-26 非小細胞肺癌に対する CDDP＋GEM vs CDDP＋PEM 比較試験，非扁平上皮癌サブセットにおける PFS

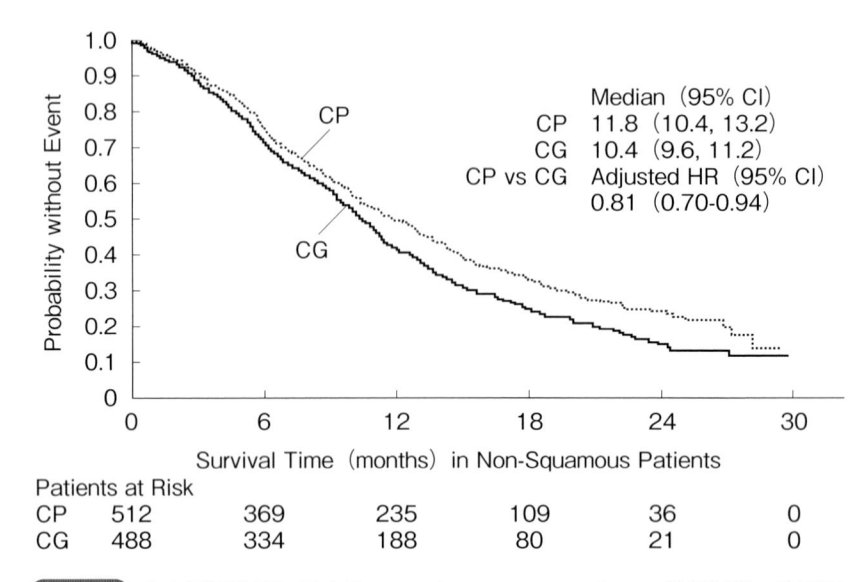

4. 臨床試験におけるエンドポイント

図 4-27 非小細胞肺癌に対する CDDP ＋ GEM vs CDDP ＋ PEM 比較試験，非扁平上皮癌サブセットにおける OS

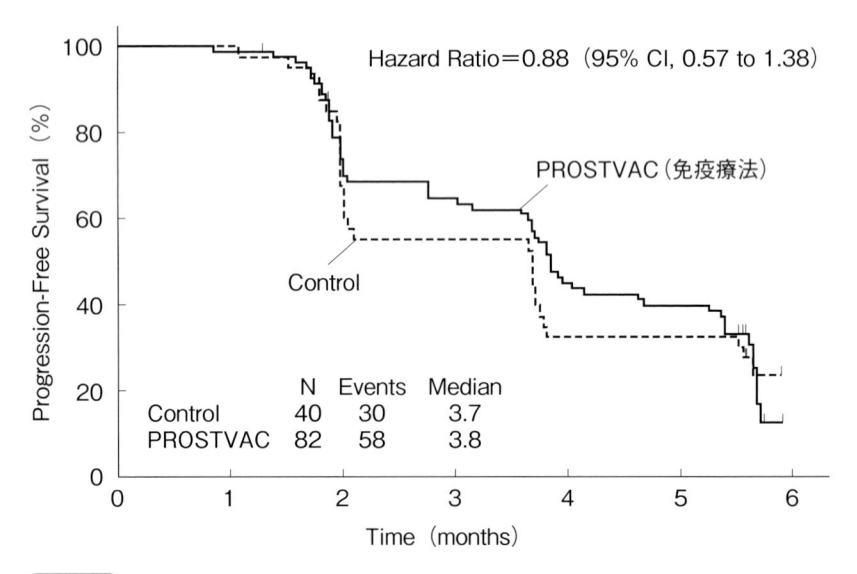

図 4-28 前立腺癌に対する PSA-targeted immunotherapy vs placebo ランダム化第 II 相試験の PFS（primary endpoint）[37]

4. 臨床試験におけるエンドポイント

行っているので,「矛盾した結果」とは思われていない.

ところが最近の例で,内分泌療法耐性の前立腺癌に対する免疫療法が,PFSではほとんど差がなかったにも関わらず（図4-28）,OSでは大きな改善効果が見られた（図4-29）という報告[37]があった.この試験はランダム化phase IIで,PFSをprimaryにしていたので,結論は持ち越し,phase IIIであらためて検証しようということになっている.しかし,同じような免疫療法の,より大規模なphase III試験で,一足先に,全く同じようにOSでは有意差がついたが（MST 25.8カ月対21.7カ月,HR 0.78, p=0.03）,PFSは全く同じで（中央値で3.7カ月対3.6カ月,HR 0.95, p=0.63）,なおかつ腫瘍縮小効果はほとんど認められなかったという報告[38]が出た.

この2つの報告では,研究者はまず,OSの差を治療効果と断定する前に,何らかの背景因子もしくは後治療による差ではないかと検討しているが,いずれもそのような因子は見つからなかったという.そうなると,

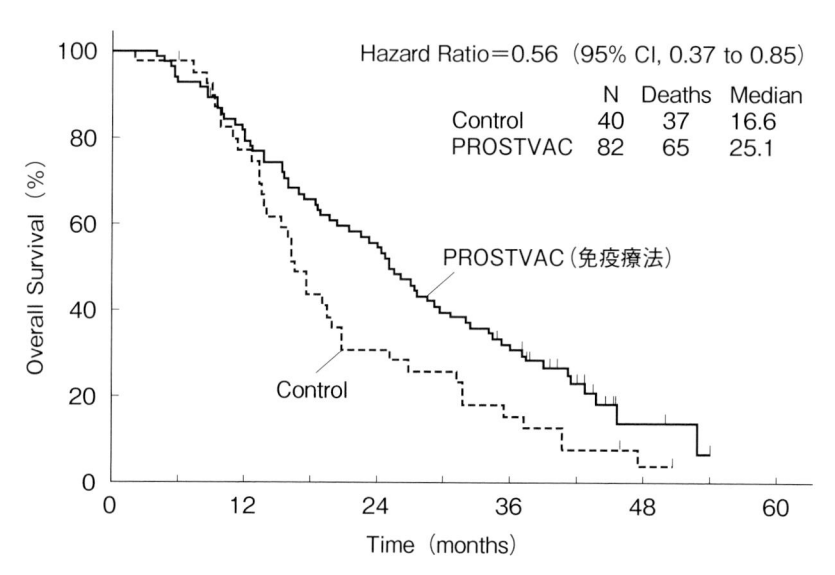

図4-29 前立腺癌に対するPSA-targeted immunotherapy vs placeboランダム化第II相試験のOS[37]

4. 臨床試験におけるエンドポイント

　PFS では表れない何がしかの生物学的効果によって臨床的なベネフィットが生じていることになり，それは何か？　ということになる．現時点では不明であるが，こういう「なんだか分からんけれども効いている，らしい」ものはそれが何かを突き止めるのと同時に，再現性をもってそれが出てくるかを確認しなければならない．それをしようとしている点で，これらの研究は，比較試験のデータなどなしに「らしい」ことを勝手に推測して商業ベースに乗せる民間療法とは大きく異なる．

　もう1つ，I 期の非小細胞肺癌に対する UFT の効果も，OS ではきっちり有意差になっているが，PFS では有意差なしと報告されている[39]．UFT はいまだに「どうして効いているのか誰も知らない」状態であるが，これも再現性をもって効果の検証がされている[40]分，標準治療と考えざるを得ない．

　要するに，"OS positive, PFS negative" の場合，生物学的裏づけがされればよいが，されない場合は再現性をもって結果が positive になるかを確認する必要がある．また，それが確認されれば，どうしてか分からないという居心地の悪さはあっても，臨床的には認めるべきと思われる．

■■ OS 以外の "true endpoints"

　冒頭に述べたように，OS 以外に patient benefit に直結する "true endpoints" として，QOL（FDA の承認要件では "longer life" のエンドポイント OS に対して "better life" を表すものとされる）と，まだ実際に臨床試験のエンドポイントして採用されることはきわめて稀であるが，コストがある．

　これらが "true endpoints" というのは，たとえば OS について非劣性試験を組む際に，"true endpoint" の OS で「許容範囲内（非劣性マージン）は劣っていても良い」と看做すからには他のエンドポイントしかも "true endpoint" で勝っているという前提があることになる．これがたとえば，「奏効率（縮小効果）で勝っているから OS ではちょっとは負けていても良い」というのは不適切であるというのは明らかである．"Longer life" を compromise するからには，それに匹敵する他の "true endpoint"で上回っている必要がある.

QOL

　QOLは非常に重要であることは論を俟たないが,残念ながら前述のごとく,FDAではいわゆるQOLスコア(の改善)で承認された新治療法はない[27].理由はいくつもあろうが,まずスコアの解析が非常に煩雑なこと,加えて解釈が難しいことが挙げられる.たとえば「3カ月の延命」は,大したことないと考えるか意義があると思うかは別として,どのくらい,ということについては具体的イメージとして容易につかめる.しかしQOLスケールで0.1ポイントの改善,と言われてもどのくらいのことなのか想像がつかず,臨床的に意味があるもないも判定できない.人生に起こるさまざまな「良くない出来事(negative/stressful events)」がQOLのどのくらいのポイントの変化に相当するかというような解析もある[41]が,ゲームじゃあるまいし何点ゲットしたから成功,というわけにもいかなかろう.また,もちろん患者間の個人差はきわめて大きいと考える方が自然である.

　加えて,QOLスコアをつけさせることによって(その手間によって)患者のbenefitを損なう,という検討[42]もなされており,"true endpoint"だからといってQOLデータをとるのが正義であると即断するのは誤りである.

　さて,実際にQOLに代わって評価されるのは,症状の緩和効果ないしは治療の毒性である(実際に,たとえば乳癌においては,通常の化学療法やアジュバント治療の試験では,QOLをとることによって,毒性など通常のもの以上に付加される情報はほとんどないと報告[43]されている).もちろん,制吐剤など支持療法の試験では(OSではなく)こちらがprimary endpointになるが,その際はglobal QOLではなく吐き気の程度,嘔吐回数などで評価される.

　この評価にあたってはしかし,OSやPFSなどと違った点で留意すべきところがある.例として,骨転移がある患者に対しbisphosphonate投与することにより骨関係イベント:skeletal-related event(SRE)を防

ぐ，という試験をもう 1 度考える．PFS や OS は 1 回こっきりの event（普通人間は 1 回しか死なないし，PD 判定も 1 回のみ）であるが，SRE などは何回でも起こる．そこで，観察期間内に対象患者に起こったすべての SRE を蓄積し，person-year あたりの SRE 発生頻度をエンドポイントとする研究がよくある．event が単一症例で複数回起これば，それだけ総数も多くなるので，解析の検出力も上がってまことに都合がよい．

　しかしながら，この方法は間違っている．上記のようにイベントを蓄算するには，そのおのおのが独立性をもって二項分布またはポワソン分布に従って発生することが前提であるが，臨床的にも理解できるように，いったん SRE が起こった患者は次の SRE が起こる可能性が高くなる（独立分布に従わない）．よって，前提が崩れるのでこの方法は使えない[44, 45]．以下，これに関して吉村健一先生からの補足説明の受け売りであるが，前提が崩れた場合には二項/ポワソン分布を仮定した（またはそれを拠り所とした）上で計算（推定）されるバラツキの大きさ（検定統計量というものを計算する際に分母として通常計算されるもの）の値を誤ってしまうため，結果として，最終的に計算される p 値あるいは信頼区間が誤ったものになってしまう，ということである．このような問題を統計学では「再発事象の問題」という．

　統計学的に確実で間違いのない解析は，一定の観察期間内に 1 回（以上）の SRE が起こった患者の割合，もしくは最初の SRE が起こるまでの期間を検討するものであり，要するに PFS や OS と同じく「1 回こっきり」の event としてシンプルに解析するのである[44, 45]．

　とはいいながら，実際には，複数回 SRE が起こるより回数が少ない方が良いに決まっているので，同じ症例でどのくらい起こったかを検討するのにはそれなりの意義がある[46, 47]．この「再発事象の問題」に特化した解析を再発事象解析といい，いろんな補正モデルを用いて解析する方法[47]があるらしいが，この辺になると専門家に聞かないと（もしくは聞いても）よく分からない．ちなみに文献 47 では，変量効果モデル（＝個人内相関がどういう構造をもっているかを仮定したモデル）を解決策としてすすめているものにあたるということである．我々としては，話はぱっと見ほど

単純ではなく，ただ「eventが多くなるから」単一症例に起こったものを蓄算するのは不適切である，ということは覚えておいた方がよろしいようである．

Cost

上述のように，コストそのものが臨床試験のエンドポイントとなっているものはまだほとんどないが，コストの解析は最近盛んになされ，今後も重要な課題に（やっと）なってくると思われる．

1つには，新薬の開発にかかるコストが高くなり，それが薬価に反映して治療薬がどんどんコスト高になってきているという反省がある．たとえば，1人の生存期間を1年間延ばすのに適当なコストはおおざっぱに5万ドルとされているらしいが，卵巣癌でのCBDCA-PTX治療ではそれが2万6千ドルで済むのに対し，非小細胞肺癌のセカンドラインでerlotinibを使う場合は9万ドル，初回治療でbevacizumabを使う場合は38万ドルというようなコスト計算がなされている[48,49]．

こういう，unselectedな集団に使うのでなく，対象を絞っていけば，無駄な薬剤の使用がなくなる分，コストパフォーマンスは改善する．上記の，「1人1年の命」のコストで言うと，trastuzumabをHER2陽性の乳癌にアジュバントとして使うのは2万ドルで済むという[49]．

今後コストがエンドポイントとしてクローズアップされてくるのは間違いないと思われるので，これについては別にコラムを設けて詳述することとしたい（201頁）．

■文献

1) Reck M, von Pawel J, Zatloukal P, et al. Overall survival with cisplatin-gemcitabine and bevacizumab or placebo as first-line therapy for nonsquamous non-small-cell lung cancer: results from a randomised phase III trial (AVAiL). Ann Oncol. 2010; 21: 1804-9.
2) Reck M, von Pawel J, Zatloukal P, et al. Phase III trial of cisplatin plus gemcitabine with either placebo or bevacizumab as first-line therapy for nonsquamous non-small-cell lung cancer: AVAil. J Clin Oncol. 2009; 27: 1227-34.

3) Bookman BMQ, Walker JL, Homesley HD, et al. Phase III trial of bevacizumab (BEV) in the primary treatment of advanced epitherial ovarian cancer (EOC), primary peritoneal cancer (PPC), or fallopian tube cancer (FTC): A Gynecologic Oncology Group study. J Clin Oncol. 2010 (suppl: abstr LBA1); 28: 946S.
4) Sandler A, Gray R, Perry MC, et al. Paclitaxel-carboplatin alone or with bevacizumab for non-small-cell lung cancer. N Engl J Med. 2006; 355: 2542-50.
5) Nishio M, Horai T, Kunitoh H, et al. Randomized, open-label, multicenter phase II study of bevacizumab in combination with carboplatin and paclitaxel in chemotherapy-naïve Japanese patients with advanced or recurrent nonsquamous non-small cell lung cancer (NSCLC): JO19907. J Clin Oncol. 2009 (suppl: abstr 8036); 27: 415S.
6) Fleming TR, Rothmann MD, Lu HL. Issues in using progression-free survival when evaluating oncology products. J Clin Oncol. 2009; 27: 2874-80.
7) Saad ED, Katz A. Progression-free survival and time to progression as primary end points in advanced breast cancer: often used, sometimes loosely defined. Ann Oncol. 2009; 20: 460-4.
8) Maruyama R, Nishiwaki Y, Tamura T, et al. Phase III study, V-15-32, of gefitinib versus docetaxel in previously treated Japanese patients with non-small-cell lung cancer. J Clin Oncol. 2008; 26: 4244-52.
9) Allegra C, Blanke C, Buyse M, et al. End points in advanced colon cancer clinical trials: a review and proposal. J Clin Oncol. 2007; 25: 3572-5.
10) Bhattacharya S, Fyfe G, Gray RJ, et al. Role of sensitivity analyses in assessing progression-free survival in late-stage oncology trials. J Clin Oncol. 2009; 27: 5958-64.
11) Dodd LE, Korn EL, Freidlin B, et al. Blinded independent central review of progression-free survival in phase III clinical trials: important design element or unnecessary expense? J Clin Oncol. 2008; 26: 3791-6.
12) Freidlin B, Korn EL, Hunsberger S, et al. Proposal for the use of progression-free survival in unblinded randomized trials. J Clin Oncol. 2007; 25: 2122-6.
13) Nordlinger B, Sorbye H, Glimelius B, et al. Perioperative chemotherapy with FOLFOX4 and surgery versus surgery alone for resectable liver metastases from colorectal cancer (EORTC Intergroup trial 40983): a randomised controlled trial. Lancet. 2008; 371: 1007-16.
14) Amit O, Bushnell W, Dodd L, et al. Blinded independent central review of the progression-free survival endpoint. Oncologist. 2010; 15: 492-5.
15) Shi Q, Sargent DJ. Meta-analysis for the evaluation of surrogate endpoints in cancer clinical trials. Int J Clin Oncol. 2009; 14: 102-11.
16) Saad ED, Katz A, Hoff PM, et al. Progression-free survival as surrogate and as

4. 臨床試験におけるエンドポイント

true end point: insights from the breast and colorectal cancer literature. Ann Oncol. 2010; 21: 7-12.
17) Sargent DJ, Wieand HS, Haller DG, et al. Disease-free survival versus overall survival as a primary end point for adjuvant colon cancer studies: individual patient data from 20,898 patients on 18 randomized trials. J Clin Oncol. 2005; 23: 8664-70.
18) Sargent DJ, Patiyil S, Yothers G, et al. End points for colon cancer adjuvant trials: observations and recommendations based on individual patient data from 20,898 patients enrolled onto 18 randomized trials from the ACCENT Group. J Clin Oncol. 2007; 25: 4569-74.
19) Buyse M, Burzykowski T, Carroll K, et al. Progression-free survival is a surrogate for survival in advanced colorectal cancer. J Clin Oncol. 2007; 25: 5218-24.
20) Tang PA, Bentzen SM, Chen EX, et al. Surrogate end points for median overall survival in metastatic colorectal cancer: literature-based analysis from 39 randomized controlled trials of first-line chemotherapy. J Clin Oncol. 2007; 25: 4562-8.
21) Yothers G. Toward progression-free survival as a primary end point in advanced colorectal cancer. J Clin Oncol. 2007; 25: 5153-4.
22) Fleming TR. Objective response rate as a surrogate end point: a commentary. J Clin Oncol. 2005; 23: 4845-6.
23) Burzykowski T, Buyse M, Piccart-Gebhart MJ, et al. Evaluation of tumor response, disease control, progression-free survival, and time to progression as potential surrogate end points in metastatic breast cancer. J Clin Oncol. 2008; 26: 1987-92.
24) Saad ED, Katz A, Buyse M. Overall survival and post-progression survival in advanced breast cancer: a review of recent randomized clinical trials. J Clin Oncol. 2010; 28: 1958-62.
25) Buyse M, Sargent DJ, Grothey A, et al. Biomarkers and surrogate end points--the challenge of statistical validation. Nat Rev Clin Oncol. 2010; 7: 309-17.
26) Broglio KR, Berry DA. Detecting an overall survival benefit that is derived from progression-free survival. J Natl Cancer Inst. 2009; 101: 1642-9.
27) Johnson JR, Williams G, Pazdur R. End points and United States Food and Drug Administration approval of oncology drugs. J Clin Oncol. 2003; 21: 1404-11.
28) Rosen LS, Gordon D, Tchekmedyian S, et al. Zoledronic acid versus placebo in the treatment of skeletal metastases in patients with lung cancer and other solid tumors: a phase III, double-blind, randomized trial--the Zoledronic Acid Lung Cancer and Other Solid Tumors Study Group. J Clin Oncol. 2003; 21: 3150-7.
29) Maemondo M, Inoue A, Kobayashi K, et al. Gefitinib or chemotherapy for non-

4. 臨床試験におけるエンドポイント

small-cell lung cancer with mutated EGFR. N Engl J Med. 2010; 362: 2380-8.
30) Mitsudomi T, Morita S, Yatabe Y, et al. Gefitinib versus cisplatin plus docetaxel in patients with non-small-cell lung cancer harbouring mutations of the epidermal growth factor receptor (WJTOG3405): an open label, randomised phase 3 trial. Lancet Oncol. 2010; 11: 121-8.
31) Bontenbal M, Seynaeve C, Stouthard J, et al. Randomized study comparing efficacy/toxicity of monotherapy trastuzumab followed by monotherapy doceatxel at progression, and combination trastuzumab/docetaxel as first-line chemotherapy in HER2-neu positive, metastatic breast cancer (MBC) (HERTAX study). J Clin Oncol. 2008 (suppl: abstr 1014); 27: 44S.
32) Inoue K, Nakagami K, Mizutani M, et al. Randomized phase III trial of trastuzumab monotherapy followed by trastuzumab plus docetaxel versus trastuzumab plus docetaxel as first-line therapy in patients with HER2-positive metastatic breast cancer: the JO17360 Trial Group. Breast Cancer Res Treat. 2010; 119: 127-36.
33) Eisenhauer EA. Discussion of GOG-0218. Plenary session, 46th Annual meeting Am Soc Clin Oncol, 2010.
34) Scagliotti G, Hanna N, Fossella F, et al. The differential efficacy of pemetrexed according to NSCLC histology: a review of two Phase III studies. Oncologist. 2009; 14: 253-63.
35) Scagliotti GV, Parikh P, von Pawel J, et al. Phase III study comparing cisplatin plus gemcitabine with cisplatin plus pemetrexed in chemotherapy-naive patients with advanced-stage non-small-cell lung cancer. J Clin Oncol. 2008; 26: 3543-51.
36) Scagliotti GV, Park K, Patil S, et al. Survival without toxicity for cisplatin plus pemetrexed versus cisplatin plus gemcitabine in chemonaive patients with advanced non-small cell lung cancer: a risk-benefit analysis of a large phase III study. Eur J Cancer. 2009; 45: 2298-303.
37) Kantoff PW, Schuetz TJ, Blumenstein BA, et al. Overall survival analysis of a phase II randomized controlled trial of a Poxviral-based PSA-targeted immunotherapy in metastatic castration-resistant prostate cancer. J Clin Oncol. 2010; 28: 1099-105.
38) Kantoff PW, Higano CS, Shore ND, et al. Sipuleucel-T immunotherapy for castration-resistant prostate cancer. N Engl J Med. 2010; 363: 411-22.
39) Kato H, Ichinose Y, Ohta M, et al. A randomized trial of adjuvant chemotherapy with uracil-tegafur for adenocarcinoma of the lung. N Engl J Med. 2004; 350: 1713-21.
40) Hamada C, Tanaka F, Ohta M, et al. Meta-analysis of postoperative adjuvant chemotherapy with tegafur-uracil in non-small-cell lung cancer. J Clin Oncol.

2005; 23: 4999-5006.
41) Testa MA, Simonson DC. Assesment of quality-of-life outcomes. N Engl J Med. 1996; 334: 835-40.
42) Mills ME, Murray LJ, Johnston BT, et al. Does a patient-held quality-of-life diary benefit patients with inoperable lung cancer? J Clin Oncol. 2009; 27: 70-7.
43) Goodwin PJ, Black JT, Bordeleau LJ, et al. Health-related quality-of-life measurement in randomized clinical trials in breast cancer--taking stock. J Natl Cancer Inst. 2003; 95: 263-81.
44) Windeler J, Lange S. Events per person year--a dubious concept. BMJ. 1995; 310: 454-6.
45) Berenson JR, Major P, Hortabagyi G. Relevant clinical end points in biphosphonate trials. J Clin Oncol. 1998; 16: 3204-5.
46) Glynn RJ, Buring JE. Counting recurrent events in cancer research. J Natl Cancer Inst. 2001; 93: 488-9.
47) Cook RJ, Major P. Methodology for treatment evaluation in patients with cancer metastatic to bone. J Natl Cancer Inst. 2001; 93: 534-8.
48) Bradbury PA, Tu D, Seymour L, et al. Economic analysis: randomized placebo-controlled clinical trial of erlotinib in advanced non-small cell lung cancer. J Natl Cancer Inst. 2010; 102: 298-306.
49) Stewart DJ, Whitney SN, Kurzrock R. Equipoise lost: ethics, costs, and the regulation of cancer clinical research. J Clin Oncol. 2010; 28: 2925-35.

コラム

1 Clinical equipoise

■ Clinical equipoise の概念と「許容限界」

　比較試験を始めるにあたっての大前提として，どちらの治療法がよいのかはまだ不明である，というものがある．これは当然であって，どちらかが「より良い」ことがあらかじめ分かっているのであれば，患者全員にその「良い方の」治療を行わなければならない．「まだ不明である」からこそ，決着をつけるべく比較試験を行うのである．この「どちらが良いのかはまだ分からない状態」を clinical equipoise（equipoise＝平衡または均衡）という．比較試験は多くの場合，この「均衡が続く」ことを帰無仮説として，それを統計学的に棄却することによりどちらかが良いと結論づける，というプロセスで行われる．

　中間解析でどちらかの成績が「明らかに」良いと判断された場合は，この clinical equipoise が成立しているという前提が崩れたことになり，そこで試験終了になる．もはや「どちらが良いか分からない」のではなく「どちらが良いか分かった」のだから良い方を以降のすべての患者に行うことが正義になる．

　以上は建前としてはその通りで，異論も出ることはなかろうが，厳密に考えるとこの clinical equipoise の成立というのは極度に困難であることがすぐに分かる．

　ランダム化試験参加に同意してくれるよう患者に話をすると，よく，「で，どっちの治療が良いのですか？」と聞かれる．いや，それが分からないから試験をやっているのだと説明しても，「先生は，知っているんでしょ？」と追い打ちをかけられることは多い．「知っては」いない．それは確かである．しかし，では，「先生は，どちらが良いと思いますか？」

コラム1．Clinical equipoise

と聞かれたらどうするか．

　ほとんどの場合，研究者側は個人的にはどちらかの治療の方がベターであろうと推測をしている．多くの場合は，試験治療の方が良いだろうと，少なくとも期待しているが，たぶん対照群の方が良いのではないかと思いながらも，それを証明するために参加している研究者もいておかしくはない．ただ，「どっちでも，どうせ同じだろう」と，本当にみんなが思っているのであれば，そもそもそんなつまらない試験などやられはしない．だから逆に，その試験に臨床的興味があって，行う意義があるというのなら，clinical equipoise は個々人の研究者の中では成立していないことになる．

　プロトコールにだって，対照群の成績はこれこれ，試験群の成績はこれこれと，「これまでのデータから仮定する」，そして α エラーなんとか検出力かんとかで症例数を算出と書いてある．これは clinical equipoise に違反しているのではないか．仮定はあくまでも仮定と言っても，おそらく患者には通用しないだろう．先生達は試験群の方がよいと，少なくとも「思っている」ではないか，しかもそれには「これまでのデータ」という根拠も明記してある．どの面下げて，「（今のところ）同じである」と強弁するか．患者は「どちらの方が良さそうか」を聞いているのであって，統計学的有意差をもってどちらが優勢と証明されたか，を聞いているのではない．我々はそのことに気づいていながら「分からない」と白を切る．

　試験が実際に開始されると，話はもっとややこしくなる．それまでの成績の全体像は分からなくとも（データセンターは知っているが），印象でどちらが良さそうかくらいのことは見当がつくことは多い．また，やろうとしないだけで，データセンターにはかなりの程度の情報が集まっており，それを解析すれば，有意差ではないにしてもどちらかが優勢という trend はあるだろう．この trend があるということは，clinical equipoise ということと矛盾してはいないのか．

　比較試験ではないが，よく引き合いに出される例として，次のようなものがある．新薬の phase II study を，奏効率で評価するとする．期待奏効率 20% があるかどうかは「分からない」が，Gehan and Schneiderman の方法によって，14 例中 response が皆無であったら，20% の奏効率はな

コラム1. Clinical equipoise

いものと5％の危険率で棄却される．さて，13例が集積され1例もresponseを示さなかったとしたら，14例目に対して，今までと同じように「効くか効かないか分からない」と言って投与することは許されるのか？　第1例目については成立していたかも知れないclinical equipoiseは，第14例目については怪しくなる．そして，1例1例が付加する統計学的な情報量は，1例目でも14例目でも同じなのである[1]．

　このように考えていくと，厳密なclinical equipoiseというものは，成立しそうにない．では臨床試験とくに比較試験なるものはやってはならないのか，というともちろんそうではない．Freedmanは，この「clinical equipoiseの矛盾」を解決しようと，それまで出されていた過激な見解（治療法は患者の選択で決まるのだから科学的なequipoiseは不要であるとか，臨床試験参加者は利他的な動機付けがされているのだから個々人への少々の不利益は勘弁してもらうとか）を退けた上で，下記のようにこのclinical equipoiseの概念を再構築している[1]．

　すなわち，理論的なequipoiseを個人の（個々の研究者の）レベルで達成することは不可能であり，かつ脆弱である（2つの治療法の優劣について完璧にfifty-fiftyが達成されたとしても，すぐ次のなんらかの知見の追加によってそのバランスは崩れるから）．そうではなくて，個人のレベルではどちらかの治療法への「好み」はあるとしても，反対側の見解があり，かつ，その反対意見が十分に根拠を持つものだという認識があれば，clinical equipoiseは成立している．

　たとえば，縦隔リンパ節に転移がある肺癌に対して手術の意義があるかないかについて考える．多数派意見が「ない」としても，また自分がその多数派に与しているとしても，その一方「意義がある」と考える研究者がいて，その人達は十分に有能かつ誠実であることが分かっており，かつその主張には理論的根拠が（たとえ自分個人としては反対であったとしても）あると認めるのならば，clinical equipoiseは成立し，比較試験を組むことができる．この時，あえて自分が「勧めない」治療群を含む試験に患者を登録することは，倫理に全く反しない．自分と同等以上の専門家が「勧める」治療法なのだから．Freedmanは，この緩やかであるがそれゆ

184

えに強靭なものを clinical equipoise として，前述のような厳密に「理論的な」ものを theoretical equipoise と区別している．

　この clinical equipoise が崩れるのは，すなわち，たとえば中間解析の結果によって優劣が明らかになったと，ほぼ万人が認めるような時である．ここにおいて初めて，いずれかの治療法が「良いもの」として決定されたことになる．

　換言すれば，clinical equipoise とは，「どちらがいいか分からない」状況というより，「どちらがいいかについて，（専門家の）意見が分かれている」状況，と患者に伝えるべきかも知れない．これならたとえばランダム化に関する同意も多少は取りやすくなるであろう．

■ Off-protocol で試験治療を提供することについて

　複数の治療オプションがある場合，試験以外の実臨床では治療方針を決定するにあたってランダム化を行うことはない．有効性，リスクはもとより利便性，個人的な好み，都合，などなどによって選択がされる．それは医療者の勧めやアドバイスなどに基づくとはいえ，最終的には患者自身が選択決定することになっている（ただし実のところこのような患者の「自律性」を過度に強調することは患者の利益を損ねることになりかねないし，実際にそうなっているという主張もあり[2-4]，私自身もそう考えている）．

　さて，ここで，その（実臨床での）「複数の治療オプション」の中に，現在試験中であるような研究的治療が含まれるかどうか，という問題がある．

　回りくどい言い方になったが，たとえば，標準治療と試験治療のランダム化試験への参加を患者が拒否した場合，通常は標準治療が提示されるが，患者側が「試験治療を（試験としてではなしに off-protocol で）やってくれ，と要求することができるかどうか，という話である．

　患者の権利とかなんとかいう大袈裟な話をすれば，患者は明らかに医学的にメリットがある「良い治療」（たとえば stage I の癌に対する外科的切除など）を，何らかの理由により，もしくは理由がなくても，断る権利

コラム1. Clinical equipoise

　を有する．それが結果的に患者自身の健康を損ねることになっても，他者に迷惑がかからない限り，最終的な選択の自由を有している．これは「愚行権」というような言葉で表現される．

　その一方，明らかに医学的な適応がない治療について，患者は医療者にその施行を要求することは，できないと考えられている[2-4]．たとえば，進行癌の患者が，隣の慢性腎不全の患者が透析を受けて病状をコントロールしているのを見て，「私にも透析をしてくれ」と要求することはできない．仮に，なんらかの理由で「癌患者に透析をして癌を改善させる」というような「研究」を行っている医療機関があっても，そこでやっているような「研究的治療」を他の医療機関で「やらせる」ことはできない．それが受けたければ，その研究をやっているところを受診しなければならない[4]．

　ところが，ランダム化試験を提示した以上，その「試験治療」についてはそこの医療機関で施行可能であることが前提である（この場合，治験薬のような，契約によって試験外での使用が不可能になっている場合ではないとする）．実際に「試験治療は off-protocol で施行可能である」ことが多い，という事実も確認されている[5]．おまけに，その試験治療は，「clinical equipoise が成立している」のであるはずだから，それを施行することは患者のデメリットになるとは言えない（もしそうなら試験自体が成立しない）．臨床家へのアンケートでも相当数が off-protocol での試験治療を行っていると回答している[6]．

　患者が自分で標準治療でも試験治療でも選べるということになるとどうなるか．当然のことながら，比較試験の症例集積は格段に落ちることが予想される．実際にそうなったのが，高度リンパ節転移陽性の乳癌患者に対する高用量での術後化学療法の試験である[7-9]．多くの患者がそれまでのデータから高用量での治療を希望し，かつ民間保険会社もその支払いに応じたため，試験外での治療が増加し，通常量の化学療法との比較試験は遅々として進まなかった．しかし結局のところ，この高用量の化学療法は，なんら患者にメリットをもたらすことなく，ただコストと毒性が上回っていただけということが証明された．もし off-protocol での試験治療

ができない状況であれば，もっと早く結論も出て，無駄な毒性に苦しんだ患者の数も少なくて済んだはずである．

ところが，臨床試験参加への同意を取るにあたって，こういう off-protocol での試験治療は「可能である」ことを説明するのは研究者の義務であると主張[10]する向きもあって，本邦でも，そういう「試験治療を，自分で選んで受けることができる」ということを説明同意文書に明記せよと要求する IRB も多い．この根底にあるのは，臨床試験への参加とは，純粋に利他的な（自分のため，ではなく，今後の患者のために，という）動機でなされるべきであるという「倫理的配慮」であると思われる．

しかしながら，この考えはあまりに短絡的で人間性に対する考慮を欠いている．その結果，試験が完遂できずに終わってしまえば，研究の倫理性は著しく損なわれる．参加してくれた患者さんは，「無駄に」ランダム化されたことになるからである．それ以上に，上記の乳癌に対する高用量化学療法のごとく，多くの患者を「良い治療を選んだつもり」にさせて結果的に無用の毒性で苦しめただけになった，という事実がある．「それは患者本人が選んだのであり，自分たちはその可能性を提示しただけだから責任はない」というのはほとんど詐欺であろう．

私は，この off-protocol で試験治療を行うことを提示する，ということを応用して，きわめて「科学的・倫理的」かつ合法的に，無限に金を稼ぐ方法を考案している．免疫療法でも遺伝子治療でもなんでもよいが，とにかくそういう「試験治療」をまず作成する．そして標準治療とのランダム化試験を行う．標準治療と試験治療は，可能な限り内容が違う方が都合がよい（ランダム化されることに抵抗が強くなるだろうから）．試験そのものには，どこかの大学に寄付講座を1つ作って IRB のお墨付きをもらっておけばよい．そして被験者候補には，「倫理面に配慮して」ランダム化を断った場合，off-protocol で試験治療の内容を（費用は実費をいただくが）行う旨「きちんと」説明同意文書に明記する．これであれば，間違いなく試験それ自体は遅々として進まない．ほとんど無限に off-protocol で金をとって治療を行うことができる．とくに，標準治療がプラセボであるような（つまり，積極的治療が尽きたような）対象ではそうなるであろ

コラム1. Clinical equipoise

う．この場合しかも，進捗しない試験からは有効か無効かの結論は出てこないのだから，ずっと「promising」の状態（大学で比較試験すなわち late phase trial をやっているということは，promising であると認められたことなのだ！）が維持できるのである．

研究施設の IRB が，なんのための試験か，なんのための研究かを見失い，近視眼的な「個人の人権」の保護にのみ気を配っている限り，それを悪用することはかくのごとく容易である．誤解を恐れずに言えば，世の中の IRB のほとんどはそういうレベルに止まっているのではないか．IRB の多くは形式的なことに拘泥し，その結果として責任逃れを第一義とし，被験者の安全確保という本質を見失っているという指摘もされている[11]．

■■ Post-protocol で試験治療を提供することについて

ランダム化試験においてプロトコール治療が終了し，disease progression が観察された場合，PFS は確定し，ここで「試験終了」となるが，もちろん患者はまだ生きている．どころか，disease progression になったのであるから，次の治療を考えたいのは当然である．ほとんどのプロトコールで，試験終了後は後治療自由，と規定されている．では対照群に登録された患者では試験治療にクロスオーバーして良いか，という問題が出てくる．

このこと自体は既に，PFS と OS との相関の項（4章）で，観察バイアスなどと一緒に論じたが，とくに有効な治療法が尽きてきている病態で，試験治療に使われた未承認新薬が使えるのかどうかということは，当該患者と担当医にとって切羽詰まった問題になってくる．

多くの試験で，primary endpoint が PFS であれば，対照群ではクロスオーバーして試験薬を使うことが許容されている．もっともうまく行った例としては，HER2陽性の乳癌に対して trastuzumab を化学療法に上乗せした比較試験[12]で，対照群に対しても disease progression 観察（試験終了）後に trastuzumab 使用を許可し，2/3 の症例でクロスオーバーが行われた．Primary endpoint である PFS については大きな差があり（図1），また OS についても差は縮まったが有意差として残り（図2），

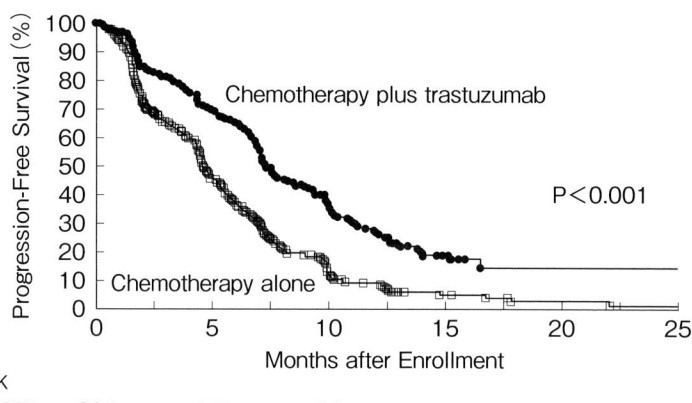

コラム1. Clinical equipoise

図1 HER2陽性の乳癌患者に対する化学療法対化学療法＋trastuzumabの比較試験，PFS[12]

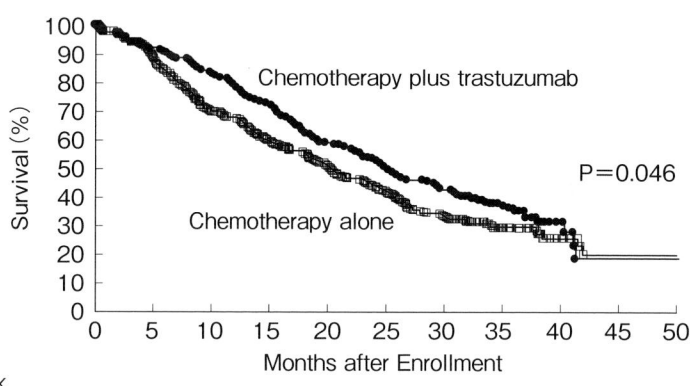

図2 HER2陽性の乳癌患者に対する化学療法対化学療法＋trastuzumabの比較試験，OS[12]

コラム1. Clinical equipoise

　trastuzumabの効果は確認された．多くの被験者がこの試験薬の恩恵にあずかったことになり，めでたしめでたしである．

　とはいえ，この場合，このクロスオーバー措置によりOSの差が縮小し，有意ではなくなっていたらどうであったか．これを「trastuzumabのおかげ」として，やはり有効であった，という論理にもっていくのは無理がある（OS開いたままならtrastuzumabの効果あり，縮まってきたらtrastuzumabの使用で縮まったからやはり効果あり，と結論するのはあまりに我田引水），という主張が（規制当局側からの見解のようだが）あることも「4．臨床試験におけるエンドポイント」の章で紹介した．Trastuzumab試験のprimary endpointはPFSだったが，嘘か真かFDAは乳癌についてもOS延長を正式承認用件として要求する，という（OSが伸びていたからこそtrastuzumabはregular approvalを受けたのだという）．最近，乳癌に対するbevacizumab承認が「OSに対する上乗せが証明されなかった」という理由で取消され，大論争になった．

　下手に「情けをかけて」承認されないとなる憂き目を避けるためには，primary endpointをOSにして，その大義名分の下，クロスオーバーを全禁止してしまう方が「科学的には」すっきりしている．果たしてそれで良いのか．

　悪性黒色腫の約70％に，MAP kinase pathwayのうちBRAF（図3）にactivating mutationがあり，そのほとんどはアミノ酸600のバリンがグルタミン酸に変わったV600Eという変異である[13]．これがあるとBRAFが恒常的に活性化され，MAP pathwayの下流にシグナルが伝わる．SorafenibなどもこのV600E変異を含めてBRAFを抑制するが，こういうmulti-kinase inhibitorはなまじ他の標的にも「当って」しまい，結果そこからの毒性によって肝腎のBRAFを抑制するだけの濃度が得られず，臨床的には無効である．

　これに対して，PLX4032はこのV600Eを選択的に抑制し，早期の臨床試験でこの変異をもつ黒色腫に対して高い（80％以上の）奏効率を示し，効果持続期間も少なくとも7カ月（図4）という，従来の化学療法に比べてほとんど劇的と言ってもよい効果を挙げた[14]．毒性は十分に耐容可能と

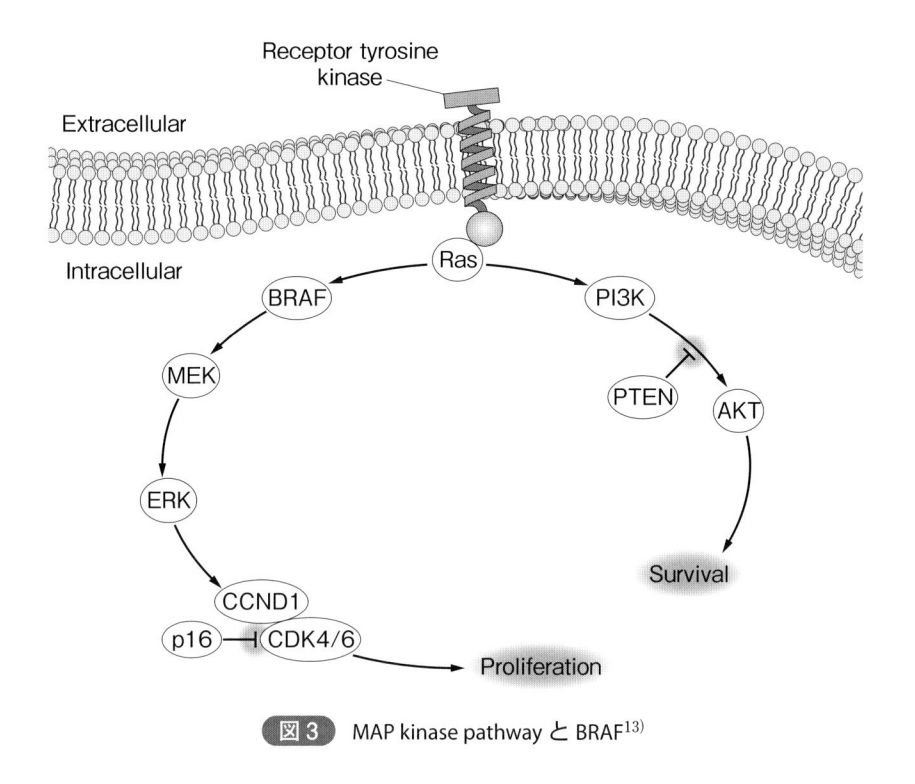

コラム1. Clinical equipoise

図3 MAP kinase pathway と BRAF[13]

判断された．その次に行われたのが，OS を primary とした phase III trial である．対照群は，効果少なく（PFS 2 カ月程度，奏効率15%程度），毒性強い（cisplatin と吐き気に関して東西の両横綱とされる）ことで悪名高い dacarbazine である．OS に対する効果を「正しく」評価するために，クロスオーバーは禁止になっている．

この試験に登録し，対照群に割り振られてあっという間に PD になった患者の苦闘が，PLX4032 を投与されて半年以上の効果が続いている患者（皮肉なことに従兄弟同士）と対比されてニューヨークタイムズにレポートされた[15]．担当医は心の底からすまない，試験薬へのクロスオーバーはできないのだと頭を下げる．患者と家族は，当然のことながら納得がいかない．

研究者の間でも激論が交わされる．早期試験のデータを出した研究者

コラム1. Clinical equipoise

A Best Overall Response

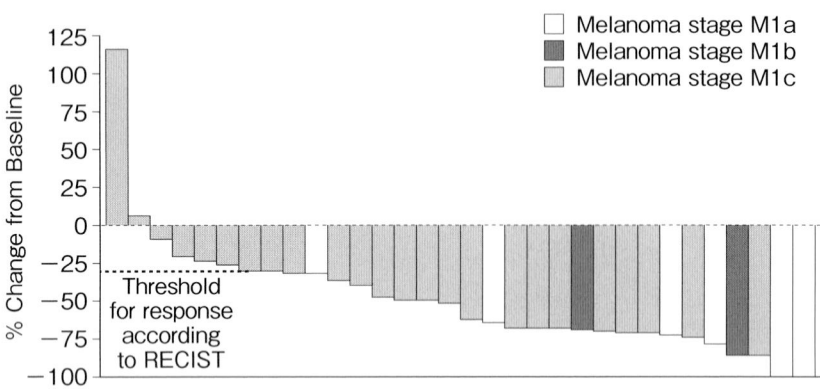

B Response Over Time

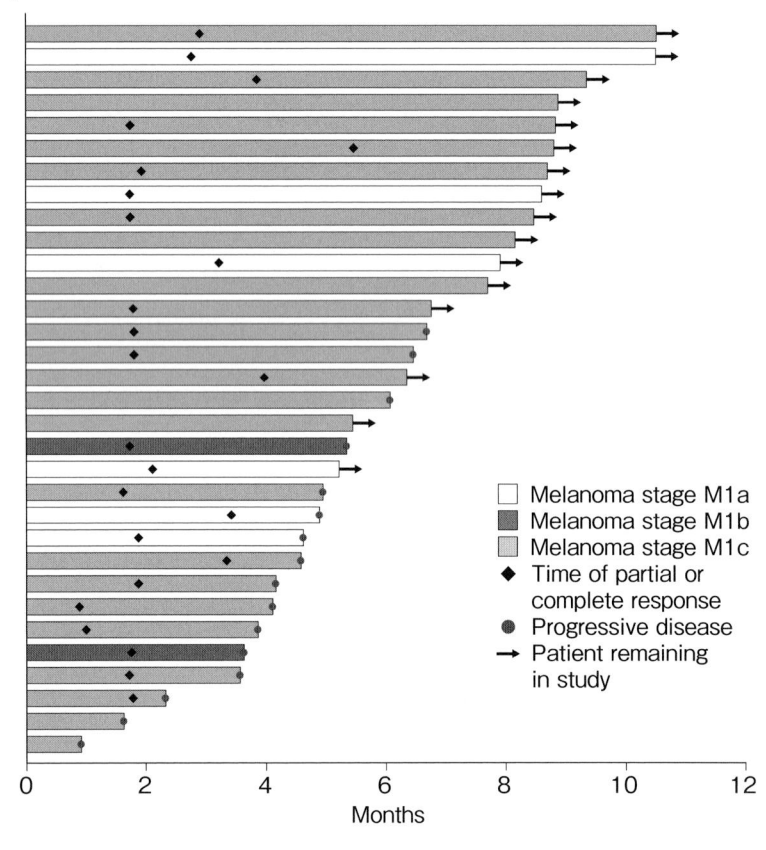

図4 V600E variant melanoma に対する PLX4032 の効果[14]

は，これで十分だろう，今更どうしてあの，誰もが嫌う dacarbazine なんかと比較のデータが要るのだと言う．この比較試験を行っている医者は，一次効果が高くても，その後どうなるか，何か悪いことが起こってそれが相殺される可能性もあり，本当に patient benefit（OS の延長）につながるかどうかは未確定である．ここで試験をしないわけにはいかない，と主張する．それに対してまた，仮に OS 延長が直接証明できなくても，この効果による QOL 改善は明らかではないか，patient benefit はすでに証明されているという反論がなされる．

さらに話がややこしくなるのは，この V600E を標的にした薬剤は他社でも開発がなされ，早期臨床試験が始まっている．PLX4032 の phase III study に参加した患者の一部が同意を撤回し，そちらの別の薬（作用機序は同じ）の治験に流れ始めているという．これをとどめることはできない．

比較試験においてのクロスオーバーに関するジレンマは目新しいことではないが，標的が同定され「当っている」，よって使えば（少なくとも一時的には）効果が出るだろうことが「分かっている」薬ではこういう問題はきわめて深刻になる．

Randomized phase II trial について

Randomized phase II trial[16]は最近よく使われる試験デザインである．周知のように，ランダム化される治療群は，すべてが試験群であってそのうちから最も promising なものを選び出そうというもの（いわゆる selection design）と，1 つが対照群（標準治療群）であるものがある（図 5）．後者の場合，試験治療の有効性と安全性が大規模 phase III trial での検証（もちろん時間もコストもかかる）に値するものであるかを，できるだけ selection bias を除いた形で検討しようと言う意図がある．

しかしながら，標準治療群を組み込んだ randomized phase II trial が，従来型の単アームの phase II trial に比べて，よりよく，つまり能率的に phase II trial の目的（phase III への移行の可否についての決定）が達成されるかどうかについては異論もある[17]．

コラム1. Clinical equipoise

図5 Randomized phase II designs[16]

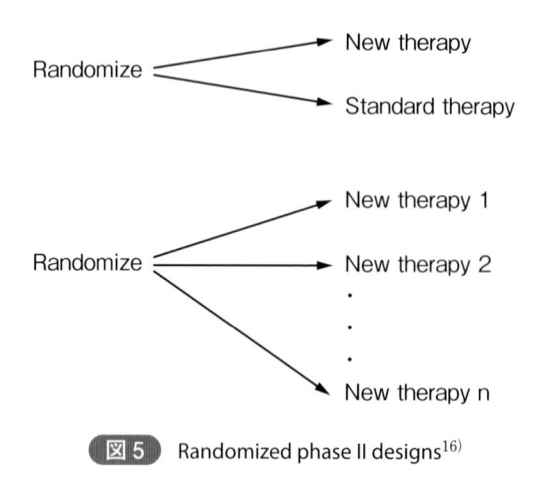

　Single arm phase II trial では治療の一次効果をある集団で判定し，それに伴ってその治療が有望であるかどうかを検討する．この場合，有望であるかどうかの比較の相手は historical control であるから，ばらつきも大きいし，何より試験における selection bias により治療効果が過大に出る可能性は高い．また，historical control ができた時に比べて診断や supportive care など，試験治療以外での進歩もあるだろうが，見かけ上はすべて試験治療の効果として観察されることになる．通常，一次効果は奏効率（腫瘍縮小効果）で判定されるが，縮小効果によらず disease stabilization をきたすと期待されるような治療（いわゆる cytostatic agent など）では，SD 以上の disease control rate や PFS が primary endpoint になることもあり，そうなるとこの selection bias その他の問題は余計に大きくなる．かつ，ランダム化されることにより，将来的な研究への治療効果予測因子の検索も可能となる．
　一方，ランダム化によって，phase II レベルでの必要症例数はかなり大きくなり，効率が悪くなる．ランダム化に対して抵抗を覚える患者も多く，通常は同意取得率も悪化するので，その分さらに試験の遂行は困難になる．加えて，大規模 phase III ならともかく，phase II レベルの症例数では，患者背景を群間で揃えることは困難であり，そのばらつきによって

コラム1．Clinical equipoise

却って結果の解釈が困難になることもありうる．また，予測因子の検索なども，限られた症例数では実際問題としては困難である．

現時点では，症例数が十分にある時，historical control のデータが怪しい時，標準治療が確立されている時，対象集団の heterogeneity が大きい時，エンドポイントが腫瘍縮小効果ではない時などが randomized design での phase II を，より考慮すべき条件と考えられている（表1）[17]．ただ randomized phase II の方が single arm phase II よりも「進歩した」方法論などとは考えない方が無難であり，実際，FDA の承認状況をみても，randomized phase II の結果で承認された抗癌剤はほとんどなく，single arm phase II で承認された薬の方が多い（表2）．

さて，ここで randomized phase II trial を取り上げたのは，この結果，対照群（標準治療群）と試験治療群との間に，「統計学的に有意な」差が検出されてしまうことがあり，この扱いには苦慮するからである．もともと randomized phase II trial は，群間の有意差を検出しようというものではない．Selection design の場合は複数ある試験治療のうちから最も有望なものを「選び損ねないように」という症例設定がなされるが，標準治療を対照群に設定したような場合だと，中間的なエンドポイント（たとえば PFS）を primary にして α エラーを 0.2 くらいに設定し，有効性について「あたりをつける」のが主な目的である．ところが実際にやってみると，OS で $\alpha < 0.05$，というような「統計学的に有意な差」が出てしまうことがある．

この場合，primary endpoint は PFS なのだから，OS の解析などは，（本来いかに重要なものであろうとも）「その他大勢」の secondary endpoints の1つ，に過ぎない．したがって，$\alpha < 0.05$ という「有意差」そのものが，多重比較のためとも考えられるので，やはり OS のその差を十分な検出力をもった大規模 phase III で検証する，というのが「正解」には違いない．

例として，膵癌に対して gemcitabine を通常より緩徐に点滴して 一定以上の血中濃度を長時間保つという方法を通常の gemcitabine 投与法と比較した randomized phase II trial[18] がある．Primary endpoint は time

コラム1. Clinical equipoise

表1 Phase II study を single arm で行うか randomized design でやるかについて

\multicolumn{6}{c}{Factors Affecting Trial Design}
Adequate Patient No. (>100)	Effective Standard Therapy Available	Response-Based End Point	Prognostic Heterogeneity Within Study Population	Combination Therapy	Adequate Historical Data
−	±	±	±	±	±
+	−	±	−	−	+
+	+	±	−	−	+
+	±	−	−	±	+
+	+	±	−	+	+
+	±	±	+	±	+
+	±	±	±	±	−

コラム1. Clinical equipoise

考慮すべき要素[17]

Recommendations Single Arm	Randomized	Illustrative Examples and Comments
＋＋＋	－	Limited patients available for recruitment (eg, orphan sites such as salivary duct cancer, adrenocortical carcinoma; single institutional studies with limited recruitment)
＋＋	＋	Single-agent therapy in heavily pretreated patients with common tumor types without existent standard therapies (eg, second-line gastric or pancreatic cancer; NSCLC that has progressed after platinum, taxane, and erlotinib; relapsed platinum-resistant ovarian cancer)
＋＋	＋＋	Single-agent therapy in pretreated patients with common tumor types for which standard therapy is available (eg, second-line treatment for metastatic squamous cell head and neck cancer postplatinum; second-line treatment for castrate-resistant prostate cancer posttaxane)
＋	＋＋	RECIST evaluation is difficult (eg, mesothelioma) or time-to-event (eg, TTP, PFS) is primary end point
＋	＋＋	Addition of experimental agent to first-line treatment of metastatic breast or colorectal cancer
＋	＋＋＋	Disease sites where treatment sensitivity varies based on clinical/pathologic/molecular parameters (eg, 1p/19q deleted v intact oligodendrogliomas)
－	＋＋＋	Inadequate historical data

コラム1. Clinical equipoise

表2 FDAで承認された薬剤の根拠となった試験[17]

Basis of All Initial Approvals	Cytotoxic Drugs (n=13 drugs in 34 indications)		Targeted Drugs (n=11 drugs in 26 indications)	
	No.	%	NO.	%
Phase III data	30	88	20	77
Single-arm phase II data only	4	12	4	15
Randomized phase II data only	0	0	2	8

to treatment failureで，これは2群間に全く差はなかったが，2群合わせて90例ちょっとという少ない症例数にも関わらず，OSは有意差をもって（p=0.013）長時間点滴の方が良好であった．しかしこの長時間点滴法についてはその後800例以上のphase III trialで効果が否定されている[19]．やはりrandomized phase IIでの「有意差」はあてにならない．

とはいってもこのような場合，randomized phase IIで差がついて，さてphase IIIで検証しようという時に，clinical equipoiseが成立するか，というと，甚だ怪しくなる．Randomized phase IIでの結果をチャラにして新規にゼロ（帰無仮説）からスタートできるものかどうか，そもそも先行結果がpromisingだったからこそ次へ行くのであるから，先に進む際には「なかったものとする」というのは一般人（＝患者）に納得がいくものではないだろうし，研究者も矛盾を感じるはずである．そうなるとphase IIIが施行できるかどうかかなり疑わしい．ある統計家にこの質問をしたところ，「そういうことがあるからなるべくrandomized phase II studyなどというものはしない方がよい」という答が帰ってきた．別の統計家は，「p valueを0.05でなくてもっと，たとえば0.01未満，というくらいに設定して考えるのがよいという意見もある」とコメントしていたが，当然のことながらこれで問題が解決したわけではない．「たまたまのこと」は確率1％だろうがなんだろうが起こる時には起きる．

コラム1. Clinical equipoise

よって，randomized phase II trial は最近流行のデザインであるが，確たる展望もなく漫然と行うと，後々他の研究者にとっても迷惑になることがあり，「phase III をやるだけの症例数が集まらないからなんとなく randomized phase II」という態度は避けるべきであろう．

■文献
1) Freedman B. Equipoise and the ethics of clinical research. N Engl J Med. 1987; 317: 141-5.
2) Schneiderman LJ, Jecker NS, Jonsen AR. Medical futility: its meaning and ethical implications. Ann Intern Med. 1990; 112: 949-54.
3) Schneiderman LJ, Jecker NS, Jonsen AR. Medical futility: response to critiques. Ann Intern Med. 1996; 125: 669-74.
4) Weijer C, Singer PA, Dickens BM, et al. Bioethics for clinicians: 16. Dealing with demands for inappropriate treatment. CMAJ. 1998; 159: 817-21.
5) Hamilton EP, Lyman GH, Peppercorn J. Availability of experimental therapy outside oncology randomized clinical trials in the United States. J Clin Oncol. 2010; 28: 5067-73.
6) Peppercorn J, Burstein H, Miller FG, et al. Self-reported practices and attitudes of US oncologists regarding off-protocol therapy. J Clin Oncol. 2008; 26: 5994-6000.
7) Antman KH, Rowlings PA, Vaughan WP, et al. High-dose chemotherapy with autologous hematopoietic stem-cell support for breast cancer in North America. J Clin Oncol. 1997; 15: 1870-9.
8) Hortobagyi GN. What is the role of high-dose chemotherapy in the era of targeted therapies? J Clin Oncol. 2004; 22: 2263-6.
9) Stadtmauer EA, O'Neill A, Goldstein LJ, et al. Conventional-dose chemotherapy compared with high-dose chemotherapy plus autologous hematopoietic stem-cell transplantation for metastatic breast cancer. Philadelphia Bone Marrow Transplant Group. N Engl J Med. 2000; 342: 1069-76.
10) Menikoff J. The hidden alternative: getting investigational treatments off-study. Lancet. 2003; 361: 63-7.
11) Menikoff J. The paradoxical problem with multiple-IRB review. N Engl J Med. 2010; 363: 1591-3.
12) Slamon DJ, Leyland-Jones B, Shak S, et al. Use of chemotherapy plus a monoclonal antibody against HER2 for metastatic breast cancer that overexpresses HER2. N Engl J Med. 2001; 344: 783-92.
13) Curtin JA, Fridlyand J, Kageshita T, et al. Distinct sets of genetic alterations in melanoma. N Engl J Med. 2005; 353: 2135-47.

コラム1. Clinical equipoise

14) Flaherty KT, Puzanov I, Kim KB, et al. Inhibition of mutated, activated BRAF in metastatic melanoma. N Engl J Med. 2010; 363: 809-19.
15) Harmon A. New drugs stir debate on rules of clinical trials. The New York Times, Sep. 18. 2010.
16) Simon R, Wittes RE, Ellenberg SS. Randomized phase II clinical trials. Cancer Treat Rep. 1985; 69: 1375-81.
17) Gan HK, Grothey A, Pond GR, et al. Randomized phase II trials: inevitable or inadvisable? J Clin Oncol. 2010; 28: 2641-7.
18) Tempero M, Plunkett W, Ruiz Van Haperen V, et al. Randomized phase II comparison of dose-intense gemcitabine: thirty-minute infusion and fixed dose rate infusion in patients with pancreatic adenocarcinoma. J Clin Oncol. 2003; 21: 3402-8.
19) Poplin E, Feng Y, Berlin J, et al. Phase III, randomized study of gemcitabine and oxaliplatin versus gemcitabine (fixed-dose rate infusion) compared with gemcitabine (30-minute infusion) in patients with pancreatic carcinoma E6201: a trial of the Eastern Cooperative Oncology Group. J Clin Oncol. 2009; 27: 3778-85.

付記

以上の原稿を，たまたまある文芸系出版社の編集者に読んでもらったところ，「ほとんど罰ゲームのようだった」という恨み言を聞かされたあとで，「結局のところ，信頼できるお医者さんに診てもらうしかないよね」という，ある意味身も蓋もない「感想」が返ってきた．我々に最も必要なのは，「倫理」についてああだこうだと小難しい検討をすることより，フツーに，患者さんと仲良くなって信頼を得ることなのかも知れない．

コラム

2 コストパフォーマンス

■ どんどん高くなる新治療

　トロントにあるプリンセス・マーガレット病院の Ian Tannock 先生は腫瘍学を生物学の基礎から社会的な観点に至るまで通暁しておられる方だが，きわめて皮肉な論陣を張ることでも有名である．最近出した論文[1]でも，その真価を遺憾なく発揮しておられる．

　1975〜2007 年までに出された，乳癌および大腸癌を対象とした化学療法（進行癌に対する治療と，術後補助療法の双方）の大規模比較試験を解析して，次のような傾向を認めた．

①術後療法では，対照群の成績は次第に改善されている（図6）．

②その一方，試験治療群の上乗せ効果は次第に減少してきている（図6）．

③にもかかわらず，論文の著者は，同じように試験自体の結論を"positive"と主張する（！）．

④進行癌に対する試験治療の，対照群に対する上乗せ効果はあまり変わらない．

⑤しかしその結果承認された新治療（新薬など）によるコスト増は，この 10 年ちょっとの間に，月当たり 60 ドル台から 6000 ドル以上と，100 倍に膨れ上がった（表3）．

　上記の①については，試験対象の selection の問題はあるにしても，まあ対照群すなわち標準治療の成績が上がってきたということだから，「医学の進歩」と喜んでも的外れではないだろうと思われる．②は，段々と標準治療が良くなってくるにつれそれをさらに改善させるのは難しくなってくる，ということで，致し方ない現象であろう．③は Tannock 先生らし

コラム 2. コストパフォーマンス

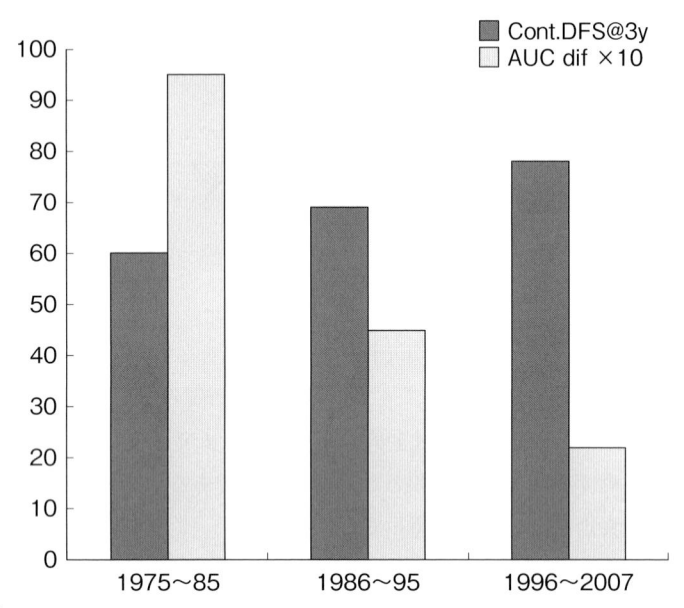

図6 乳癌アジュバント試験の対照群の治療成績（3年 disease-free survival）と, 試験治療 vs 対照群の差[1]

差は, 点推定値（3年生存率とか, MST とか）の違いでなく, 生存曲線の違いの「面積」(area under the time-survival curve: AUC) で表されている.

表3 大腸癌もしくは乳癌に対して比較試験で有効性が証明されて承認された新治療法導入の結果かかった, 治療コストの増加分[1]

わずか10年ちょっとで100倍に増加している.

Year	Number of RCTs with approved new therapies (n)	Median monthly incremental cost (US$)	Range (US$) Minimum	Range (US$) Maximum
1995	1	64	64	64
1997	1	67	67	67
1998	2	287	82	493
1999	1	2340	2340	2340
2000	4	253	67	497
2001	4	399	82	3220
2002	3	456	−123[b]	456
2003	1	2755	2755	2755
2004	3	4003	3280	4517
2006	1	2523	2523	2523
2007	3	6559	5451	11105

い皮肉である．問題は⑤であって，進行癌に対する新治療の開発は続いているのだが，その結果世に出される新薬その他はべらぼうにコストが高くなっている．表3を見ると一目瞭然というよりほとんど慄然とするが，わずか10年ちょっとの観察期間で，100倍である．Tannock先生らはこのことについて，おそらくわざと，良いの悪いのというコメントをされていない．もちろん，10年で100倍，というデータそのものが読者に与えるインパクトを自明のことと考えておられるのだろう．コストを度外視した癌治療は，ごく一部の例外（我々の近くの下品な拝金主義国家のごく一部の「富裕層」など，ただしバブル崩壊まで）を除き，たぶんもうどこでも成立しない．まして況や残念ながら近未来的にはどんどん貧乏になること必至の日本では無論のことである．

■ 命の値段の出し方

　ここに救える（もしくは，少なくとも延ばせる）命があるとする．その際，コストどれほどがそれに見合うかというようなことは，考えたくないのが人情である．しかし実際のところそういう計算は気づかないうちに（もしくは気づかないふりをしているうちに）なされているのである．マイケル・サンデル教授の「これからの『正義』の話をしよう」（鬼澤忍訳，早川書房出版）には，下記のような例が挙げられている．

　1974年のオイルショックの際，連邦議会は（ガソリン節約のため），制限速度を時速55マイルにした．その結果，交通事故死は減少した．オイルショックが去った1980年代，議会は規制を撤廃し，ほとんどの州で時速65マイルに戻し，その結果，交通事故死は増加した．この交通事故死者の増加分を「容認」したということは，制限速度の緩和による経済的利益がそれに見合うと判断されたということである．この経済的利益を，通勤時間の短縮として定義し，平均時給を20＄として計算すると，1人分の命は154万＄で「見合う」ということになる．

　我々は，今ここにいる人，たとえば自分，もしくは自分の身内，または自分が診ている患者，の命に値段がつくことには心理的に抵抗するが，どこかの誰かが交通事故で死ぬことに対してはかくのごとく「冷静に」判断

コラム2. コストパフォーマンス

しているのである．私はそれが良いの悪いのという次元の話をしているのではない．

■■ Cost and health improvement

なんらかの医療手段のプログラム（診断，予防，治療その他種々の目的があるが）によって，なにがしかの健康への寄与（health improvement）がある一方で，それに伴うコストがかかる．これを経済的に評価するには，図7のように，コストと改善度をまず分けて考える必要がある[2]．

コストとしては，かかった直接的コストそのもの（C1），間接的なコストすなわち逸失利益（C2）がある．C2とは，たとえば検診で1日潰してしまったとか，治療のために1週間入院とかの間に働いていたらこれこ

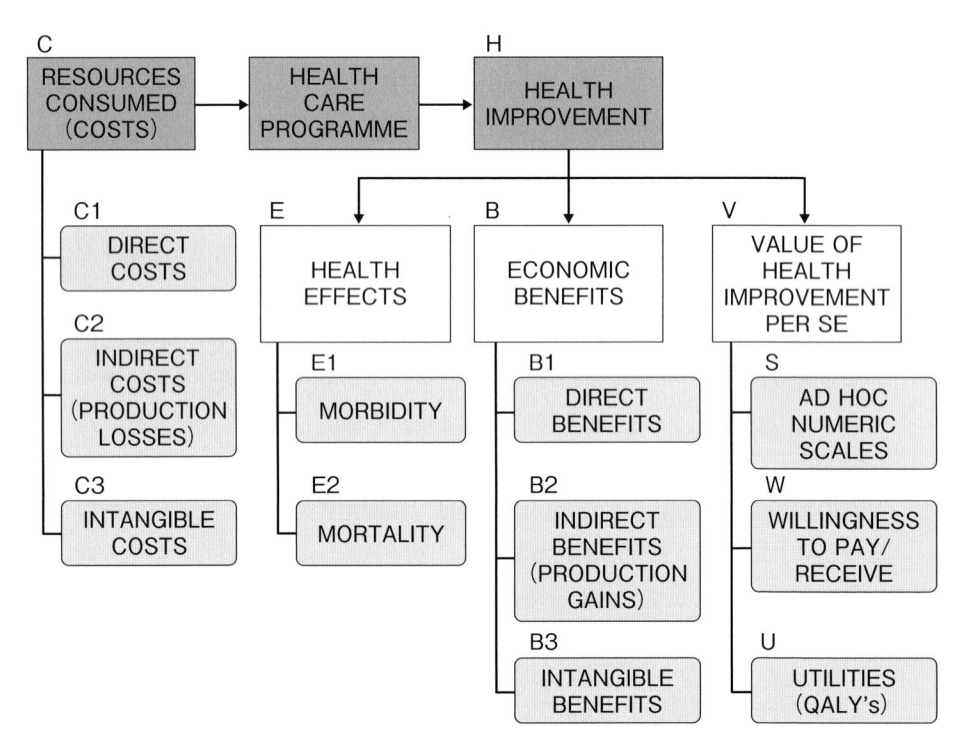

図7 何らかの健康プログラムの介入によるコストと健康改善度の要素

コラム2. コストパフォーマンス

れの利益を稼ぐことができたのに，というものである．C3とは，そのプログラムに参加することによって味わった本人や家族の苦痛，というようなもので，小は予防注射で子供が痛くて泣きわめくことから，大は治療関連の毒性の苦痛や副作用死の悲嘆，というようなものが含まれる．

　その一方，「良かった」側はmorbidityやmortalityの減少という効果そのもの（E1, E2），経済的利益（B）および健康の改善そのものの価値（V）が含まれる．Bは，たとえば腎疾患の治療によって透析を免れることができたため透析にかかったはずの費用が助かったという直接的なもの（B1），透析をせずにすんだからその間働くことができたので稼げたという間接的利益（B2, つまり逸失利益の逆）および透析を受けずにすむことによって得られた本人や家族の身体的ならびに心理的苦痛の軽減（B3），がある．Vは，健康の改善そのものを個人や家族や社会が評価するもので，個々に指標を設定して評価する場合（S），その健康の改善のためどのくらいなら金を出してもよいかという指標で測る場合（W），および便益（utility）という，よくわからない言葉で表されるが，それでどのくらい（たとえば何年）命が延びたか，というような指標で計算される場合（U），に分かれる．このU（utility）は，後に述べるように単純に命がどのくらい延びたか，ではなく，通常はQOLを加味したquality-adjusted life-years（QALY）として計算される．これにより，mortalityのみならずmorbidityの改善の場合も応用可能となる．つまり，寿命は同じでも，透析を回避できたらその分QOLは上がるのだから，survivalそのものには出なくてもそれを補正したQALYではちゃんと「改善度」が算出されることになるのである．

　以上からコストと改善度の兼ね合いを評価するのであるが，我々がなんとなく「コストパフォーマンス（解析）」と称しているものには，Cost-effectiveness analysis, Cost-benefit analysisおよびCost-utility analysisの3つの種類があるらしい[2]．

コラム2. コストパフォーマンス

■■ Cost-effectiveness analysis（費用対効果分析）

　この解析[2]においては，プログラムの effectiveness は上記の E，つまり morbidity や mortality の改善度で表される．一方，コストはかかったコスト C1＋C2 や，利益の方も勘案して直接的なコストの差 C1－B1，もしくは全コストから利益分を差っ引いた C1＋C2－B1－B2，などで計算して，E/C 比を出すのである．

　これにより，ある改善度を達成するためのコスト，つまり一疾患を予防するために，1人を救命するために，どのくらいコストがかかったか，を算出することができる．この方法は，morbidity も E の指標になるから，「1人の命を救うため」などという大上段に振りかぶらずとも，血圧をこのくらい下げる，インスリン導入を避ける，などの「中間的」エンドポイントで E を設定することができる．

　しかしこの Cost-effectiveness analysis は，E の指標が定まっていないため，単独のプログラムを評価するのは困難である．たとえば，血圧コントロールをこのくらい行うために薬 A ではこのくらい，薬 B ではこのくらいのコスト，よって A の方が Cost-effectiveness が良い，というようなことにはきわめて有力であるが，さてその A 自体が果してコストに見合うだけの働きをしているかどうか，については（比較対照の相手がないから）ほとんどの場合結論を下せない．また，E の指標が違う場合はうまくいかず，たとえば降圧薬と血糖降下剤を比較するようなことはできない．さらに，E の指標が複数個あって，morbidity と mortality を両方改善させる，というような場合にも解析に向いていない．

■■ Cost-benefit analysis（費用対利益分析）

　この解析[2]では，プログラムが社会に及ぼす経済的な利益を，NSB（net social benefit）＝B1＋B2－C1－C2 として計算する．その上で，きわめて明快な decision making rule すなわち NSB＞0 なら，社会全体は「儲かる」から推奨される，NSB＜0 だと「儲からない」から推奨されない，ということになる．プログラムが複数ある場合は，NSB が最大値をとるも

コラム 2. コストパフォーマンス

のが「最良」になる．この方法は，Cost-effectiveness analysis と違って，単独のプログラムでも，とにかく NSB がゼロより大きくなれば「良い」と判断することができるのが長所とされる．

しかしながら，この方法では，もともと働いていない人などでは B2（健康状態が良くなって，その分働いて稼ぐもの）がゼロになるので，そういう人は「治療しても仕方がない」というような結論になってしまいがちである．やはり差し引きのカネ勘定だけではなく，健康状態が改善すること自体が「良きこと」であるということも入れるべきだという，まことにもっともな議論があり，NSB は多くの場合 W：willingness to pay（or receive），つまり健康改善そのものに対する価値を入れて NSB＝B1＋B2＋W－C1－C2 として表される．

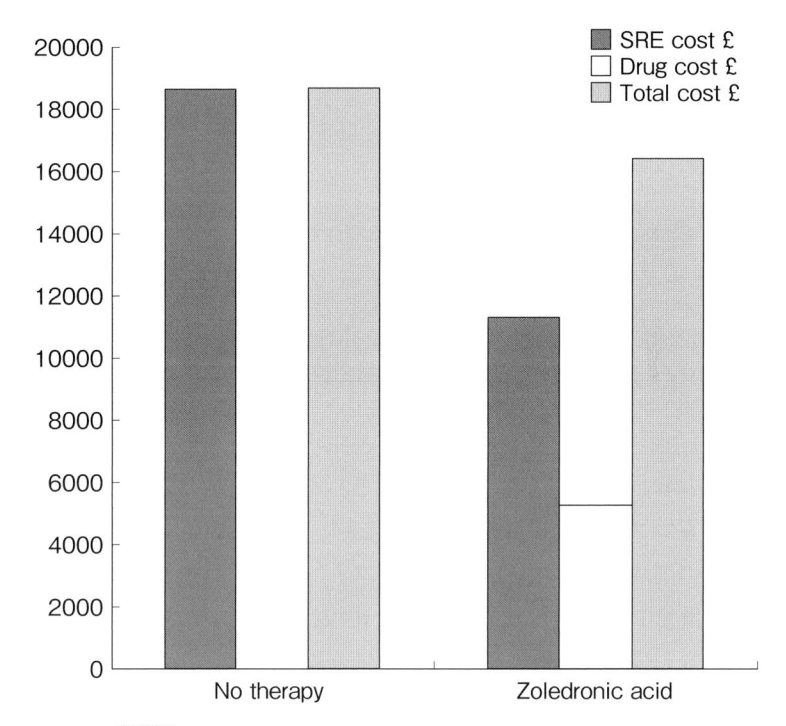

図 8 乳癌骨転移に対するゾレドロン酸のコスト解析[3]

薬物コストを SRE (skeletal-related event) 回避コストが上回るので，NSB (Net Social Benefit) はプラスになり，cost-beneficial であると結論される．

コラム2. コストパフォーマンス

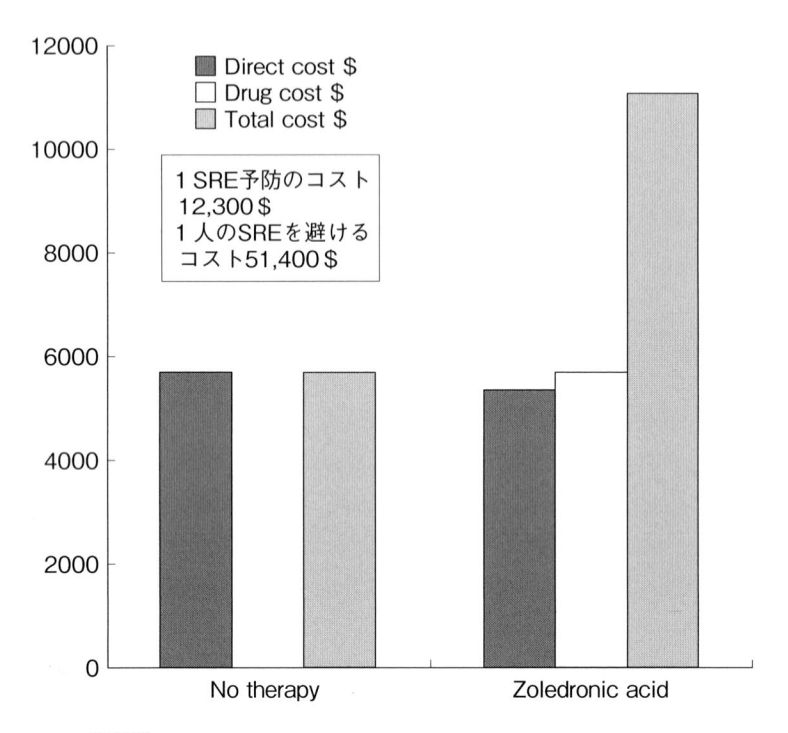

図9 前立腺癌骨転移に対するゾレドロン酸のコスト解析[4]

薬物コストの方が SRE のコストを上回るので，NSB (Net Social Benefit) はマイナスになり，それのみでは cost-beneficial ではないと結論される．SRE 回避コストは1イベントあたり1万ドル強，1人あたり5万ドル強と計算されるが，これを「高い」とみるか「安い」とみるかで費用対利益の評価が決まる．

例として，悪性腫瘍の骨転移による SRE：骨イベント (skeletal-related event, 病的骨折や転移部への照射など) を予防するためのゾレドロン酸の効果をコスト解析した報告を挙げる[3, 4]．乳癌[3]では，SRE にかかわるコストの削減 (B1 に相当) が薬のコスト (C1) よりも上回ったため，W 抜きの計算で NSB>0 と計算される (図8) ので，この場合ゾレドロン酸は文句なしに「推奨される」．一方，前立腺癌[4]では C1 に比べ B1 が少ないため，W 抜きで NSB を計算すると 0 未満となり (図9)，それだけでは「推奨されない」．問題は，このコスト増分 (SRE 1つを避けるために 12,300 $，1人を SRE から完全に予防するために 51,400 $ と計算されて

いる）がW（SRE予防そのものの価値）に比べてどうであるか，ということになる．

すぐに目につく問題は，Wを誰がどうやって決めるのよ，ということになる．もともとは willingness to pay，すなわち「このくらいだったら喜んで払う」ということであるが，誰が払うのか，たとえば保険でカバーされるのであれば「喜んで払う」が自腹を切るのは嫌だ，というようなごく当たり前の判断基準によっても大きく左右されるのは自明である[5]．

■■ Cost-utility analysis（費用対便益分析）

この解析[2]は，Cost-effectiveness analysis の特殊型というか発展型として考えられる．コスト（C）は Cost-effectiveness analysis と同じく C1＋C2，C1－B1，もしくは C1＋C2－B1－B2 などで計算し，Eの方は quality-adjusted life-years（QALY）をもって C/E 比を計算するのである．これによって算出されるのは，1 QALY あたり（を得るのに）かかった費用，ということになる．

これは「1 QALY あたりの値段」（QOL のことを無視すれば，「1年あたりの命の値段」ということになる）を計算することになるが，QOL を計算に含めることにより mortality のみならず morbidity も定量化して勘定に入れることができる．また，Cost-effectiveness analysis と違って，さしあたってのEの指標がなんであっても，また複数あっても，最終的には QALY に落とし込むことができるので「同じエンドポイントを用いないと比較できない」ということにはならない．さらに，1 QALY のコストについて基準を作れば，個々のプログラム（たとえば延命のための治療法）が「高い」か「安上がり」かを判定することができる[2]．

ちなみに第III相試験で新治療（toxic new）を従来の標準治療と比較した結果が negative だった（新治療の優越性を証明できなかった）ときは，多くの場合より高価な治療である新治療の Cost-utility analysis を行う必要はない．効果同じでコスト高ければ Cost-utility は悪いに決まっているから．

さて，以上からすると良いことづくめのようであるが，もちろん世の中

コラム2. コストパフォーマンス

そんなにうまくいくはずはない．誰がどう考えたって，この Cost-utility analysis を行うには重大なネックが2つある．1つは，Quality-adjusted つまり QOL で「調整された」命の長さ（QALY）なんて，どうやって "adjust" して弾き出すのか，ということ，もう1つは，1 QALY あたりのコストの「基準」を誰がどうやって決めるのか，ということである．

■ Quality-adjusted life-years（QALY）と Incremental cost effectiveness ratio（ICER）

QALY とは，生存期間に，その時々の健康状態（QOL）に合わせた係数（ややこしいがこの係数のことも utility と称する）を掛け合わせた積分値：QALY＝Σ（utility x period）と定義される[2, 6, 7]．図10では生存期間が同じ2年の仮想的患者の QALY が示されているが，ずっと係数0.5の状態だった患者AのQALY＝0.5×2y＝1，また半年ごとに QOL が落ちていった患者BではQALY＝(1×0.5y)＋(0.8×0.5y)＋(0.5×0.5y)＋

● 「完全な健康状態で1年生存」＝1 QALY とする．
● 生存を「長さ」と「質」という2次元で評価する指標である．

【例】生存期間が同じ2人の患者だが…

患者BのQALY
＝(1×0.5)＋(0.8×0.5)＋(0.5×0.5)＋(0.2×0.5)
＝1.25 QALY

患者AのQALY
＝0.5×2
＝1.0 QALY

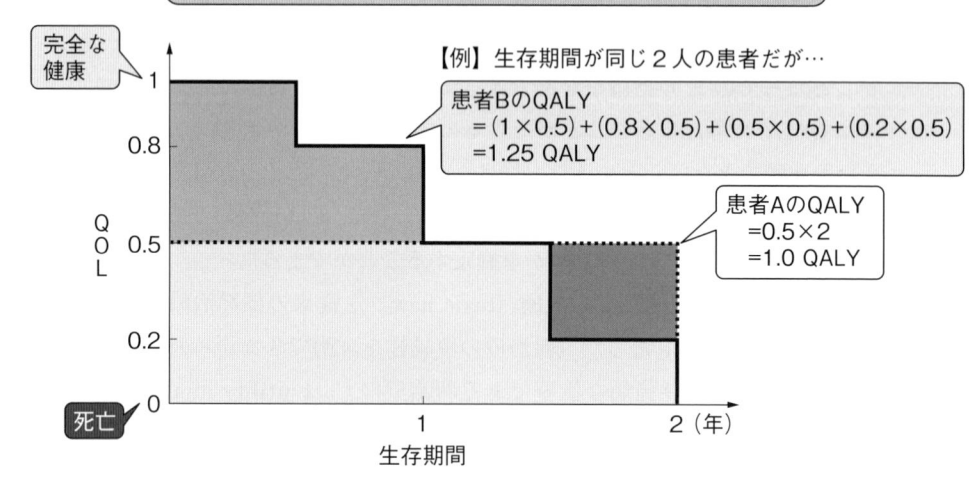

図10　QALY（quality-adjusted life year）の計算の仕方

(0.2×0.5y)＝1.25 と計算される.

また図 11 では，毒性は強いが効果が高い新治療を従来の治療と比較した場合を示している．QOL を考えない単純な survival の比較のみであれば cost performance 解析では費用の差を生存期間で割ればよい（単位時間の生存のためにどのくらいコストがかかったか）が，QALY だと治療の間の毒性の分だけ新治療では QOL が落ちるので QALY も差っ引かれ，その後の生存期間の増加分（これも病気が再発した後は QOL が落ちると考えらえるので，その分係数がかかっている）と一部相殺になっている．よって，比較の Cost-utility analysis を行うには ΔCost/ΔQALY（区分 A−区分 B）によって計算することになる．これが，QALY 増加分あたりのコスト増加分ということで，Incremental cost effectiveness ratio（ICER）と呼ばれている．

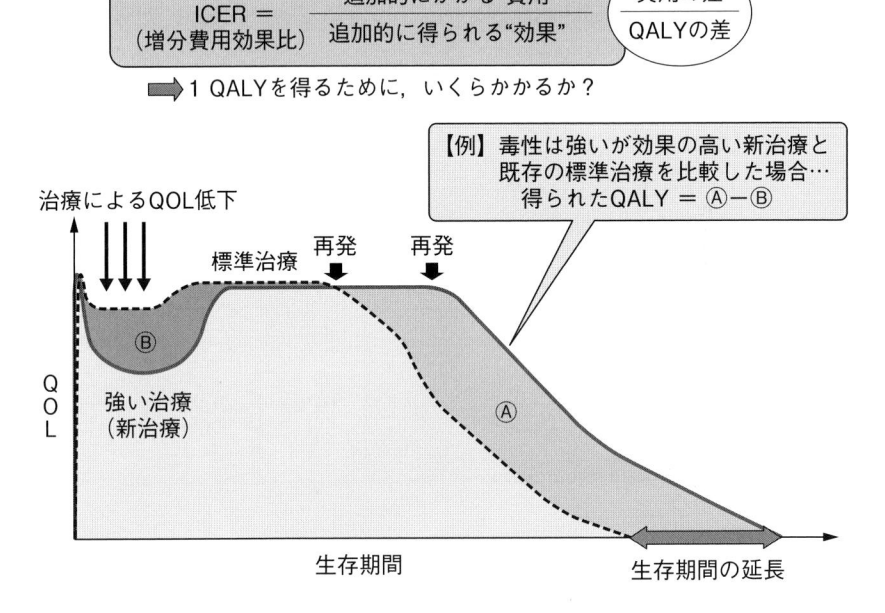

図11 増分費用効果比（ICER）の計算の仕方
生存を延長するが治療による QOL 低下が強い新治療導入の場合

コラム2. コストパフォーマンス

■ QALY 係数の計算

それでその，QALY の「係数（utility）」はいかにして計算するのか．完全な健康状態を 1，死んじゃったら 0 とするというのが定義である．それはよいが，それ以外については健康状態にしたがって 0 から 1 までの間をとる，ということしか「決まり」はない（ちなみに「死ぬよりつらい状態」をマイナス係数で計算する場合もあるようだが，ほとんど趣味の世界なので省く）．

かなりの論文で，図 12 のように，この係数を，治療中（つまり治療の毒性にさらされている期間；TOX）は 0.5，治療が終わった後の PFS の期間（毒性も疾患の症状もない期間；time without symptoms and toxicity：TWiST）は 1，再発してから死ぬまで（REL）は 0.5，ときわめて大雑把に計算している[6,7]．図 13 で，治療期間が長くて PFS も OS も伸びる（ただし治療がきつかったからか再発後は比較的早く死んじゃう）という治療法での生存期間が短期間の治療法のものと比較されているが，この生存期

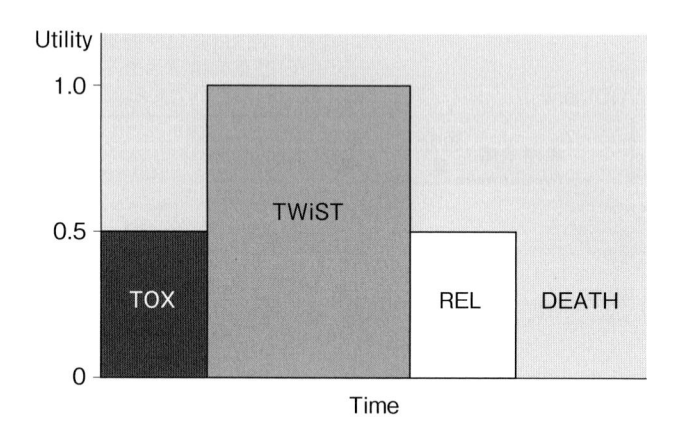

図 12 QALY の計算の仕方の一例[6]

TOX：治療中で毒性にさらされているとき，QOL は理想時の半分．TWiST：病気が寛解になっており，治療の毒性もない状態で，QOL は満点である．REL：再発後，QOL はまた理想時の半分である．こんないい加減なことでいいのか？

コラム 2. コストパフォーマンス

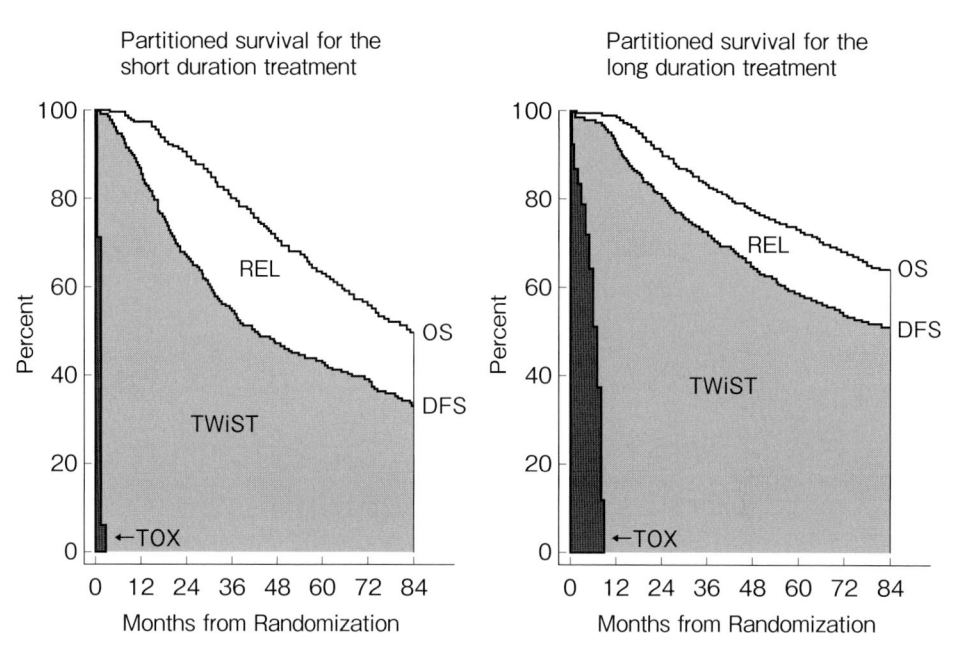

図 13 図 12 のような分け方（TOX，TWiST，REL）によって分割された生存曲線[6] これから QALY を計算する．

間を TOX, TWiST, REL に分割しておのおのの係数をかけて QALY を算出するのである[6]．ほとんど子供騙しみたいな計算であって，これだとどんな治療でも（毒性が強くても弱くても），またいったん再発後はどんな状態であっても（症状にかかわりなく）おしなべて QOL 係数 0.5,「いい時の半分」に丸めてしまうことになり，そんなワケないだろう，馬鹿にするのも大概にしろと言いたくなってしまう．

ではいかにして個々の「健康の状態」を係数化（定量化）するかだが，いくつかの計算方法が提唱されている[2]．その前にお断りしておくが，以下は決して私がオリジナルに作った冗談ではなく，大真面目に論文に書かれていることをご紹介するのである．

① **Rating scale**：これは最も分かりやすい評価法で，今の健康状態がずっと（もしくは一定期間）続くとして，0（死んでる）と 1（完全

コラム2. コストパフォーマンス

な健康）の間の何点，になるかとつけてもらうのである．これは10段階評価みたいなことにしてもよいし，0から1までを引いた線分の上にこのあたり，とマークしてもらってもよい（visual analogue scale：VAS）．ただし，誰がどうやってその「点数」を決めるのかについては定まっていない．

② **Standard gamble**：ある（不十分な）健康状態の人に，2つの選択肢を提示する（図14）．選択肢の1つはその状態がずっと続くことであるが，もう1つは非常に劇的な治療法があって，確率 p で一気にその状態が完全な健康状態（係数1）になるのに対し，確率 (1-p) で即死してしまうと仮定する．さてこの博打のような治療法を受けるのには，p がどのくらいであれば OK か，を訊ねるというものである．この p がすなわちその状態の係数で，高ければ高いほど目の良い博打でないと尻込みし，低いということは大バクチに出るほど状態を悲観しているのだということになる．この方法は一番確立されているとか書いてあるけど，本当かね．

③ **Time trade-off**：この方法では図15のように，一定期間 t（寿命まで）今の健康状態が続くとして，それをそれより短い「完全な健康状態」の期間（それが過ぎればすぐに死んでしまう）と取引するにはどのくらいの長さ (x) で OK か，を訊くもので，x/t がその状態の係

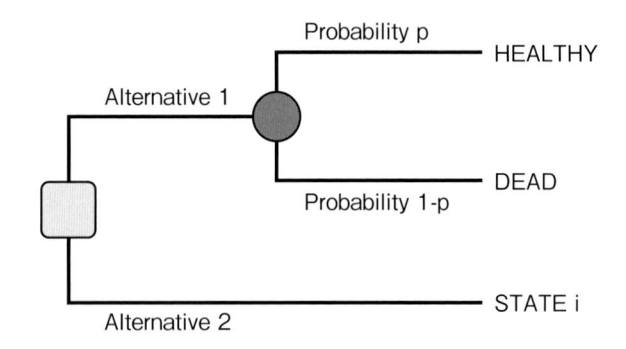

図14 QOLの係数（utility）の決め方の1つ，standard gamble 法
ある状態 STATEi の QOL を決めるのに，抜け出すバクチの確率で判断する．

コラム 2. コストパフォーマンス

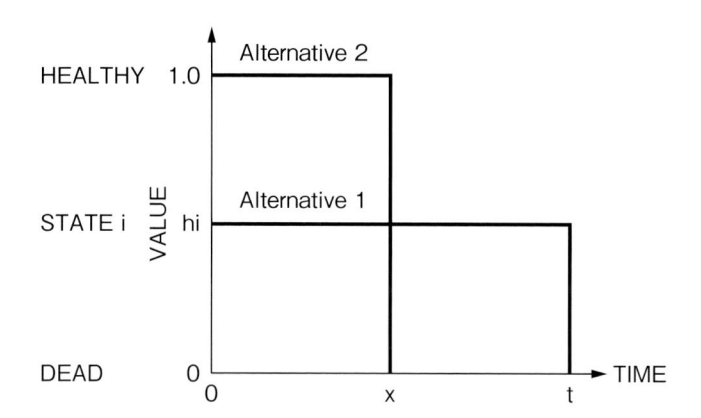

図15 QOL の係数（utility）の決め方の 1 つ，time trade-off 法
ある状態 STATEi の QOL を決めるのに，寿命をどこまで取引できるかで判断する．

数になる．この方法は standard gamble 法に比べ簡便であり，同法との validation は検証されているということである．
④その他：ここにある不健康状態 A の人が x 人，別の不健康状態 B の人が y 人いるとする．何らかの理由で，どちらかしか助けられないとしたら，どっちを助けるか．x/y の比の分だけ，B の方で係数が低い（QOL が悪い）ということになる．この質問を繰り返すことにより，様々な健康状態（もしくは不健康状態）の係数を計算することができる．この他にもいくつかあるようだが，あまりにバカバカしいのでこの辺でやめる．

QALY の算出のための utility（係数）は，このように非常にいい加減に決められる．実際，論文である状態の utility をこれこれ，として計算している場合，どうしてその係数になったのかの根拠はきわめて薄弱であることが多く，大体こんなもんでしょ，まあこのくらいで許して頂戴，といった感じで提示されているように思われる．そう感じるのは私の僻目かも知れないが，いずれにしても「QALY」を金科玉条のごとく振りかざす QOL 屋さん（ナースサイド出身に多い）の言うことは話半分に聞いておくくらいが賢明であろう．

コラム2. コストパフォーマンス

■ 「そのコストに見合うのか？」

さて，QALY 計算のための係数はともかく，これを使って，もしくは使わずに（単に1人1年の OS 延長のためを計算して）Cost-utility 解析を行うということは，最近かなり行われてきている．以前は，比較試験でp値が有意であれば「有効」としてその治療は大手を振って良きものと認められたのだが，そのためのコストはいかばかりか，ということが遅ればせながら気にされ始めたということであろう．

化学療法後の再発（再燃）非小細胞肺癌患者に対して erlotinib は OS を延長することが NCI Canada を中心とした比較試験[8]によって示された（図16）．この対象について，1人1年の OS を伸ばすためのコストが計算された[9]．これはつまり，結果的に erlotinib が効く人も効かない人もみんなコミコミで治療して，全体として生存曲線を図16のように押し上げるために，トータルの（効かなかった人に投与された分も含めて）コストを OS 改善の積分値で割った Incremental cost effectiveness を計算したということになる．それによると，1人1年の OS の「値段」は約95000＄ということである（図17）．

もう少し複雑な計算例として，前立腺癌に対する陽子線治療を現在の標準である intensity-modulated radiation therapy（IMRT）と比較した論文[10]がある．陽子線，IMRT，およびこれらがうまくいかなかったときの内分泌治療や化学療法での utility（QOL を表す係数）を，「文献から」と書いてあるがまあ適当にエイヤで決め（ちなみに陽子線，IMRT の係数はともに 0.90，内分泌治療は 0.83，化学療法は 0.40），これがこうしたらこうなるというアルゴリズム（図18）で治療にかかるコストを計算している．その結果，陽子線の，標準治療に対する Incremental cost effectiveness ratio（ICER）は，患者年齢によっても異なるが，55,000〜64,000＄程度と算出されている．

それで結局，これらの治療は高いのか安いのか，であるが，ここで上記の，「1 QALY あたりのコストの基準を誰がどうやって決めるのか」という問題が出てくる．結論を先に書くと，上記2つとも「コストパフォー

コラム 2. コストパフォーマンス

P<0.001 by stratified log-rank test
Hazard ratio, 0.70 (95% CI, 0.58〜0.85)

図 16 Erlotinib の延命効果[8]

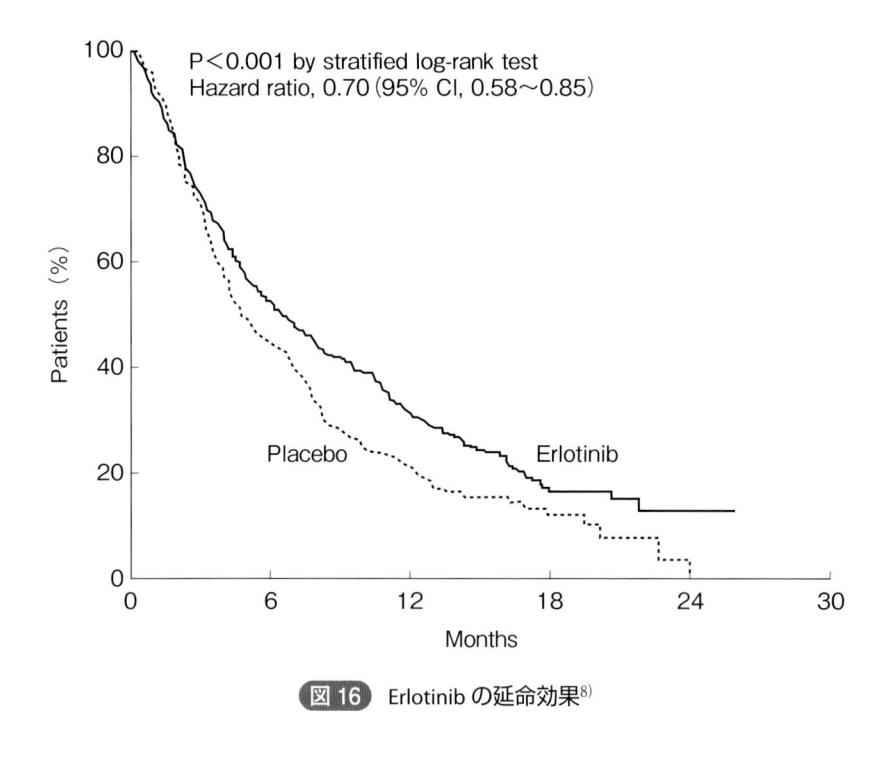

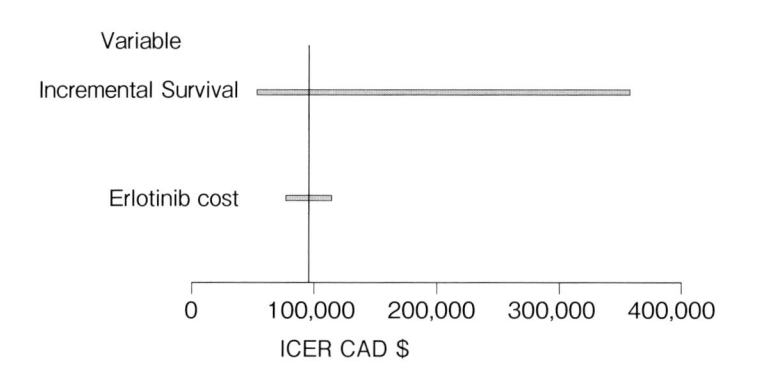

図 17 Erlotinib の効果による 1 年あたりの寿命増加分のコスト[9]

約 95,000 ドルと計算されるが，薬価（erlotinib cost）のぶれよりも，延命効果の幅（信頼区間に相当）によって大きく影響される．

コラム2. コストパフォーマンス

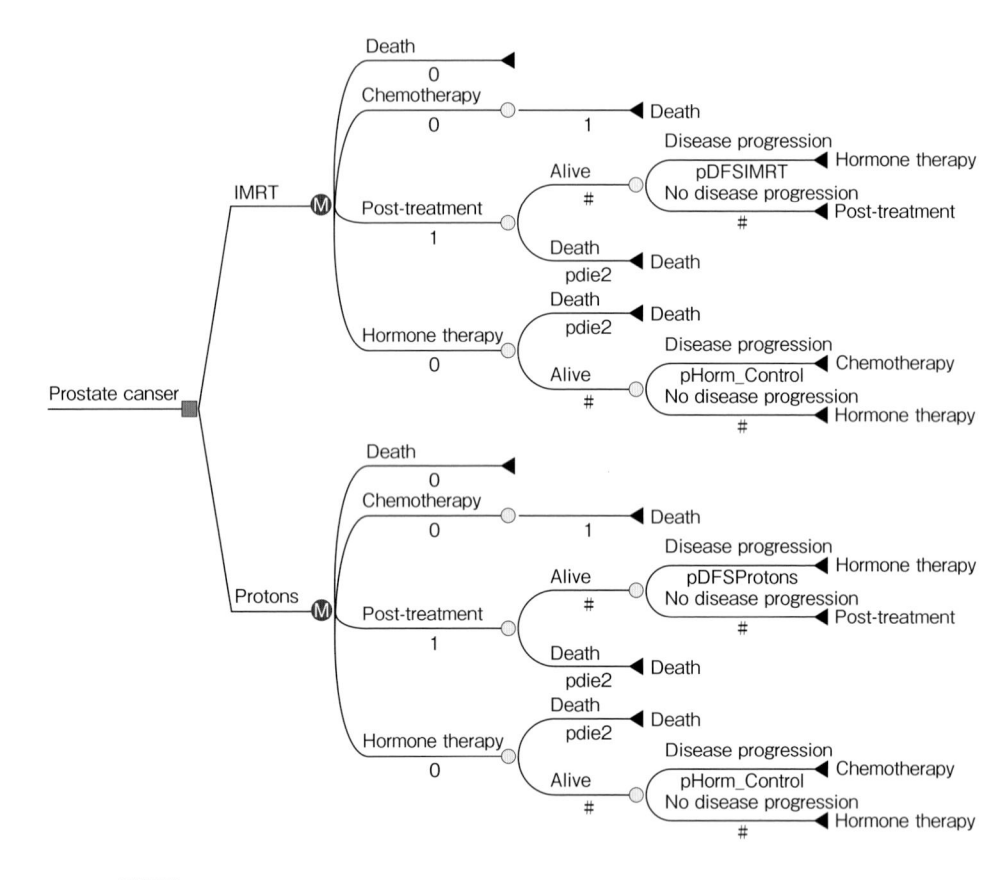

図18 前立腺癌の陽子線治療と通常の強度変調照射とのコスト分析のためのシミュレーション図[10]

マンスは良くない」と判定されている．なぜなら，現時点で 1 QALY あたりのコストの「基準」は5万ドル，というのが目安になっているからだそうである．そんなの誰が決めたんだ？

コラム 2. コストパフォーマンス

■■「コストパフォーマンスの良い治療」の目安とその根拠

このコストの基準は，ごく大雑把にイギリスでは 20,000〜30,000 £ / QALY，アメリカでは 50,000 $ / QALY とされている．

イギリスでの基準は，はっきり明文化されたものではないが，イギリス政府機関 National Institute for Clinical Excellence（NICE）はかなりカネ勘定に渋く，コストパフォーマンスが良くない新治療はなかなか承認されない．結果として承認された治療法，不承認になった治療法を見ると，20,000〜30,000 £ / QALY を越えたところで承認される率がぐっと減少する（図 19）ということから，少なくともシブチン英政府はこのくらい以

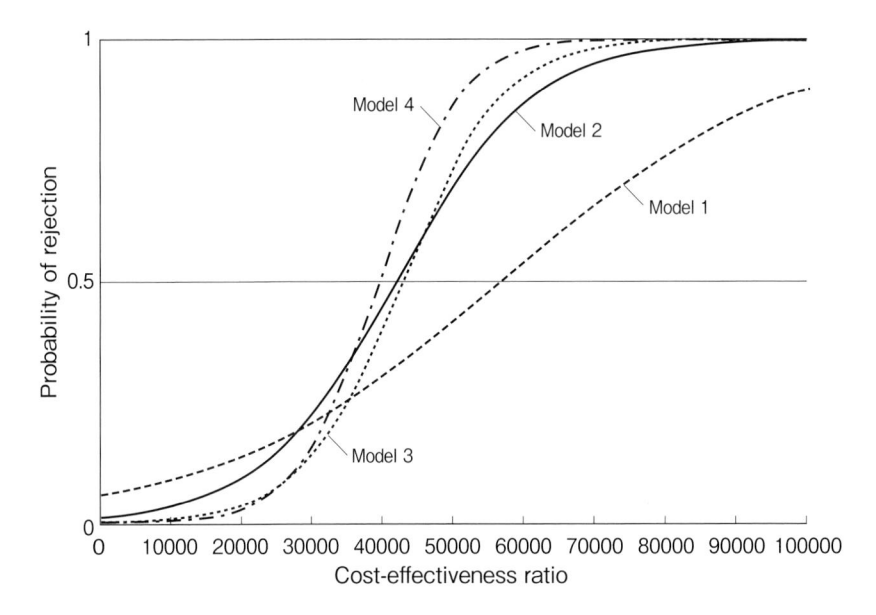

図 19 イギリス規制当局はどのくらいの cost-effectiveness があったら新治療を承認しているのかというシミュレーション[11]
いくつかのモデルで解析しているが，いずれも 1 QALY 増加あたりのコストが 20,000〜30,000 £ を越えると不承認になる可能性（probability of rejection; 縦軸）がぐっと増加する．

コラム2. コストパフォーマンス

下にコストを抑えることを要求しているのだろうと「推定」されている[11]. しかし図19でも明らかなように，別にこの基準を越えればみな撥ねられているということでもなさそうで，実際に，非小細胞癌（ただしnon-squamous）に対する pemetrexed 維持療法の cost-utility は，47,000£/QALY と計算され，「50,000£/QALY を下回っているからOK」というような基準で承認されたとのことである.

一方，アメリカでの「5万ドル」の根拠は，Medicare が慢性腎不全患者の透析費用として年間5万ドルの支出を認めたということから，ということになっている[5]. しかしこれには批判も多く，たとえば①これは1982年当時の基準であり，物価をスライドさせると1997年でさえ74,000～95,000＄に相当する，②「Medicare がここまで出す」のであれば，「最低限このくらいは」という数字になるはずだが，いつの間にか「ここまでが上限で，これを越えたらダメ」という基準になっているのはおかしい. というような議論がある. またこれにもう1つ付け加えるとすれば，透析患者の QOL 係数（utility）が1（完全な健康）とは考えられないので，その分1 QALY あたりの費用はもっと高く計算されてしかるべきではないだろうか. いずれにしても，この数字は実際問題として，米国の社会にも受け入れられていないようである. たとえば，40～49歳女性に乳房撮影のスクリーニングを行うと15万ドル/QALT かかるとしてNIHは否定的な勧告を出したが，NCI 公聴会と議会はほとんど全会一致でこれに不服申し立てした，と1999年に報告されている[5]. つまり，「1年15万ドルは高い」と判定するなんてケシカラン，と圧倒的多くが考えている，ということになる.

では，21世紀に入って，「適切な命の値段」はどのくらいか. どう計算するか，もいろいろあって，初めに挙げたサンデル教授の計算方法はその1つである. より一般化された方法として，これこれのリスクを伴う仕事につくにはどのくらいのペイがないといけないか，とか，職業以外のリスクの計算（たとえば転落の危険がある池の周りを柵で囲むのにどのくらいコストをかけるか，など），またこれこれに対してどのくらいまでなら「出す」かという，上記の willingness to pay という方法（この決め方に

も問題があるというのも既述の通り）などがある．それらをレビューして，ばらつきは大きいものの現在では265,000＄/QALYという数字を出している論文[5, 12]もあるが，「妥当」というコンセンサスが得られるかどうかはまた別の問題であろう．ただし，ヘルスケアの改善による寿命の伸びや，医療保険への支払い金額のコスト解析などから計算したという2008年の論文[13]では「1人1年」の値段は183,000〜264,000＄と，上記にかなり近い数字が出ている．現在は「5万ドル」の数字はやはり古くなっているのかも知れない．

コスト解析の問題点

すでに述べたことから明らかであるが，コスト解析は大きな問題点を抱える．その1つは，たとえばsurvival benefitそのものがかなり幅をもったデータであり，それによってコスト解析が大きく左右される．たとえば例に挙げたerlotinibの延命効果[8]について，HRの点推定値は0.70でMSTにして2カ月の延長であるが，95％信頼区間ではHR 0.58〜0.85（MST gainにして0.8〜3.4カ月）である．この上限値か下限値かで，図17のごとくcost utilityは簡単に4〜5倍も左右される[9]．

もう1つは，縷々綿々述べてきたように，結局のところどのくらいが「適正コスト（範囲内）」なのかが不明であり，相対的な比較でしかものが言えないのではないかということである．しかしながら，仮に相対的なことでしか結論が出せないにしても，今後こういう視点からの分析はますます重要になってくるであろうことは間違いない．

今後の臨床研究はどうあるべきか

コストパフォーマンスの観点から今後の臨床研究のあるべき指針を提示したのがStewartらの論文である．その内容は多岐にわたり全部を紹介はできないが，主なものとしては規制の緩和と適切な症例選択の重要性を挙げている．

規制緩和についてStewartらは，無駄に厳しい規制が，治療開発を妨げるのみならず，金看板に掲げる患者（被験者）の安全のためにも役立っ

コラム2. コストパフォーマンス

ていないと指摘する[14]．その証拠として，Stewart らは，「規制によって安全性を高め，治療関連死亡を防ぐ」ことができたとして，「その治療関連死予防で延ばせた1人1年あたりの命のための，規制にかかったコスト（cost utility）」を計算し，表4のように他の治療法による cost utility と比較している．さてこの「規制の cost utility」は，phase I trial での治療関連死亡率が1979年の0.8％から2002年には0.5％に低下したことが，すべて厳格化した規制のおかげという，著者らも含めたぶん誰も信じないような仮定に基づいて算出している．普通に解釈すれば，この治療関連死亡の低下は，GCSF や抗生剤その他の支持療法によるところが大きいであろう．そもそも規制によって，ただの1例も毒性から「救えた」のかどうか怪しいが，ともかくそういう非現実的に規制の意義を大きく認めたシミュレーションでも，表4のように，他の治療法の cost utility と桁外れに違って，規制による「1人1年」の命には270万ドルもの額がかかるということである．どう考えたって，規制が厳しすぎて有効な薬剤が世に出なかった，もしくは世に出るのが遅れたことによる utility のロスはこれを大きく上回るはずである．

また実際に，規制の厳格化が被験者安全の確保につながっているかというと，甚だ疑問である．たとえば，臨床試験計画の IRB 承認は参加各施設で受けなければならないが，「倫理」が施設ごとに異なると仮定するの

表4 何らかの介入により「1人1年」の命を伸ばすのにかかったコスト[14]
さまざまな治療法に比べ，臨床試験の規制が桁違いにコスト大である．

Procedure	Cost/Life-Year Saved*
Clinical trials regulations	$2,700,000
Hemodialysis	$43,000-$104,000
Statins for heart disease（moderate-to high-riskpatients）	$19,000-$25,000
Colorectal cancer screening by colonoscopy	$14,000
Adjuvant trastuzumab breast cancer	$20,000
Bevacizumab advanced non-small-cell lung cancer	$380,000
Paclitaxel/cisplatin for advanced ovarian cancer	$26,000

＊Converted to 2009 US dollars using an online inflation calculator.

はおかしい．別に異星人と共同研究しているわけではないのに．また，各施設がIRB承認をしないといけないということは，それぞれのIRBでは試験計画の変更ができない（なぜならその計画は他の施設と「共同」なので，単独で改訂することは不可能）ことになる．つまり各IRBはその計画を丸呑みするか拒否するかの2つに1つしかない．丸呑みすれば改訂はできないのはもちろんであるが，拒否してしまっても，その施設が参加できなくなるのだから，不参加の施設からの意見が試験計画に反映されることはありえない．結局「改めた方がよい」事項があっても誰も手をつけることができず，多くの規制を作ったことは試験遂行のハードルにはなっても，肝心の安全性の確保という点では結局無責任体制になっただけで，かえって悪化しているのである[15]．お役所仕事の弊害というのは全世界共通のようで，ほとんど恐怖すべき問題と言える．

　もう1つ，適切な対象の絞り込みについて，Stewartら[14]は下記のようなシミュレーションを出している．当該疾患の10人に1人がその治療に「標的」を持っていて，その「当たり」の患者では治療によってOSが5倍になり，「外れ」のケースではOSは不変，と想定する．図20のように，症例選択をまったく行わない（10例中9例に無効，1例が有効，という）集団では1群334人を集積してもp＝0.16で「無効」と判定されてしまう．最近の試験では1例あたりにかかるコストは26,000＄以上になるそうなので，1例26,000＄で計算すると，この間違った結論を出す試験を遂行するのに1700万＄かかることになる．一方，この「10人に1人」を適切に選択して，その症例だけで比較試験を行えば，図21のごとく1群わずか8例でp＜0.02と正しい「有効である」という結論が導き出せることになる．仮に，この「10人に1人」の16人を選び出すために160人をかけるスクリーニング検査に1件1万ドルかかったとしても，合計200万＄ちょっとで「正しい結論」の試験が行える．ちなみにunselected populationでこの試験をpositiveに出そうとすると2000人以上が必要になり，5200万ドルがかかる（ただし，この5200万ドルかかった試験の結論も，間違っている．この治療は「みんなに有効」なのではなく，「10人に1人に対してのみ有効，あとの9人には無効」なのだから）．

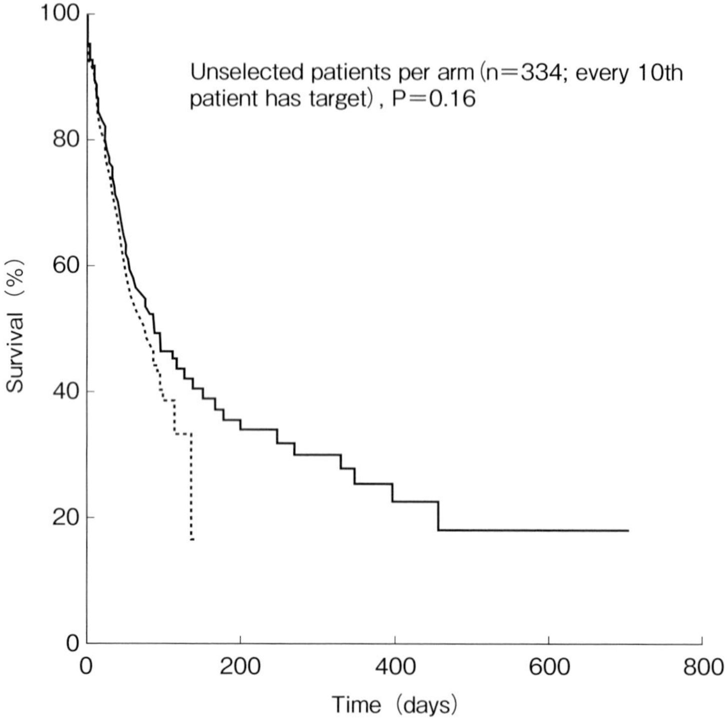
Unselected patients per arm (n=334; every 10th patient has target), P=0.16
Survival (%)
100
80
60
40
20
0
0
200
400
600
800
Time (days)

図 20 10 人に 1 人しか効果がないが有効な時は生存を 5 倍に延長するという薬剤があったとして，まったく selection なしに比較試験を行った時のシミュレーション[14)]

1 群 300 例以上を注ぎ込んで有意差なしと判定される.

このように Stewart ら[14)]は，コストを無視して p 値で「有意な(OS)改善」を云々することから，absolute benefit 重視へ舵を切るべきだと主張する．ではいかにしてそのような「適切な症例」を選択していくか．彼らは，早期の臨床試験で腫瘍縮小効果を重視すべきと主張する．分子生物学的なことから，「効く」か「効かない」かがあらかじめ分かればよいが，初めのうちは適切なマーカーが分からないことも多い．また大腸癌に対する抗 EGFR 抗体の効果が細胞表面の EGFR の expression によってではなく Kras 変異の有無によって予測されるように，なかなか理屈通り

JCOPY 498-02250

コラム 2. コストパフォーマンス

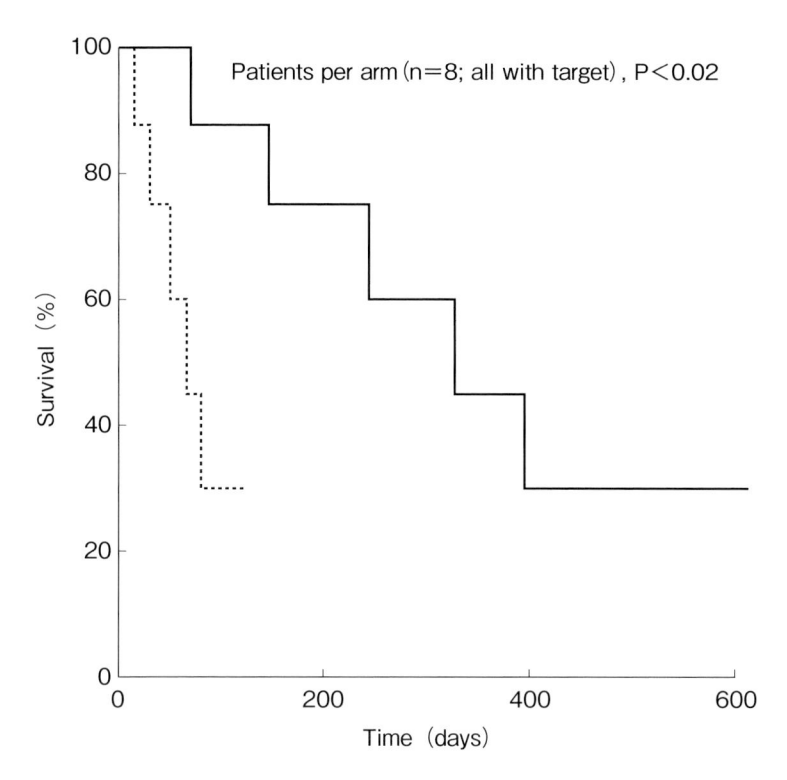

[グラフ: Patients per arm (n=8; all with target), P<0.02]

図21 効果がある「10人に1人」のみを選択的に登録して比較試験を行った場合[14]
わずか1群8例で有意差が出る.

にいかないこともある．早期試験で「OS が良かった」としても，それは放っておいても OS が良い（予後因子）集団なのか，治療に反応した（予測因子）ものなのかは分からない．それに比べ，「腫瘍が縮小する」というのは，明らかに生物学的に何かしている，ということなので，それを足掛かりにマーカーを検索していくのである．

実際，Stewart ら[14]によると，1973〜2006年までの間に，response data のみ（比較対照群なし）で承認を受けた薬剤 31 のうち，gefitinib 以外のすべてはその後安全性および有効性の long-term evidence が証明された．そして gefitinib は，「無効な薬剤」だったのではなく，EGFR 変異陽

コラム2. コストパフォーマンス

性例に効く薬であることが証明された．上記シミュレーションのように，標的を同定することにより，小規模試験で，コストをかけずに有効性が証明できるというのである．

さらにもう一歩進めると，たとえば EML4-ALK 融合陽性の肺癌に対する ALK 阻害剤や，BRAF の活性化変異 V600E 陽性黒色腫に対する特異的阻害剤のような薬剤は，phase I 段階で明らかに腫瘍縮小が認められている．いずれも「標準的治療」とのランダム化試験が，コラム1で述べたような大きな倫理的かつ社会的問題を孕みつつ遂行されたが，もうそういう「比較試験」など不要もしくは非人間的ではないか，ということになる．実際，標準治療の有効性がきわめて限られているような腫瘍に対しては，そういう生物学的な知見が早期臨床試験によって裏付けられたような場合は，phase I 段階からの accelerated approval を考慮すべきだという見解も強まっている[16]．

コストパフォーマンスを追究することは，人の命をカネで計算する「非人道的」なことでは決してなく，むしろ患者のニーズに適切に応えていく道を拓く側面ももつらしい．それにしても，そのガイドとなるのが，昔ながらの「腫瘍縮小」かよ，と皮肉に感じるのは私だけであろうか．

■文献

1) Seruga B, Hertz PC, Wang L, et al. Absolute benefits of medical therapies in phase III clinical trials for breast and colorectal cancer. Ann Oncol. 2010; 21: 1411-8.
2) Torrance GW. Measurement of health state utilities for economic appraisal. J Health Econ. 1986; 5: 1-30.
3) Botteman M, Barghout V, Stephens J, et al. Cost effectiveness of bisphosphonates in the management of breast cancer patients with bone metastases. Ann Oncol. 2006; 17: 1072-82.
4) Reed SD, Radeva JI, Glendenning GA, et al. Cost-effectiveness of zoledronic acid for the prevention of skeletal complications in patients with prostate cancer. J Urol. 2004; 171: 1537-42.
5) Ubel PA, Hirth RA, Chernew ME, et al. What is the price of life and why doesn't it increase at the rate of inflation? Arch Intern Med. 2003; 163: 1637-41.
6) Gelber RD, Cole BF, Gelber S, et al. Comparing treatments using quality-adjusted survival: the Q-TWiST method. Am Stat. 1995; 49: 161-9.

7) Goldhirsch A, Gelber RD, Simes RJ, et al. Costs and benefits of adjuvant therapy in breast cancer: a quality-adjusted survival analysis. J Clin Oncol. 1989; 7: 36-44.
8) Shepherd FA, Rodrigues Pereira J, Ciuleanu T, et al. Erlotinib in previously treated non-small-cell lung cancer. N Engl J Med. 2005; 353: 123-32.
9) Bradbury PA, Tu D, Seymour L, et al. Economic analysis: randomized placebo-controlled clinical trial of erlotinib in advanced non-small cell lung cancer. J Natl Cancer Inst. 2010; 102: 298-306.
10) Konski A, Speier W, Hanlon A, et al. Is proton beam therapy cost effective in the treatment of adenocarcinoma of the prostate? J Clin Oncol. 2007; 25: 3603-8.
11) Devlin N, Parkin D. Does NICE have a cost-effectiveness threshold and what other factors influence its decisions? A binary choice analysis. Health Econ. 2004; 13: 437-52.
12) Hirth RA, Chernew ME, Miller E, et al. Willingness to pay for a quality-adjusted life year: in search of a standard. Med Decis Making. 2000; 20: 332-42.
13) Braithwaite RS, Meltzer DO, King JT Jr, et al. What does the value of modern medicine say about the $50,000 per quality-adjusted life-year decision rule? Med Care. 2008; 46: 349-56.
14) Stewart DJ, Whitney SN, Kurzrock R. Equipoise lost: ethics, costs, and the regulation of cancer clinical research. J Clin Oncol. 2010; 28: 2925-35.
15) Menikoff J. The paradoxical problem with multiple-IRB review. N Engl J Med. 2010; 363: 1591-3.
16) Chabner BA. Early accelerated approval for highly targeted cancer drugs. N Engl J Med. 2011; 364: 1087-9.

用語集 (注：本用語集は吉村健一先生の監修を受けていません.)

有意水準（ゆういすいじゅん）
　天国と地獄の境界線に立っている標識．ふつう，「0.05」と書いてあるが，たまにその上に小さく「片側」と書き足してあるので注意が必要

第二相試験（だいにそうしけん）
　なぜか常に positive な結論になる臨床試験のこと

検出力（けんしゅつりょく）
　期待に反する結果が得られたとき，「力不足でした」と言い訳するのに使われる材料で，研究者の力量不足のスケープゴートにされる

打ち切り（うちきり，censor）
　患者の転帰を知ったら都合が悪かったり，もしくは改めて診てほしいなどと言われたら対応に困ったりするときに，あえてそのままにしておくという大人の知恵

サブセット解析（さぶせっとかいせき）
　Negative trial から何かを捻り出そうと苦し紛れになされる解析で，positive trial では通常無視される

PMDA（ピーエムディーエー）
　日本で「この試験デザインはおかしいのではないか？」と指摘されるとき，必ず「あそこからの指示です」と名指しされる組織

サンプルサイズ
　集積可能な症例数のこと

臨床的に意味のある差（りんしょうてきにいみのあるさ）
　サンプルサイズ（集積可能な症例数）から逆算して出した検出可能な差のこと

片側検定（かたがわけんてい）
　多くの比較試験で採用されると書かれてはいるが，いざ発表の段となると

両側検定に比べなんとなく肩身が狭い感じのするもの

非劣性試験（ひれっせいしけん）

いつ爆発するかわからない不発弾（「誰がそんなマージンを許容すると決めたんだ」という患者団体などからの苦情）を抱えた試験

エンドポイント

試験の目的に沿って選定される評価項目だが，しばしば研究者から試験の目的そのものと混同され，またPMDAによって不適切なものに差し替えられる

症例選択規準（しょうれいせんたくきじゅん）

すべてをクリアできれば臨床試験に適格となるか，もしくはオリンピックに参加できる，というくらい厳しい基準

症例除外規準（しょうれいじょがいきじゅん）

しばしば国立がん研究センター病院で，患者を断る際に言い訳として使われるもの

QOL（キューオーエル）

測れるはずがないのに測れると一部の人が信じ，現実的な研究者を辟易させるもので，富山県などで出現すると蜃気楼とも呼ばれる

インフォームドコンセント

医者-患者関係を犠牲にしてでも達成されなければならないと一部の狂信的な人々（その多くは医療現場から離れた場にいる）の崇める対象

再同意（さいどうい）

不安に耐えながら治療を受けている患者に，どこそこで死亡例が出ただことの重大な障害が発生しただことのと不安をかきたて，いちいちサインをさせるという一種のイジメ

健康の定義（けんこうのていぎ）

WHOによると「身体的・精神的・霊的および社会的に完全に良好な動的状態」で，要するにヒトラーユーゲントのようなものを目指そう，というネオナチのスローガン

早期中止（そうきちゅうし）

症例集積ができない時に，統計家に頼み込んでこれ以上集めなくてもいい

用語集

ように理屈を捻り出してもらうこと

利便性（りべんせい）
　何も取り柄がない治療法を推奨する根拠となるもので，下手な落語家を真打にするときに「本人まことに親孝行で」と口上で褒めるようなこと

個別化治療（こべつかちりょう）
　さしあたってこう言っておけば災いを避けられると信じられている決まり文句で，浄土真宗の南無阿弥陀仏に相当

EBM（イービーエム）
　さしあたってこの通りやれば間違いないと信じられている経典で，マックのマニュアルに相当するが，それに比べ抜けが多すぎて実地の役には立たない

ランダム化（らんだむか）
　層別因子と現在の症例割り付け状況を知っていれば治療群を当てることができる割り振りの仕方で，「無作為割り付け」とは根本的に異なる

Metaanalysis（メタアナリシス）
　試験ごとの細かい差異はすべて無視して大雑把にまとめる統計的方法で，あの重箱の隅をつつくようなプロトコール規定はなんだったのかという無力感をもたらすもの

有意差なし（ゆういさなし）
　「差がない」ことを言うためには「信頼区間の95％幅が臨床的に問題とならない差の範囲内に収まる」ことを示すべきであるが，そんなことができないもしくは理解できない時に，強引に「こっちの治療でも同じだ」と主張すべく，いわば素人を騙そうとして吐く言葉

クロスオーバー
　非劣性を証明しようという時に使われる便利な手法

バイアス
　どういうバイアスなのか，分からないからバイアスなのです（東大・大橋靖雄教授）

競合リスク（きょうごうりすく）
　結核で先に死んじゃったら癌になるまで生きていられない，という，どこ

かのワクチンの根拠になった理論
奏効率（そうこうりつ）
　昔の二方向性の計測で45％とか，今のRECISTで25％とかいう微妙な縮小効果の時に，「もう1回きちんと測り直してみい」と上司に関西弁で言われて測定し直した結果，出る数字
交互作用（こうごさよう）
　多くの項目で調べて提示するとフォレスト・プロットが小さくなりすぎてスライドでほとんど見えないことをいいことに，こことここにあったと早口で通り過ぎていかにも生物学的に意味のある現象をみつけたように解説する対象
Will Rogers現象（ウィル ロジャース げんしょう）
　外科の教授が教室の（病期別）切除成績を調べたら，常に年を追うごとに向上する，という法則
IRB（アイアールビー）
　倫理が，国や民族はおろか，医療施設によって異なるという驚くべき前提のもとに，それぞれの施設で備えられている機関
生物統計家（せいぶつとうけいか）
　よい臨床試験を組むには必須というのは皆知っているが，さてどこにいけばいるのかよく分からず，統計家自身も「よい統計家に相談しなさい」とは言うけど「私がそうではない」と言うのみで，どこで誰に相談しろ，とは言ってくれないのでほとんど幻ではないかと思われるような存在
利益相反（りえきそうはん）
　自分にはこれだけのところから仕事の依頼が来ているのだぞ，ドーダ，と，研究者が自慢のために出す一覧表で，ちなみに里見清一の2009〜2011の利益相反に該当する企業は以下の通り：
　サノフィアベンティス，イーライリリー，中外製薬，アストラゼネカ，ノバルティスファーマ，ブリストルマイヤーズ，大鵬薬品，第一三共，協和発酵キリン，小野薬品，ヤクルト本社，タカラバイオ，メルクセローノ，塩野義製薬，武田薬品，日本化薬，ジョンソンエンドジョンソン，ベーリンガーインゲルハイム，大日本住友製薬，ムンディファーマ

監修の言葉

　"ほとんど幻ではないかと思われる存在"（用語集「生物統計家」の項を参照）の看板に対してまだまだ未熟な駆け出し者として，心底敬愛する里見先生から頂いた依頼は福運この上なく，これにより極上の刺激的経験がもたらされたことを最初に記しておきたい．本書には，臨床試験を計画立案し，実施し，結果を解釈し，実臨床に活かすという各プロセスにおいて重要となる統計的考え方のエッセンスが随所に鏤められている．近年の我々の経験を動機にして最新のトピックに果敢に挑み，新たな観点からの緻密な整理の展開がなされたことも特筆しておきたい．活きの良い続稿が送付されてくる都度，里見先生の多才さは勿論のこと，統計学的素養の深さも再確認しないではいられなかった．

　端的な表現にて恐縮であるが，統計学とは（計画的に）観測したデータを基に，誤差（ノイズ，という）の影響を取り除き，真の構造（シグナル，という）を焙り出すために体系化された方法論と表現してよいであろう．観測したデータにおいてノイズは不可避の存在である．現世は無何有郷(むかうのさと)ではない．真の構造を焙り出そうとすれば，決してゼロにはできないノイズの影響を可能な限り最小化することが求められる．この際に統計学が活きてくる．身近な事例を挙げれば，学会発表などでありがちな自施設の一例一例に基づく議論，第II相試験を並べた上での僅かな奏効率の差から生じる一喜一憂などはよく統計的観点から批判される．何れも研究計画，統計解析の両面においてノイズの影響を抜きにした議論であるからと整理できよう．如何に適切に臨床試験を計画し，その結果を解析し，解釈するかは，臨床試験を専門とする個々の統計家の真価が試されるところとなっている．

　さて，随分脱線してしまったが本題に戻ろう．本書の監修にあたっては，里見先生の奏でる"真実"に美しい旋律を余計な"ノイズ"の混入で乱さないことを念頭に作業をすすめた．換言すれば，統計家ゆえに気になる細かな数字の厳密性（統計学的首尾一貫性）を追求するあまりに，真の構造としてあるべき里見先生の学術的洗練度，並びに美しき心地よき文体が不協和音

（ノイズ）に汚されないように，細心の注意，並びに最上の敬意を払ったつもりである．意図から外れた旋律の乱れがあれば，統計家たる小生の未熟さの現れ，詰まる所は不名誉の証と言えよう．本点については，里見先生，本書を手にして頂いた皆様，ならびに八百万(やおよろず)の神々に向かって赦しを請わなければならない．

　最後に，本書を監修するにあたって欠かすことのできない統計的方法論，臨床試験方法論の殆どは，里見先生からは勿論のこと，師として雛の頃より手厚く御指導下さった大橋靖雄先生，福田治彦先生，山本精一郎先生，ならびに多くの同僚，臨床医，臨床試験専門職の皆様より，主に実地訓練の場にて与えられたものである．末筆ながら各位にはここで厚く感謝申し上げたい．

　　　2011 年 9 月

　　　　　　　　　　　　　　　　　　　　　　　　　統計家　吉村健一

索引

■あ行

アジア人・非アジア人サブセット	110
悪性黒色腫	190
後出しジャンケン	22
後付の非劣性	22
医薬品等安全対策部会	2
異質の治療の比較	157
異種格闘技戦	100, 108
維持療法	103
1年生存率	34
逸失利益	204
命の値段の出し方	203
右側補完	141, 142
打ち切り	137
疑り屋の解釈	53
エビデンスの更新	77
エンドポイント	133, 136
オーバーラップ	118
オープンラベルの試験	147

■か行

かけ算項	85
加速承認	18
患者の選択	184
患者の利益	136
間接的コスト	204
間接的利益	205
感受性試験	81, 119
癌細胞	90
癌死	14
帰無仮説	6, 9, 10, 29, 151
起点	137
寄付講座	187
規制の緩和	221
規制の cost utility	222
義理	36
95％信頼区間	5, 32, 105, 221
休薬期間	139
許容範囲	14
共同試験グループ	77
強度変調照射	218
近視眼的な「個人の人権」	188
クロスオーバー	23, 24, 26, 56, 143, 158, 159, 160, 188, 191
クロスオーバー治療	107
クロスオーバーデザインの問題	154
区間打ち切りの問題	141
愚行権	186
群間のクロスオーバー	17
係数	212, 214, 215
経口トポテカン	7, 9, 20
経済的利益	205
結果の指標	136
健康の改善そのものの価値	205
検定の多重性	44
コスト	50, 54, 136, 177, 203, 204
コスト解析の問題点	221
コストパフォーマンス	205
個人に対する効果	95
個別化	121
個別化治療	81, 87, 111, 115
試験デザイン	113
後治療	173
クロスオーバー	154
交互作用	73, 84, 85, 120, 121, 128
交絡因子	83
抗癌剤	96
効果安全性評価委員会	40

235

効果予測因子	87, 88, 91, 98, 102, 111	人種差		110
高齢者	71	人的資源		75
骨イベント	208	スキャンの間隔		142
骨転移	207, 208	スクリーニング		90, 223
		スケジュール		108

■さ行

		素直な解釈		53
サブセット解析	73, 74	セカンドライン		155
サロゲートエンドポイント	136, 156	正常細胞		90
作用機序	90	生存期間		136
再現性	174	中央値		34
再発事象解析	176	生存曲線はクロスする		96
再発事象の問題	176	生物学的裏づけ		174
再発（再燃）非小細胞肺癌患者	216	生物学的効果		160, 161
最大耐用量	107	選択毒性		90
殺細胞性抗癌剤	90	前立腺癌		173, 216
効き方	94	「ソフトな」エンドポイント		138
III 期の NSCLC	50	ゾレドロン酸		207, 208
3 倍量	107	組織型		89
試験群	183	早期中止		76
試験治療	188	根拠		44
時間ごとの HR	97	早期「無効」中止		58
主効果	85	早期「有効」中止		58
腫瘍縮小	226	奏効率		136
効果	90, 136, 194, 224	相対リスク		82
終点	137	増分費用効果比		211
集団全体に対する効果	95	測定病変の 20％以上の増大		137
縮小手術	12			
術後化学療法	41, 49	■た行		
初回治療の PFS が二次治療で相殺	159	他病死		13, 14, 62, 138
情報量	40	多重性		4
申請	77	対照群		183
信頼区間	16	情報		81
右端	6	対象の絞り込み		223
左端	6	対立仮説		6, 9, 10, 151
真のエンドポイント	156	代替エンドポイント		65
真の PFS	146, 148	代替指標		11, 136, 150, 160
新病変の出現	137	第三者判定		144
		第三者判定 PFS		146, 148

担当医判定	147
担当医判定 PFS	146, 148
治験	77
治療コスト	202
治療関連死	138
治療効果予測因子	85
治療戦略	161
比較	162
治療の早期中止	139
中間解析	40, 57, 65, 76
長期生存者	95
長期フォロー	60
直接的コスト	204
直接的なもの	205
直接比較	98
通常承認	18
データの相違	76
デザインの失敗	98
適切な症例選択	221
点推定値	5, 32, 221
ドロップアウト	139
止める基準	71
透析	220
統計学的な結論	60
同等性	1
毒性中止	40
独立性	40

■な行

内視鏡的粘膜切除	20
治らなければすべてムダ	89
二項分布	176
二重盲検	147
20 年生存率	13
2006 年の逆転	55
乳癌初回化学療法への bevacizumab の上乗せ効果	169
人情	31

■は行

ハーセプチン	66
ハードルを高くする	151
ハザード比	129
バイアス	137, 143
バイオマーカー	106
バイオマーカー検索	98, 103
背景因子	173
肺葉切除	12
外れ	91, 102, 107
反応性の異なる 2 つの集団の合成	98
非小細胞肺癌	3
術後治療	85
非劣性	2, 3, 30, 105
非劣性許容下限	4
非劣性試験	1, 2
結果の早期発表	20
非劣性と優越性のスイッチ	23
非劣性の非劣性	19
非劣性マージン	4, 9, 11, 16, 17, 27
設定	14
脾臓温存	13
脾臓摘出	13
費用対効果分析	206
費用対便益分析	209
費用対利益分析	206
微小環境	90
標的で個別化	91
標的の同定	90
病理情報	120
プラセボ対照	141, 147
プラチナ耐性	114
プロテオミクス	126
分子標的治療	64, 90
分子標的薬剤	90, 96
効き方	95
ベイズ流	53

索引

平均値への回帰	56, 57
片側検定	41, 48
変量効果モデル	176
便益	205
ホルモンレセプター陽性	85
ポワソン分布	176
本物のエンドポイント	136

■ま行

マーカー	82, 84
マイケル・サンデル	203
無効中止	40
無治療	82, 83
免疫療法	172, 173
目的	136

■や行

有意に劣っているが非劣性は証明された	7
有意に良い	5
有意に悪い	5
有意水準	45
有効中止	40, 41, 165
勧告	44
優越性試験	1
予後因子	81, 82, 83, 84, 85, 86, 87, 88, 109, 111, 129
予後因子による治療の選択	88
予後予測因子	85
予測因子	81, 82, 83, 84, 85, 86, 87, 89, 100, 121, 123, 129
検索	194
validation	111
用量	108
設定	107
陽子線治療	216, 218
横並び	30, 36

■ら行

ランダム化試験	182
卵巣癌	134
リアルタイム	144
リスク	49, 50, 54
リバウンド	64, 169
利他的な動機	184, 187
両側検定	44, 48
倫理	31
臨床上のリスク	30
臨床的な結論	60
臨床的に意味のある差	31, 53
臨床的に無意味	151
臨床的ベネフィット	11, 171
レトロの解析	123, 124
礼儀	31
劣性	2
ログランク検定	96

■A

α エラー	22, 59
5％	34
absolute benefit	48, 224
accelerated approval	18, 156, 226
active control	108
ad hoc numeric scales	204
adaptive design	111
adaptive signature design	122, 129
Adjuvant! Online	120
ALK 阻害剤	226
all-comers design	120, 113
alternate hypothesis	10
assessment bias	141, 143, 167
attenuation の問題	153
attrition bias	143
AVAiL 試験	133, 134, 167

■ B

better life 11, 155, 156, 174
bevacizumab 63, 91, 92, 133, 134
blinded independent central
　review（BICR） 144, 147
BR10 試験 41, 42, 43, 44, 47, 50, 54
BR21 試験 102, 106
BRAF 190, 191
　活性化変異 V600E 226

■ C

CALGB 試験 51
CALGB9633 試験 41, 42, 43, 46,
　47, 50, 54, 55, 58, 62, 76
carboplatin 96
carboplatin-paclitaxel（CBDCA +
　PTX） 3, 28, 41, 108, 134
CDDP-vindesine 3
CDDP + PEM 171, 172
censor 137, 138, 144, 147
censored case 137
cetuximab 123
cisplatin 3, 71
cisplatin-docetaxel（CDDP +
　DTX） 3, 117
cisplatin-etoposide 56
cisplatin-gemcitabine（CDDP +
　GEM） 3, 28, 133, 171, 172
cisplatin-irinotecan 28, 56
cisplatin-vinorelbine 3, 29, 41
clinical benefit 137
clinical equipoise 182, 183, 185
conservative 47, 58
control set 127, 128
cost 50, 54, 136, 177, 203, 204
cost-benefit analysis 205, 206

cost-effectiveness analysis
　205, 206, 209
cost-utility analysis 205, 209
Cox 回帰 96
cross-validated adaptive
　signature design 122
cross-validation 122
crossing hazards 60, 61
cytostatic agent 142

■ D

dacarbazine 191, 193
DFS（disease-free survival） 65, 138
direct benefits 204
direct costs 204
disease control rate 194
docetaxel 2, 7, 9, 15, 16, 20, 25,
　26, 66, 68, 71, 76, 93, 105,
　106, 108, 109, 110, 139, 162, 164
drug holidays 139
DSMB 40, 41, 44, 57
DTX + GEM 117

■ E

E4599 試験 134
early release 21
economic benefits 204
EGFR 92
EGFR 遺伝子変異 26, 97
EGFR 変異 93, 99, 103, 104,
　105, 109, 111, 124, 125
EGFR 変異陽性 83
EGFR-FISH status 120
EGFR gene copy number 124, 125
EGFR-TKI 92, 93, 102, 108, 126
EGFR-TKI と化学療法の比較 92
EML4-ALK 融合陽性の肺癌 226
EMR 20

索 引

endpoint	133, 136
enrichment design	112
EORTC40983 試験	143
ERCC1	114, 115
ERCC1 試験	117, 118
erlotinib	92, 102, 107, 120, 216, 217
evaluation-time bias	142
event	137
event-free survival	140

■ F

FACS trial	2, 3, 25, 27, 28, 29, 32, 33
failure-free survival	66, 67, 70
FDA の認可状況	155
FOLFOX6	63

■ G

gefitinib	2, 25, 26, 83, 92, 93, 97, 102, 105, 106, 107, 109, 110, 139, 160
Gehan and Schneiderman の方法	183
gemcitabine 耐性	114
gene expression profile	81
GOG-0218 試験	134, 168

■ H

health care programme	204
health effects	204
health improvement	204
HER2	85, 112, 162
HER2 陽性の乳癌	188, 189
HERTAX 試験	66, 67, 162, 163, 164, 167
heterogeneity	195
historical control	194
HR（hazard ratio）	8, 34, 60
経時的変化	96

hybrid design	9, 11, 111

■ I

IALT	49, 60, 61
Ian Tannock	201
imatinib	155
incremental cost effectiveness ratio（ICER）	210, 211, 216
independent prognostic factor	85
indirect benefits	204
indirect costs	204
individual endpoint	136
informative censoring	144, 145
INTACT	111
intangible benefits	204
intangible costs	204
intensity-modulated radiation therapy（IMRT）	216
interaction	85, 120
INTEREST 試験	25, 26, 105, 108, 109, 110
iPASS 試験	96, 98, 99, 100, 106, 108, 111, 124, 125
irinotecan	3
ISEL 試験	110
ITACA 術後試験デザイン	119
ITACA adjuvant trial	118
ITT（intention-to-treat）解析	23, 107

■ J・K

JCOG0207 試験	71, 72, 74
JCOG9511 試験	56
JO17360 試験	66, 68, 69, 164, 165, 166
JO19907 試験	134, 135, 169
Jpn J Clin Oncol	136
KRAS 変異	123, 124

L

Lans-DeMets α消費関数法	46
less toxic new treatment	12
liberal	47, 58
longer life	11, 155

M

main effect	85
MammaPrint	120
MAP kinase pathway	191
marker（+）design	89, 112, 113, 124
marker-strategy design	113, 114, 117, 118
marker-stratified design	120
MARVEL trial	120
melanoma	192
MINDACT 試験	120
morbidity	204, 205, 206, 209
mortality	204, 205, 206, 209
multi-kinase inhibitors	91

N

National Institute for Clinical Excellence（NICE）	219
negative/stressful events	175
NEJ002 試験	100, 112, 124, 160, 161
NSABP B-31 試験	114
NSABP C-08 試験	63, 64
NSB（net social benefit）	206, 208
null hypothesis	10

O

O'Brien & Fleming 法	45, 46, 58
off-protocol	185
試験治療	186, 187
OS（overall survival）	65, 133, 134, 136, 137, 140, 141, 156, 162, 166
評価の短所	152
OS positive, PFS negative	171

P

p 値	224
paclitaxel	77, 97
paclitaxel + carboplatin	77
panitumumab	123, 124
paper toxicity	16
patient benefit	156, 160, 162
PD 判定	144
pemetrexed	15, 16, 118, 120
維持療法	220
PFS（progression-free survival）	65, 133, 134, 136, 137, 138, 140, 141, 162, 166
意義	170
判定	147
メリット	152
PFS と OS の相関	149, 152
PFS を primary とする場合	151
PFS positive, OS negative	167, 168
placebo-controlled	167
PLX4032	190, 191, 192, 193
Pocock 法	46, 58
post-protocol	188
PPS（post-progression survival）	153
解析	107
prespecified	59
proof of principle	157
PROSTVAC	172, 173
PSA-targeted immunotherapy	172, 173

索 引

Q

QALY (quality-adjusted life-years)　205, 209, 210, 211, 213, 215, 218
QALY 係数　212
QOL　11, 136, 156, 174, 205, 209

R

randomized phase II trial　193, 194, 195
rating scale　213
RECIST　93, 94, 137
regression to the mean　56
regular approval　156
risk/benefit の変化　88
risk/benefit ratio　88
RRM1　114, 115
RTOG8808 試験　50, 52

S

SATURN 試験　103, 104, 122
single arm phase II trial　194
skeletal-related event (SRE)　175, 208
skeletal-related event (SRE) -free survival　156
standard gamble　214
study endpoint　136
surrogate endpoint　136, 156

T

TAX317 試験　106
TFS (time to failure of strategy)　140, 160, 162, 163, 167
theoretical equipoise　185
time trade-off　214
time without symptoms and toxicity (TWiST)　212
training set　126
trastuzumab　66, 85, 112, 162, 164, 188, 189
TRD のリスク　88
trend　183
TRIBUTE　111
true endpoint　11, 12, 174
true toxicity　16
TS　118
TTF (time to treatment failure)　138
TTP (time to progression)　138, 139

U

UFT　85
un-prespecified　59
underpowered trial　30
unselected group　93
unselected population　100
utilities (QALY's)　204
utility　205, 212, 214, 215

V

V15-32 試験　2, 25, 26, 93, 94, 96, 97, 98, 99, 100, 105, 108, 110
V600E　190, 192, 193
validated surrogate　12
validation set　126, 127
value of health improvement per SE　204
VEGF　91

W

willingness to pay (or receive)　204, 207, 209
WJTOG3405 試験　100, 112, 124, 160, 161

略歴

里見清一（さとみ・せいいち）
臨床医．本名・國頭英夫（くにとう・ひでお）．三井記念病院呼吸器内科科長．昭和36年鳥取県米子市生まれ．昭和61年東京大学医学部卒業．東京大学第四内科，東京都立墨東病院救命救急センター，横浜市立市民病院呼吸器科，国立がんセンター中央病院内科などを経て平成21年3月より現職．日本癌学会・日本臨床腫瘍学会・日本肺癌学会評議員，厚生労働省薬事・食品衛生審議会医薬品等安全対策部会委員，杏林大学客員教授．著書に『偽善の医療』（新潮新書），『希望という名の絶望』（新潮社）．

吉村健一（よしむら・けんいち）
統計家．京都大学医学部附属病院探索医療センター検証部特定助教．昭和51年愛知県碧南市生まれ．平成17年東京大学大学院医学系研究科博士後期課程修了（専門：生物統計学/疫学・予防保健学）．国立がんセンターがん予防・検診研究センター情報研究部，同がん対策情報センター臨床試験・診療支援部医学統計室，日本臨床腫瘍研究グループ（JCOG）データセンター統計部門などを経て平成20年5月より現職．西日本がん研究機構（WJOG）統計顧問，国立病院機構名古屋医療センター客員研究員．

誰も教えてくれなかった
癌臨床試験の正しい解釈　　　ⓒ

発　行	2011年10月25日	1版1刷
	2011年11月25日	1版2刷
	2012年10月10日	1版3刷
	2015年10月20日	1版4刷

著　者　　里　見　清　一

監修者　　吉　村　健　一

発行者　　株式会社　中外医学社
　　　　　代表取締役　青　木　　滋

　　　　　〒162-0805　東京都新宿区矢来町62
　　　　　電　　話　　(03)3268-2701(代)
　　　　　振替口座　　00190-1-98814番

印刷・製本／三和印刷（株）　　＜KS・KK＞
ISBN978-4-498-02250-8　　　　Printed in Japan

JCOPY　＜(社)出版者著作権管理機構 委託出版物＞

本書の無断複写は著作権法上での例外を除き禁じられています．複写される場合は，そのつど事前に，(社)出版者著作権管理機構（電話 03-3513-6969, FAX 03-3513-6979, e-mail: info@jcopy.or.jp）の許諾を得てください．